AF260373

La Pédologie

(SYNTHÈSE)

PAR

M. C. SCHUYTEN

DOCTEUR ÈS SCIENCES

DIRECTEUR DU SERVICE PÉDOLOGIQUE
ET DU LABORATOIRE COMMUNAL DE PÉDOLOGIE D'ANVERS

PROFESSEUR A L'UNIVERSITÉ NOUVELLE DE BRUXELLES

PRÉSIDENT DU COMITÉ INTERNATIONAL
DES CONGRÈS INTERNATIONAUX DE PÉDOLOGIE

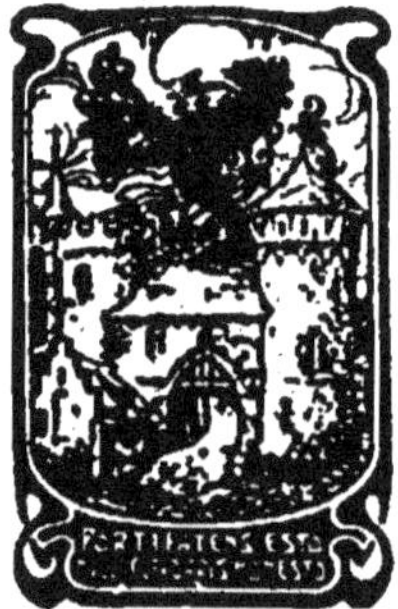

GAND
MAISON D'ÉDITION I. VANDERPOORTEN, RUE DE LA CUILLER, 18
1911

LA PÉDOLOGIE

(SYNTHÈSE)

PAR

M. C. Schuyten

DOCTEUR ÈS SCIENCES

DIRECTEUR DU SERVICE PÉDOLOGIQUE
ET DU LABORATOIRE COMMUNAL DE PÉDOLOGIE D'ANVERS

PROFESSEUR A L'UNIVERSITÉ NOUVELLE DE BRUXELLES

PRÉSIDENT DU COMITÉ INTERNATIONAL
DES CONGRÈS INTERNATIONAUX DE PÉDOLOGIE

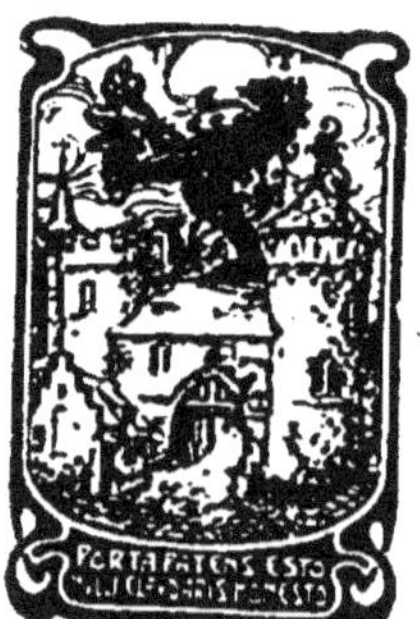

GAND

MAISON D'ÉDITION . VANDERPOORTEN. RUE DE LA CUILLE., 18

1911

A JOSÉPHINE

La mère de mes enfants

Abréviations bibliographiques utilisées dans le texte

A. Ps. — *L'Année Psychologique*, fondée par A. BINET. Alcan, Paris. (Depuis 1895).

B. N. — *Handbuch der Schulhygiene*, par L. BURGERSTEIN et A. NETOLITZKY. Fischer, Jena, 1902.

E. — *Zeitschrift f. Psychologie u. Physiologie der Sinnesorgane*, fondée par H. EBBINGHAUS et A. KÖNIG. Barth, Leipzig. (Depuis 1890).

K. — *Zeitschrift f. Schulgesundheitspflege*, fondée par KOTELMANN. Voss, Leipzig. (Depuis 1888).

Z. — *Sammlung von Abhandlungen aus dem Gebiete der Pädagogischen Psychologie u. Physiologie*, fondée par H. SCHILLER et TH. ZIEHEN. Reuther et Reichard, Berlin. (Depuis 1898).

Avant-propos

Je suis heureux d'avoir l'occasion d'exposer dans un volume comment la Pédologie doit être envisagée, car il existe autour du mot, qui date de 1896, une confusion déplorable dont il est grand temps de sortir. Bien que j'aie donné l'orientation à prendre depuis 1899, elle a passé inaperçue malgré la précision que je pouvais lui donner encore en 1903 dans une publication néerlandaise (1). Cette fois-ci je vais me reprendre dans une langue universelle avec tous les détails nécessaires. En même temps il est entendu que je ne désire pas ériger l'ensemble de mes efforts en *système* ; la Pédologie est trop jeune pour cela. Mon but est d'indiquer nettement, selon mes idées, de quoi il s'agit, d'orienter tous les intéressés — étonnamment nombreux — dans la nouvelle direction pédagogique à prendre. L'introduction de ce livre en donnera déjà une idée générale.

La méthode suivie pour élaborer les chapitres successifs a été la suivante : Ayant esquissé au préalable le groupement de la matière que j'indique plus loin, je consultais ensuite la littérature des divers domaines et j'en retirais, jusque fin 1908, tout ce qui concernait l'étude de l'enfance, y compris aussi, cela va sans dire, tout ce qui pouvait contribuer à cette étude. Les fiches ainsi construites furent mises provisoirement dans des chemises étiquetées (les parties du livre à venir). Quand j'en avais réuni 3000 environ et que j'avais tout consulté, je jugeais la récolte suffisante pour le but poursuivi. J'entamais la révision de ce premier classement : certaines fiches furent déplacées, d'autres éliminées (détruites) ; puis chaque chemise fut étudiée à part. Ici surgirent des difficultés sérieuses. Voulant, après classification par ordre alphabétique des noms d'auteurs, donner le résumé succinct des différents *chapitres* qu'une *partie* (que je nomme dans la suite *Livre*) avait suggestionnés, j'étais obligé de lire les travaux,

____

(1) Voir l'Introduction

numérotés d'une façon définitive. Je reconnus qu'il était *impossible* de faire cela seul. Et comme d'autre part, je ne dispose d'aucun collaborateur permanent, je devais trouver autre chose : ayant une excellente mémoire des faits et lisant énormément de revues, il m'était possible de me rappeler l'*esprit* d'un ensemble de travaux analogues et de le rendre exactement. Parfois le doute se mettant de la partie, il me suffisait de lire un auteur déterminé pour être remis complètement à la hauteur. Enfin j'ai pensé bien faire en discutant certains résultats, d'une façon rapide ; ce qui me donnait l'occasion d'émettre mes idées propres, s'il y avait lieu. Chaque partie de ce volume constituera un jour, j'espère, l'objet d'un volume à part, écrit par un spécialiste-pédologue approprié. Il se constituera ainsi une *Bibliothèque pédologique* commençant d'emblée avec une dizaine de volumes.

Je considère la partie bibliographique de cet ouvrage comme la partie la plus importante. C'est elle en effet qui constitue l'édifice scientifique véritable. Aussi ai-je eu soin de l'entourer de toute ma sollicitude ; elle est *exacte* autant que j'ai pû. De chaque travail cité je possède l'original, sauf aux cas où j'ai mis la source entre parenthèses ; cela veut dire alors que c'est dans celle-ci que j'ai copié la citation et, éventuellement, le commentaire employé.

J'ai dû faire usage, afin de ne pas allonger inutilement le texte, de certaines abréviations pour désigner la littérature ; on les trouvera réunies page 4, avec les éclaircissements nécessaires.

Anvers, novembre 1909.

Introduction

—

Les Synthèses pédologiques ·antérieures
Définition et mise au point de la matière

—

BIBLIOGRAPHIE

I. — BLUM (E.) *La Pédologie*. A. Ps. V, 1899, 299 ; X, 1901, 311.

II. — CHRISMAN (O.) *Paidologie*. Entwurf zu einer Wissenschaft des Kindes. Inaug. diss. Jena, 1896.

III. — JOTEYKO (J.) *Aide-Mémoire de Psychologie expérimentale et de Pédologie*. Bruxelles, 1907-09. Extrait en majeure partie de l'Ecole Nationale.

IV. — JOTEYKO (J.) *La Pédologie*. Revue de l'Universi'é de Bruxelles, 1908.

V. — MIRGUET (V.) *La Pédologie ou Pédagogie scientifique*. Huy, 1905.

VI. — NAVARRO (M.) *La Paidologia*. Archivos de Pedagogia y ciencias afines. Tomo IV, 1908, 336-353.

VII. — PERSIGOUT (G.) *Essais de Pédologie générale*. Paris, Paulin. (Sans date. Probabilité : 1re moitié de 1909).

VIII. — SCHUYTEN (M.C.) *Een kijkje in de Paedologie*. Paedol. Jrb. III. IV, 1903.

IX. — SCHUYTEN (M.C.) *Quelques problèmes de la Pédologic actuelle*. Congrès intern. Psychiatrie, Neurol. et Psychol. Amsterdam, 1907.

X. — SCHUYTEN (M. C.) *Some Synthetic Results of my Paedological investigations in 'Antwerp during ten years* (1896-1906). II. Congr. int. d'Hyg. scol. Londres, 1907.

Les tentatives de synthèse partielle et totale de la Science de l'Enfant sous le nom de « Pédologie », pour autant que j'ai pu les réunir, sont représentées par les nos bibliographiques ci-dessus. Sont capables d'orienter cette Science les nos II, I, VIII, V, III, VII que je cite maintenant dans l'ordre chronologique. Voici les plans successifs élaborés dans ces différents écrits.

(II). A. Histoire de la Pédologie. B. Système de la Pédologie. I. L'enfant dans l'Histoire. II. L'enfant du temps présent. 1. L'enfant parmi les peuples non civilisés et semi-civilisés. 2. L'enfant parmi les peuples civilisés. a) L'enfant anormal : les infirmes, les délinquents, les dépendants, les sauvages, les extraordinaires. b) L'enfant normal : le corps de l'enfant, l'âme de l'enfant, l'activité de l'enfant, la Pédométrie, l'observation, le laboratoire, la matière générale. III. Un cours pédologique de laboratoire. 1. Quelques indications pratiques. 2. Les appareils. 3. Les mensurations. 4. Les observations. 5. Les expériences. a) La force du corps ; b) La capacité vitale ; c) L'ouïe ; d) La vue.

Puis viennent la conclusion et une table bibliographique comprenant 517 numéros.

(I). Dans l'article de 1899 l'auteur préconise la classification suivante de la matière : Pédologie générale. A. Pédiatrie : a) L'enfant infirme, sourd, etc ; b) Hypnotisme. B. Pédologie de laboratoire : a) Pédométrie ; b) Pédo-physiologie ; c) Pédologie anthropologique. C. Pédologie introspective : a) Conscience enfantine ; b) Reproduction artificielle des phénomènes ; c) Enquêtes.

Dans l'article de 1901 : A. Pédologie normale : a) rétrospective ; b) anthropologique ; c) introspective (directe, indirecte). B. Pédologie pathologique.

(VIII). Discours d'ouverture lors de la fondation en Belgique de la première société de Pédologie, le 25 janvier 1902. Exposé de l'état de la question et des problèmes à résoudre. Analyse spéciale du travail de Chrisman. Ce qui manque à cette vue d'ensemble : la psychologie de l'enfant, la physiologie, l'hygiène scolaire proprement dite qui sont seulement citées pour mémoire ; l'hygiène de l'instituteur, la pédagogie et le régime scolaire. Les méthodes scientifiques d'investigation générale, empliquant une éducation scientifique préliminaire, sont indiquées comme base inévitable.

(V). La Pédologie ou pédagogie scientifique comprend les divisions suivantes : 1. La pédagogie physiologique (ayant comme subdivision. 2. La pédagogie de l'enfance anormale). 3. La pédagogie expérimentale (observation psycho-physiologique de l'enfant). 4. La puériculture. 5. L'éducation sexuelle. 6. La détermination des méthodes et procédés scolaires d'enseignement. 7. L'éducation de l'adolescence.

A partir de la page 5 l'auteur s'occupe exclusivement du 3° (voir plus loin le chapitre sur l'Education expérimentale).

(III). Ce résumé des leçons données par l'auteur aux séminaristes (normaliens d'enseignement primaire) de Mons et de Charleroi, n'est pas encore complètement publié en ce moment, mais elle a bien voulu me communiquer le titre des chapitres qui suivront sous peu. I. Examen des organes des sens. 1. Sens cutanés (sensations tactiles, l'esthésiométrie à l'école, la pression, le sens stéréognostique, sensibilité électrique, les sens thermiques, la douleur, considérations générales). 2. Le sens musculaire. 3. Le goût. 4. L'odorat. 5. L'audition. 6. La vision. II. 1. Anthropométrie scolaire. 2. La psychométrie. 3. La mémoire. 4. L'intelligence. 5. L'imagination. 6. La volonté. 7. Le travail physique et intellectuel. 8. L'étude psychologique des anormaux. 9. L'organisation pédologique.

(VII). La Pédagogie nouvelle ou Théorie positive de l'Education scolaire(1) est basée sur la science naturelle de l'enfant. I. Pédologie descriptive. 1. Histoire et critique des doctrines éducatives. 2. Anthropologie domestique (étude de la famille). 3. Sociologie infantile. II. Pédologie analytique. 1. Biologie infantile ou médico-pédagogie. a) Anatomie et physiologie de l'embryon, le nouveau-né, l'enfant. b) Puériculture. Prophylaxie et hygiène scolaires. c) Pédiatrie clinique, description et traitement des affections de l'enfance. 2. Psycho-Pédagogie ou Pédologie théorique. a) Psychologie expérimentale ou Pédotechnie (l'éducateur). b) Psycho-physiologie infantile (le psychologue). c) Pédiâtrie critique (le médecin). 3. Pédagogie positive ou appliquée. a) Méthodologie générale. b) De l'enseignement en général. c) Des programmes. III. Pédologie dogmatique (philosophie générale ou esprit directeur). 1. Philosophie pédagogique. a) L'éducation universelle (langues, rapports internationaux, etc.). b) La Pédagogie dans l'ordre taxinomique (dans ses rapports avec les autres sciences). c) Pédagogie transcendante (fins éducatives et la destination de l'Humanité). 2. Enseignement et scolarité (organisation intérieure de l'école). a) Education scolaire. b) L'unité de l'enseignement. c) Les écoles techniques. 3. Organisation scolaire (plan des dispositions matérielles). a) Administration proprement dite. b) Législation générale. c) Organisation financière.

En dehors de ces synthèses qui visent uniquement la Pédologie, d'autres tentatives de groupement de nos connaissances de la nouvelle science ont été faites sous des noms diffé-

---

(1) L'auteur admet encore deux autres disciplines éducatives : l'Éducation familiale et l'Éducation sociale, qui ne sont pas traitées ici et n'appartiennent donc pas à la Pédologie (!)

rents : Hygiène scolaire, la Pédagogie expérimentale , Psychologie de l'enfant, la Science des écoliers, etc. Ces travaux seront cités en leur lieu et place. Mais on voit quelle grande confusion règne autour de ce mot *Pédologie* que tout le monde définit exactement « la Science de l'enfant » et que tout le monde interprète de façon différente. C'est très curieux. L'auteur du mot lui-même, Chrisman, lui a donné dès le début une signification incomplète comme on peut le voir par l'analyse de sa thèse, alors que la définition est restée invariable. Ce qui prouve que même une définition exacte peut évoquer des idées différentes et incomplètes. Constatons encore ce phénomène bien humain que chaque savant a essayé de s'accaparer de la nouvelle discipline un peu au profit de sa propre spécialité : le psychologue y a vu essentiellement de la Psychologie, l'hygiéniste de l'Hygiène scolaire, le pédagogue de la Pédagogie expérimentale, le médecin scientifique de la Psychiatrie, etc. Et ceux qui ont essayé d'aller plus loin, d'embrasser un champ plus vaste en accouplant les domaines des différentes sciences connexes, sont encore restés incomplets ou, ce qui pis est, se sont affreusement empétrés dans le désarroi et la confusion. Persigout, faisant preuve pourtant d'un effort d'esprit considérable, y échappe à peine. Dans une note au bas de la page 56 de sa brochure il affirme qu'il donnera ailleurs les programmes de l'*Education familiale* et de l'*Education scolaire*, alors que dans sa Pédologie descriptive (première section de la Pédagogie), il traite en divisions spéciales l'Anthropologie domestique (étude de l'éducation familiale) et la Sociologie infantile (troisième section). Pour moi il n'est plus possible de circonscrire une science quelconque. Toutes s'enchevêtrent aux limites de leurs domaines. Leurs centres seuls présentent des différences profondes. On constate aussi que parfois plusieurs cercles sont réunis par une circonférence unique, tellement les activités diverses dans une direction déterminée sont capables de se confondre à un moment donné. Par exemple quelle science s'occupant des êtres vivants, ne pourrait-on pas classer dans la *Biologie* ? La Sociologie elle-même est en train d'y passer entièrement.

La nouvelle discipline avant tout procède de l'expérimentation positive, des faits provoqués ou non, contrôlables en tous temps. C'est donc une Science dans le sens strict du mot. Ceux qui n'ont pas eu une éducation scientifique préliminaire — acquise à l'Université — sont incapables d'y contribuer productivement ; mais s'ils sont naturellement consciencieux et pédagogues de race, ils peuvent devenir dans plus d'une circonstance l'auxiliaire parfois *indispensable* de l'homme de science. Ils peuvent devenir aussi, par un effort génial, les collectionneurs méthodiques des faits acquis, des théories émises, et ériger des systèmes d'éducation insoupçonnés. Ici ils sont capables de rendre des services considérables. Mais qu'ils renoncent, comme les plus méritants l'ont déjà fait, aux travaux de laboratoire qu'ils n'ont pas appris à exécuter ; qu'ils se dispensent de discuter une méthode de recherche ou la valeur scientifique d'un instrument de mesure ; leur compétence n'est pas développée dans cette direction-là.

Dès le début du mot *Pédologie* (1896) je l'ai accepté d'emblée parce que je le cherchais moi-même et que je lui reconnaissais la signification que je m'étais représentée depuis longtemps. Mais la signification que son auteur, l'américain Chrisman, voulait lui imprimer ne pouvait me suffire. En effet, la « Science de l'Enfant » doit embrasser *tout* ce qui concerne l'enfant. Dès lors les disciplines suivantes s'imposaient toutes seules : l'*Hygiène scolaire*, l'*Anthropométrie*, la *Physiologie*, les *Psychologies* normale, anormale et animale, les *Pédagogies* normale et animale.

Comme en outre les tendances pédagogiques doivent forcément tenir compte des grands faits sociaux, il va sans dire que le pédologue — celui qui se spécialise dans une ou plusieurs des branches précitées — ne peut pas rester indifférent aux évolutions de la *Sociologie*.

Il faudra donc voir dans la Pédologie un ensemble de sciences pédagogiques qui toutes convergent vers le même but : favoriser la connaissance du développement naturel de l'être humain depuis sa conception jusqu'à l'âge adulte, et s'y appuyer pour faire de nos enfants, d'une façon *consciente* et *sure*, des citoyens et des citoyennes conformes aux exigences sociales *du moment*.

On constate immédiatement qu'on ne peut pas exiger d'un éducateur qu'il soit à la fois médecin, pédagogue, hygiéniste, naturaliste, sociologue et que sais-je ? Il faudra une division rationnelle du travail que j'entrevois de telle façon que l'instituteur *appliquerait* les données fournies par les différents savants spécialistes.

Il est clair que nos pédagogues d'aujourd'hui ne sont pas à la hauteur pour assumer cette tâche en ce moment trop lourde encore ; leur éducation a été insuffisante pour cela, leur degré d'instruction et de préparation scientifique trop élémentaire. Le malheur est que cela ne changera pas de si tôt et que la réorganisation complète des séminaires pédagogiques restera

longtemps encore le pieux désir de ceux qui voient plus clair
et plus loin que les pouvoirs en vogue. Il faudra abandonner
par exemple le système de recrutement des élèves-instituteurs :
ceux-ci entrent à l'école normale juste au moment où ils quittent
les bancs de l'école primaire.

Ce procédé pouvait être admis il y a cinquante ans peut-
être ; aujourd'hui il est devenu un peu simpliste. La préparation
de l'instituteur actuel doit se faire à l'Université. On ne peut
plus la confier à des maîtres qui, presque tous, n'ont fréquenté
eux-mêmes aucune Ecole supérieure. Quand on considère toutes
les difficultés qu'une réorganisation des systèmes en cours doit
nécessairement produire, on recule effrayé et on comprend les
partisans hardis mais dangereux souvent de la rénovation radicale en bloc. Faire table rase de ce qui existe me semble bien
un peu vif, mais il faut avouer d'autre part que nos bons petits
pays civilisés, habitués au repos et à la douce tranquillité, n'ont
pas la spécialité d'évoluer dans un sens déterminé avec une
vitesse extraordinaire. D'ici un quart de siècle le progrès que
je préconise ne sera pas énorme.

Mais continuons toujours de contribuer à la solution théorique (et pacifique) des problèmes posés. A ce point de vue il
peut-être intéressant de signaler que dans notre Société de Pédologie fut déposé à la séance du 24 juillet 1904 un programme
d'étude pour une « Faculté de pédologie »(1). On y prévoit
d'abord une préparation appropriée : Arithmétique et Stati-ti-
que, Eléments de Physique et de Chimie. Biologie (microscopie
incluse). Anatomie et Physiologie de l'homme. Histoire générale des Sciences, Philosophie générale et Logique. Puis vient
le programme des matières à enseigner applicables à l'enfant :
I. a) Anatomie. b) Physiologie. II. a) Système nerveux. b)
Psychologie. III. a) Hygiène scolaire. Pathologie. b) L'enfant
anormal. IV. a) Ethique. b) Sociologie. V. a) Aperçu historique
des systèmes éducatifs. b) Tendances pédagogiques actuelles.

Il est ajouté que ces cours peuvent-être complétés par des
leçons libres données par des professeurs occasionnels.

Cette tentative d'élaboration de programme n'est pas sans
intérêt d'autant plus qu'elle est supposée se baser sur les études
normales ordinaires déjà terminées.

---

(1) Il était conçu et rédigé par le docteur F. Sano, en ce temps un membre très
actif de notre Société. Voir le *Bulletin B. A. P. G.*, 1905, 19.

LIVRE PREMIER

—

Hygiène scolaire

—

CHAPITRE Ier

Terrains

BIBLIOGRAPHIE

1. BAILEY, *Journ. Roy. British Architects.* London, 1899 (B. N. 10). — 2. OSTERR, *Ingen. u. Arch. Ver. in Wien,* 1890 (B. N. 10). — 3. GOHL, *Normaliën. etc.* ST. GALLEN, 1888 (B. N. 10). — 4. HOFFMANN, *Cen rälbl. d. Bauverw.* XIX, 1899, 225 (B. N. 10). — 5. HINTRAGER, *Volksschul-haüser, etc.* Bergstrasser, Darmstadt, 1895 (B. N. 9). — 6. *Instruction spéciale, etc.* Baudry, Paris, 1885 (B. N. 10). — 7. KLETTE, Bielefeld, Karlsruhe, 1866 (B. N. 9). — 8. *Commission d'hygiène scolaire,* Paris, 1884 (B. N. 9). — 9. *Minist. de l'instruction publ.* Bruxelles, 1896 (B. N. 10). — 10. MITTERMAGER, *Viertelj. f. ger. Med. 32,* 1880, 108 (B. N. 392). — 11. ORTH, *Viertelj. f. ger. Med.* XX, 1874, 348 (B. N. 10). — 12. *Schulhaüsern in München,* 1873 et 1874 (B. N. 10).

Le terrain sur lequel s'érigera le bâtiment d'école sera choisi de telle façon que l'atmosphère des alentours ne puisse pas être viciée par une industrie quelconque ou l'amoncellement d'immondices, que la lumière ne soit pas arrêtée par des arbres, des montagnes, des constructions grandioses. Les environs seront tranquilles, peu fréquentés par les populations de basse origine. Dans les villes on évitera, si possible, de choisir des endroits qui touchent aux artères principales.

Au point de vue de la qualité du sol on préconise de l'examiner souvent sur des points variables en prenant, à l'aide de tubes perforateurs installés à demeure, des échantillons d'eau souterraine qu'on examinera au point du vue prophylactique. On ne peut pas oublier que la composition du sous-sol est parfois très variable et que la terre elle-même doit être soumise à l'analyse. En général on peut avoir beaucoup de confiance dans les terrains secs, sablonneux. Ceux qui renferment le plus de matières organiques sont aussi les plus humides et les plus dangereux (dégagements d'acide carbonique, d'hydrogène sulfuré, etc.).

L'étendue du terrain choisi dépendra naturellement du but qu'on se propose d'atteindre. En France un jardin d'enfants ne peut pas avoir moins de 400 m² (8 m² par enfant)(1). A Londres on a calculé (13) pour une école populaire avec jardin d'enfants (en tout 1548 élèves) une surface *carrée* de 8000 m². Je pense qu'on ne donnera jamais trop de place aux écoliers, surtout quand on considère que la population d'une école est susceptible d'accroissement et qu'avec celui-ci les conditions hygiéniques diminuent de valeur.

Toutefois il n'est pas possible d'établir des règles fixes ; les conditions locales des agglomérations populaires sont trop variables et on ne fait pas toujours ce qu'on veut, surtout dans les grandes villes. Mais on peut *prévoir* dans bien des cas.

Certaines administrations achètent des terrains, jugés convenables, longtemps d'avance et sont ainsi prêts quand la construction d'un nouvel immeuble s'impose.

Est-ce nécessaire de signaler que la transformation de maisons bourgeoises ou de vieilles bâtisses en batiments scolaires est généralement très condamnable ? Je sais que certaines communes sont obligées d'avoir recours à ce procédé expéditif vu l'accroissement ininterrompu et rapide de la population. Mais cette considération n'enlève rien à la nocivité trop souvent constatée de la méthode.

CHAPITRE II

Le Bâtiment scolaire. Orientation

BIBLIOGRAPHIE

13. ANGERER, *1. Congrès intern. Hyg. sc.* 1904. I, 527, 532. — 14. ARNOULD, *Rev. d'Hyg.* XVII. 1895, 513, 676 (B. N. 29). — 15. BERANCEK, *Ztschr. österr. Ingen.* — *u. Archit. — Ver.*, 23, 1900, No 44 (B. N. 305). — 16. BLASIUS,

---

(1) Instruction ministérielle de 1882.

1. Congrès intern. Hyg. sc. 1904, I, 356, 373. — 17. BONB-NOFF, *Arch. f. Hyg.* XVII, 1893, 49 (B. N. 29). — 18. BRINK, *1. Congrès intern. Hyg. sc.* 1904, I, 416. — 19. ERISMANN, *Ibid.* I, 286. — 20. FORSTER. *Viertelj. f. öff. Ges.* XVI, 1884, 423 (B. N. 29). — 21. HAKONSON-HANSEN, K. XIV, 1901, 162. — 22. HAUNSTRUP, *Intern. Arch. Schulhyg.* I, 1905, 218. — 23. HEGEDUS, *1. Congrès intern. Hyg. sc.* 1904, I, 318. — 24. JANKE, *Beyer, Langensalza,* 1892 (B. N. 29). — 25. LAYNAND, *Rev. d'Hyg.* III, 1881, 1027 (B. N. 29). — 26. MANGENOT, *Ibid.* XVII, 1895, 150 (B. N. 19). — 27. MEYER, *1. Congrès int. Hyg. sc.* 1904, I, 306. — 28. MEYER et VOL-LERS, *Voss, Leipzig,* 1901 (B. N. 409). — 29. *Ministère prus-sien,* etc... K. X, 1897, 638. — 30. NUSSBAUM, K. I, 1888, 70. — 31. PLANAT, *Ducher, Paris,* 1883 (B. N. 29). — 32. RE-CLAM, *Viertelj. f. öff. Ges.* II, 1870, 25 (B. N. 29). — 33. *State Board of Health. Circ. Nr.* 65. Augusta, Maine (B. N. 437). — 34. STETSON, *State of Main. Educ. Dep.* 1904. — 35. STROHMBERG, *Dorpat,* 1888 (B. N. 698). — 36. *Ber. Bau-departem,* 1885. Bâle (B. N. 29). — 37. UFFELMANN, *Wiener Klinik,* XV, 1889, 85 (B. N. 29). — 38. WESTIN, K. III, 1890, 249. — 39. YVON, *II, Congrès Hyg. sc.,* Paris, 1905, 309. — 40. ZOLLINGER, K. XIII, 1900, 315.

Quand la question du choix du terrain est résolue, celle de *l'orientation* du bâtiment scolaire doit vivement nous préoccuper. Les auteurs qui ont étudié le sujet, tout en préconisant, d'après les besoins locaux, telle ou telle direction cardinale, ont pu relever des facteurs nuisibles propres aux quatre saisons. Celles-ci apportent naturellement leurs inconvénients et leurs avan-tages. Le principe dominant, qu'on ne doit plus guère discuter, est l'action bienfaisante de la lumière solaire directe. Elle tue certains microorganismes pathogènes très dangereux (tubercu-lose, typhus, diphtérie, etc...) stimule avantageusement le systè-me nerveux, favorise le travail de la peau ; elle est indispen-sable à la vie normale. Tout ce qu'il faut éviter est que la rétine n'entre pas en contact avec les rayons solaires, soit directement, soit par réflexion sur des surfaces très blanches ou luisantes. Il en résulte que l'absence de soleil dans une classe ou une chambre peut être considérée à priori comme dangereuse. On a constaté par exemple qu'un mur, construit sur un terrain parfaitement sec, mais privé totalement d'insolation, ne séchait point et se couvrait de salpêtre. Aussi certaines administrations ordonnent-elles que chaque classe soit accessible pendant une partie du jour aux rayons solaires.

On pourrait croire que le principe ait pénétré partout, au moins dans le monde des éducateurs. Beaucoup s'en faut. Et là encore, en général, le pauvre soleil a une bien mauvaise réputation !

L'orientation vers le Nord présente l'avantage de favoriser un éclairage très uniforme, mais le grave inconvénient de priver la façade de toute insolation directe. Celle vers l'Ouest est, pour l'Europe centrale, la direction du vent, de la poussière, de la neige ; en été l'après-diner peut devenir extrêmement difficile à supporter, considération qui tombe pour les écoles qui n'ont jamais classe à ce moment de la journée, ou qui tombe partiellement là où une ordonnance administrative fait évacuer momentanément les classes quand la température atteint un certain degré (1). Celle vers l'Est donne le soleil et la sècheresse mais peut provoquer en été des inconvénients qu'on conjure fort bien par des rideaux appropriés. Celle vers le Sud est très avantageuse aussi et donne la plus grande somme de lumière.

FÖRSTER a publié un bon schema représentant les hauteurs apparentes du soleil du 21 juin au 31 décembre aux différentes heures de la journée. Il peut être d'une certaine utilité.

Il sera donc recommandable pour nos climats d'Europe, de donner la préférence aux directions E et S ; celle du SE a également l'avantage d'ensoleiller pendant la grande partie de l'année trois façades du batiment.

MANGENOT a proposé des constructions qui présentent une orientation très originale (2).

ERISMANN propose une direction tournée vers le Nord dans le but de garantir pendant les heures de classe, un éclairage constant et uniforme.

CHAPITRE III

Places de Jeu. Jardins. Bains-douches

BIBLIOGRAPHIE

41. *Viertelj. öff. Ges.* XVIII. 1886, 168 (B. N. 423). — 42. BRUNZLOV. K. IX, 1896, 18. — 43. BURGERSTEIN. B. N. 410. — 44. B. N. 411. — 45. *Hofer et Burger*, Zürich.

---

(1) A Anvers 25°.

(2) Je me rappelle que tout dernièrement un anglais s'est fait construire une habitation sur pivot, permettant de l'orienter n'importe quand d'après les nécessités du moment. C'est en effet la véritable solution !

1886 (B. N. 411). — 46. Du Mesnil, *Ann. d'Hyg.* XXIX, 1893, 546 (B. N. 423). — 47. Eisele, *Schillings Journ.* XXXI, 1888, 1101 (B. N. 423). — 48. Esmarch, *Hyg. Rundsch.* VI, 1896, 1201 (B. N. 423), VII, 1897, 76. — 49. Hergel, *Ztschr. f. Turnen u. Jugendsp.* IV, 1895, 49 (B. N. 409). — 50. Hosslin, K. IV, 1891, 162. — 51. Jablanzy, Gerold, Vienne, 1891 (B. N. 411). — 52. K. IX, 1896, 171. — 53. K. VI, 1893, 359. — 54. Langauer, Faesy, Vienne, 1885 (B. N. 411). — 55. *Ztschr. f. Turnen u. Jugendsp.* VIII, 1899-1900, 21 (B. N. 364). — 56. K. VII, 1894, 633. — 57. Maresh, Pichler, Vienne, 1894 (B. N. 411). — 58. Mell, Parey, Berlin, 1885 (B. N. 411). — 59. Morgenthaler, Schröter, Zürich, 1888 (B. N. 411). — 60. Naef, K. VII, 1894, 385. — 61. Niessen, Schwann, Dusseldorf, 1896 (B. N. 411). — 62. Oslender, Oldenburg, Munich, 1897 (B. N. 423). — 63. Pause, *D. med. Woch.* XXVI, 1900, 42 (B. N. 430). — 64. Ruhl et Goetz, Strauch, Leipzig, 1897 (B. N. 304). — 65. Schmidt, (B. N. 409). — 66. Ibid, Strauch, Leipzig, 1890 (B. N. 364). — 67. Schwab, Holzel, Vienne, 1876 (B. N. 411). — 68. Ville de Zürich, K. XII, 1899, 105.

Il est nécessaire qu'une école possède encore, en dehors des classes et de la salle de gymnastique, un local de récréation où les élèves en temps de pluie ou de mauvais temps trouvent occasion de se mouvoir librement. On aménage souvent dans les établissements d'instruction une salle semblable destinée surtout aux enfants qui le midi ne rentrent pas chez eux. Elle doit être bien éclairée, ce qui n'est pas toujours le cas. Mais comme, aux heures de récréation, il peut-être également nécessaire de se trouver à l'abri, les élèves doivent pouvoir disposer d'un endroit qui n'est pas leur classe ordinaire et qui cependant les exempte de subir les intempéries. Cette exigence est fort bien remplie par les préaux ou parties couvertes de la cour le long des batiments de classe. Il n'a qu'un seul inconvénient : celui de ne pas garantir, en hiver, contre les froids et gelées intenses ; mais on l'élimine cependant assez bien en organisant en commun des pas de course divers et des jeux appropriés.

Une cour, aussi grande que possible, est évidemment indispensable. On ne doit pas même le dire. Et si on la plante d'arbres, sans préjudice pour l'éclairage des classes, tant mieux. On ne le croirait pas, mais c'est au village, à la campagne, que la question des places de jeux, à l'école, est la plus négligée. C'est évidemment une erreur de penser que là l'enfant a assez d'occasions pour jouir de l'air et de la lumière pour qu'il puisse se passer d'endroit pour jouer lors de son séjour à l'école. La cour a non seulement son importance pour les jeux libres mais aussi pour les grands mouvements d'ensemble lors des leçons de gymnastique, les jeux organisés, les fêtes scolaires ; elle peut être transformée en lac de glace en hiver. Sa superficie ne peut pas être moindre que 5 m² par élève ; là où on ne peut donner que le strict nécessaire on ira peut être jusqu'à 2, *mais jamais à moins.*

A New-York et à Londres, on a réalisé l'idée originale de mettre la cour sur le toit des écoles ; elle est entourée d'un mur et d'un grillage qui empêchent tout malheur éventuel. Cela ne se fait qu'aux endroits où le prix du terrain étant extrêmement élevé on est obligé de faire des économies sérieuses. Toutefois les avantages hygiéniques du dispositif sont indéniables.

Dans certaines villes on a institué des places de jeux au dehors de l'école ; on a pensé qu'on préserverait ainsi l'enfant des multiples dangers de la rue. Mais il semble bien que le système n'a pas réussi. Outre que l'enfant aime le danger — il est ainsi fait — il est peu porté à profiter de ce qu'on lui *donne* ou dont il peut facilement disposer ; il préfère *prendre* ce qu'il désire, surtout quand cela lui est défendu. Il déserte les places de jeux qu'on lui a préparées dans certains grands centres, uniquement parce qu'il ne court aucun risque d'en être chassé et qu'il n'aime pas la surveillance. Ce caractère est plus prononcé chez le garçon que chez la fille.

On comprend qu'un jardin dans l'école ne peut être qu'utile et agréable, qu'il donnera matière a plus d'une belle leçon, à plus d'un agrément pédagogique. Pour l'école Frœbel il est même indispensable. Malheureusement on ne fait pas ce qu'on veut ni ce qu'on voudrait faire. Il est effrayant, dans une grande ville par exemple, ce qu'on rencontre d'oppositions et de difficultés quand on veut introduire radicalement, dans un domaine quelconque, ce qui est pourtant reconnu bon par *tout le monde.* Prenez une école populaire quelconque, d'un centre laborieux pris n'importe où, et mettez-vous en tête, vous détenteur de pouvoir, homme officiel puissant, de doter cette école d'un jardin convenable, planté d'arbres ; vous verrez !

La question des bains scolaires a fait couler beaucoup d'encre. Il est malheureusement vrai que la majorité des enfants ne prennent jamais de bains, surtout en hiver. Alors l'école peut intervenir salutairement. La méthode à suivre pour pourvoir périodiquement des milliers d'enfants d'un lavage total et complet dépend encore une fois de la localité. A Anvers on est en train de résoudre le problème — pour l'hiver — d'une façon très simple : on a installé dans une école des bains-douches centraux à l'usage de cinq écoles des environs. Les chefs d'école organisent le service entre eux. Chaque élève doit être douché une fois par semaine. D'autres installations faisant fonction de nouveaux centres, suivront sous peu. En été, les classes supérieures passent, à tour de rôle et conduites par les instituteurs, au bassin de natation. Les filles sont soumises au même régime que les garçons.

CHAPITRE IV

Matériaux de construction. Propreté des locaux

BIBLIOGRAPHIE

69. ANNEGUIN (Dr.), Rev. d'Hyg. XX, 1898, 999 (B. N. 124). — 70. *Anwendung des Holzcementdaches bei ländlichen Volksschulhäusern.* Centralbl. f. d. ges. Unterrichts-verwaltung in Preussen. 1900, 229 (B. N. 58). — 71. AST-FALCK, Centralbl. d. Bauverw. XVIII, 1898, 98, 117, 178, 261, 316, 359, 554, 630 (B. N. 47). — 72. BLATTNER (St.), Chez l'auteur. Frankfort s/M. 1893 (B. N. 112). — 73. BON-GIOANNINI (F.). Rome, 1879 (B. N. 111). — 74. BUDDE (Dr. V.). Z. f. Hyg. u. Infekt. XII, 1892, 227 (B. N. 124. — 75. BURGERSTEIN (L.). Vienne, 1900 (B. N. 71). — 76. CACACE (Dr. E.). K. XIV, 1901, 742 (Ref.). — 77. CLARK (H. B.). Rep. Comm. Educ. 1893-94. 1301 (B. N. 60). — 78. CALUDOT (Dr.) et FOLLENFANT (Dr.). Rev. d'Hyg. XVI. 1894, 295 (B. N. 124). — 79. EMMERICH (K.). Z. f. Biol. XVIII. 1882, 253 (B. N. 54). — 80. EMMERICH (K.). A. f. Hyg. II, 1884, 117 (B. N. 54). — 81. EMMERICH (K.). A. f. Hyg. XIV, 1892, 242 (B. N. 115). — 82. FABER (R.). Voigt, Leipzig, 1898 (B. N. 111). — 83. FELLNER (A.). Pichler. Vienne, 1884 (B. N. 111). — 84. FEUCHTER WANDE. Dingler, 272, 1889, 48 (B. N. 37). — 85. GARDNER (E. C.). Kellog, New York, 1888 (B. N. 111). — 86. GEISER (A.). Zürcher, Zürich, 1900 (B. N. 71). — 87. GLASSGEN (Dr. J.). Z. f. Biol. X, 1874, 262 (B. N. 115). — 88. GEHRICH (Ing. K.). K. V., 1892, 409. — 89. GOTSCHLICH (Dr. E.). Z. f. Hyg. u. Infekt. XX, 1895, 502 (B. N. 37). — 90. GRUBER (F. V.). Wochenschr. d. Osterr. Ingen. u. Archit. Vereins. 1887 (B. N. 65).

91. GRUNZWEIG (Dr.). Ges. Ing. IX, 1886, 541 (B. N. 58). — 92. HÄKONSON-HANSEN (M. K.). K. XIII, 1900, 205. — 93. HARTIG (R.). Berlin, 1885, (B. N. 37). — 94. HESSE (F. W.). Viertelj. f. ger. Med. XXXVII, 1882, 112 (B. N. 115). — 95. HIRNTRÄGER, (K.) K. V, 1892, 97. — 96. HITTENKOFER, *Der Schulhausbau*. Scholtze, Leipzig, 1887 (B. N. 65). — 97. JACOBITZ, (Dr), *Ber. I int. Kongr. f. Schulhyg.* 1904, I, 333. — 98. JEANNE, (Dr), 1er *Congr. d'hyg. sc.*, Paris, 1903. Rapports p. 74. — 99. KIESEBITTER, (Dr. phil.), K. VII, 1894, 602. — 100. KERSCHENSTEINER, (Dr. v.), K. VII, 1894, 89. — 101. KOCH (H.), *Baukunde d. Archit.* I, 1893, 340 (B. N. 58). — 102 KRIEGER (Dr.). Beust, Strasbourg, 1899 (B. N. 124). — 103. KUPPERTZ, *D. Bauzeitung*, XIX, 1885, 243 (B. N. 124). — 104. LANG (C.) *Z. f. Biol.* II, 1875, 213 (B. N. 37). — 105. LEHMANN (Dr. K. B.) et NUSSBAUM (Chr.), *A. f. Hyg.* IX, 1889, 139, 223 ; XV, 1892. 331 (B. N. 115). — 106. LINCOLN (Dr. D. F.). *Concord. N. H, Republican press. assoc.* 1886, 9 (B. N. 65). — 107. LODE (Prof. Dr.), *Monatsschr. f. Ges. pfl.* XVII, 1899, 193 (B. N. 124). — 108. LUDING U. HÜLSSNER. Wittmer, Stuttgart (B. N. 65). — 109. LUERSSEN (Dr. med. A.), K. XIX, 1906, 467. — 110. MANGENOT, *Rev. d'hyg.* XIV, 1892, 127 (B. N. 47). — 111. MARKT (Dr. G.), *A. f. Hyg.* XXXIV, 1899, 87 ; XXXVIII, 1900, 367. — DE ROSSI (Dr. G.) *Ibid.* XXXVII, 1900 217 (B. N. 115). — 112. MOORMANN, *Centralbl. d. Bauverw.* IX, 1889, 272 (B. N. 42). — 113. NARJOUX (F.), *Imprimeries réunies*, Paris, 1888 (B. N. 111). — 114. NEWSHOLME (Dr. A.). Swan, London, 1892 (B. N. 65). — 115. NUSSBAUM (Chr.), *Viertelj. f. öff. Ges.* XXX, 1898, 134 (B. N. 111). — 116. NUSSBAUM (Chr.), *Ges. Ing.* XV, 1892, 529 (B. N. 111). — 117. NUSSBAUM (Chr.). *Ges. Ing.* XV, 1892, 772 (B. N. 47). — 118. NUSSBAUM (Chr.). *Ges. Ing.* XXII, 1899, 305 (B. N. 47). — 119. NUSSBAUM (Chr.). *A. f. Hyg.* XVII, 1893, 17 (B. N. 37). — 120. NUSSBAUM (Chr.). *Ges. Ing.* X, 1887, 327 (B. N. 42). — 121. PELLEGRINI (Dr. P.). *Riv. d'ig. e. sanita publica*, VIII, 1897, 419. (Bozzo, Turin) (B. N. 124). — 123. PETTENKOFER. (v.) *und Ziemssen* (v.). Vogel, Leipzig, 1894 (B. N. 54). — 124. PIETRZYCKI (Dr.), *Monatsschrift f. Ges. pfl.* XVIII, 1900, 289 (B. N. 115). — 125. *Rep. Comm. Educ.* 1898-99, II. Washington, 1900, 2497 (B. N. 111). — 126. ROBSON (E. R.). Murray, London, 1877 (B. N. 60). — 127. ROESLER (M.). *D. Bauzeitung* XIX. 1885, 21 (B. N. 124). — 128. RUSSNER (Dr. J.). *D. Bauztg.* XXX, 1896, 550 ; XXXI, 1897, 619 (B. N. 47). — 129.

Münch. [Gemeindezeitung, XIV, 1885, 1241 (B. N. 48). — 131. SIEBEL. K. VII, 1894, 291. — 132. TALAYRACH (Dr. J.), *Rev. d'hyg.* XVIII, 1896, 569 (B. N. 112). — 133. TIETZEN. *Das Schulhaus,* I, 1899, 61 (B. N. 111). — 134. VALLIN (Dr. E.), *Rev. d'hyg.* XX, 1898, 193 ; XXI, 1899, 673 (B. N. 124). — 135. VALLIN (Dr. E.), *Rev. d'hyg.* XX, 1898, 288 (B. N. 37). — 136. VILLE DE PARIS. Chaix, Paris, 1895 (B. N. 42). — 137. WALKER (A.). *Trans* 2° *intern. Congr. School Hyg.* 1907, I, 369. — 79. EDDOWES (Dr. A.). *The Brit med. Journ.* 1895, II, 439 (B. N. 409). — 122. PETSCHE (A.), *Génie sanitaire,* 1895. *Rev. d'Hyg.* (Ref.), 19, 1896, 558 (B. N. 409). — 130. *Schulverwaltung (Kommunale).* Bergen, K. X, 1897, 579.

D'abord il faut des dallages en pierre se nettoyant facilement à grande eau ; des murs peints à l'huile, en couleurs claires, qu'on peut *laver* au savon. On pense généralement que le badigeonnage à la chaux est préférable ; il n'en est rien, car le pouvoir désinfectant de la chaux est presque nul ; seules les couleurs faites avec de la céruse (plomb) sont efficaces sous ce rapport et sont certainement utiles une année entière (Jacobitz). Ensuite il est nécessaire que la poussière des classes soit enlevée *chaque jour,* non pas à la hâte et sans eau, comme cela se fait dans la majorité des cas, mais avec de la sciure de bois humide pour le sol, avec des loques mouillées pour les bancs, les murs, les meubles. Puis toutes les semaines il faut un *savonnage* général. On a prétendu que cela est matériellement inexécutable, comme certains directeurs d'école me l'affirmaient dernièrement ; je dis que cela est possible *si on le veut.* Mais cela devient très difficile, comme de juste, si on a hâte de quitter l'école à 4 heures et que le personnel de service n'est soumis à aucun contrôle sérieux.

Comme matériel principal de construction des bâtiments scolaires on choisira les briques rouges bien brulées, présentant une porosité suffisante, capables de ne pas rayonner trop de chaleur. L'argile ayant servi à leur fabrication ne peut pas renfermer des pyrites, car alors elles s'effeuillent ; ni de la chaux carbonatée, car celle-ci devenant caustique par la chaleur, attire l'eau et rend les murs humides. Les briques creuses sont moins cassantes, moins conductrices de la chaleur et du son. Les tuiles seront bien faites quand, frappées d'un coup sec, elles résonnent bien et, ayant séjourné 24 heures dans l'eau, n'ont pas pris plus d'une dizaine de leur poids en eau.

Le mortier qu'on emploie doit fixer particulièrement l'attention. Un premier point à retenir est que les différentes espèces ne présentent pas toutes la même solubilité dans l'eau. Une bonne chaux doit se dissoudre complètement dans l'eau en grand excès après 6 heures de contact. Les parties insolubles risquent beaucoup de prendre l'eau après, dans la construction ; elles se gonflent alors et provoquent des trous dans les murs. On emploie 1 partie de chaux grasse éteinte pour 2 parties de sable-quartz en petits granules à arêtes aiguës. L'eau employée sera autant que possible exempte de sels ; l'eau de pluie est la meilleure. Pour les fondations on préconise le mortier-ciment (chaux 2 parties, ciment 1, sable 10-15). Comme préservatif contre le feu on ajoute en Amérique de l'asbeste.

La perméabilité des murs n'a pas une importance énorme pour les écoles, attendu qu'elle ne puisse jamais être suffisante pour contribuer efficacement à une bonne ventilation des locaux.

Il arrive que l'eau employée est ammoniacale ou contient des substances azotées. Dans ce cas il se produira dans et sur les murs une fermentation avec production de nitrates, absorption d'eau et tout ce qui peut s'en suivre. Vallin a préconisé de laver alors les murs nus avec du sulfate de cuivre ; on tue ainsi le microbe nitrifiant. Dans certaines communes Allemandes on scie les murs à des distances successives d'un mètre ; dans les fentes ainsi produites on glisse des feuilles de plomb et on remplit les interstices de ciment.

Les bois de construction doivent provenir d'arbres abattus en hiver (non dans les saisons de sève). Ils doivent être préservés des moisissures (Merulius lacrymans) qui, tout en étant ennemies mortelles du bois, sont cependant sans danger pour l'enfant. Elles présentent toutefois l'inconvénient grave de favoriser l'humidité de l'atmosphère et des murs. Elles s'enlèvent très facilement par l'eau chaude ; la chaleur sèche en excès leur paraît d'ailleurs très nuisible.

Toujours dans le but de maintenir une atmosphère non chargée en excès d'humidité, il est recommandable de faire reposer le bâtiment entier sur des caves dans lesquelles on peut installer avantageusement des bains-douche et des magasins de service. S'il n'y a pas de caves — dans certains terrains elles peuvent être irréalisables — il est nécessaire de mettre d'abord une fondation imperméable à l'eau et à l'air (béton durci, ciments divers), surmontée par une bonne couche de matériaux isolants (terre glaise bien sèche) : là-dessus on met une bonne couche d'asphalte, puis des planches goudronnées sans discontinuités, enfin le pavé bien uni. Cette question des murs humides n'est pas si facile à résoudre quand on songe qu'en 1903, sur

51 bâtiments scolaires dûment examinés, 21 seulement furent trouvés secs dans toutes leurs parties. (B. N. 41).

De non moindre importance et autrement difficile est le maintien de la propreté des locaux. En général le nettoyage se fait très mal dans les bâtiments officiels. C'est très curieux, mais tout aussi vrai.

CHAPITRE V

Air. Ventilation

BIBLIOGRAPHIE

138. BRUNNER, *Pogg. Ann.* XX, 274. — REISSET (J.) *Ann. de Chim. et de Phys.* 5 sér. XXVI, 145. — MUNTZ et ANLEIN. *Ibid.* 222. — PETTERSEN (O.). *Zeitschr. anal. Chem.* XXV, 467. — PETTERSEN u. PALMQUIST, Ber. XX, 1887, 2, 2129. — VAN NUYS, *Amer. Chem. Journ.* VIII, 190. — SCHEDENZEFF (A.). *Ztschr. anal. Chem.* XXX, 1891, 267. — FOSSEK (Dr. W). *Sitz. Ber. Kais. Akad. d. Wiss.* Vienne 99, 1887, 1061. — LUNGE u. ZECKENDORFF, *Ztschr. f. angew. Chem.* 1888, 395. — WOLPERT, *Ges. Ing.* IX, 713. — KRAT-SCHMER u. WIENER, *Monatsch. f. Chem.* XV, 1894, 429. — COHEN a. APPLEYARD, *Chem. News 70*, 111. — LETTS a. BLAKE, Ibid. 74, 287. — KRAMER, *A. f. Hyg.* X, 283. — KNORR, *Ibid. 11*, 86. — HENRIET, *C. R. 123*, 125. — LEVY et HENRIET, C. R. *126*, 1651. — JELLER, *Ztschr. angew. Chem.* 1896, 692. — ALEXANDER, *Ztschr. f. öff. Chem.* III, 132. — WAL-KER, *Journ. chem. Soc. 77*, 1110. — TROILI-PETTERSON. *Ztschr. f. Hyg. u. Infekt. 26*, 1897, 57 ; *28*, 331. — BLEIER, *Ibid, 27*, 111. — HALDANE, *Journ. of Physiol.* XX, 521. (B. N. 271 et 272). — 139. ALEXANDER (Dr. R.). *Ztschr. f. öffentl. Chemie*, 1897, 132 (B. N. 306). — 140. ANDRAL et GAVARRET. *Ann. de Chim. et de Phys.*, VIII, 1843, 129 (B. N. 269). — 141. ARENS (Dr. K.). *A. f. Hyg.* XXI, 1894, 325 (B. N. 306). — 142. BARCLAY (D.). *Trans. 2d intern. Congr. School Hyg.* 1907, I, 385. — 143. BEU (J.). *Z. f. Hyg. u. Infekt.* XIV, 1893, 64 (B. N. 270). — 144. BILLINGS (J. S.). WEIR (S. M.) AND BERGEY (H.). *Smiths. Contrib. of Knowl.* IXXX, 1895 (B. N. 270). — 145. BLOCHMANN. *Liebig's Ann.* 237, 1887, 39 (B. N. 271). — 146. BREITING (C.). *Viertelj. f. öff. Ges.* II, 1870, 25 (B. N. 270). — 147. BUDDE (Dr. V.). *Z. f. Hyg.*

u. Infekt. VIII, 1890, 507 (B. N. 306). — 148. BURGERSTEIN (Dr. L.). *Rein's Encykl. Handbuch der Pädagogik*, 1898. — 149. BURGERSTEIN (Dr. A.). *Rein's Encykl. Handbuch der Pädagogik.* 1898. — 150. BURMEISTER (Kuno). *Int. Arch. Schulhyg.* I, 1905, 187. — 151. BURTON-FANNING (F. W.). 1896, (II), 1144 (B. N. 392). — 152. CASTAING (CH. A.). *Bullet. Acad. Méd.* 1897, 376 (B. N. 253). — 153. CASTAING (CH. A.). *Arch. de Méd. et de Pharm. militaires,* 1891 (B. N. 253). — 154. DAUKWARTH (Dr.). K. XI, 1898, 544 (Referat). — 155. DENEKE (Dr. Th.). *Z. f. Hyg. u. Infekt.* I, 1886, 47 (B. N. 271). — 156. DOVE (R. A.). *The Brit. Med. Journ.* 1899, 599 (B. N. 271). — 157. ENNEN (E.). *Diss. Freiburg i. B.* 1898. — 158. ERISMANN (Dr. Fr.). *Z. f. Biol.* XI, 1875, 207 (B. N. 391). — 159. FALK Dr. Fr.) *Virch. Ach.* 62, 1875, 250 (B. N. 343). — 160. FLUGGE *Z. f. Hyg. u. Infekt.* XXV, 1897, 179 (B. N. 270). — 161. FRANKEL (K.) et KLIPSTEIN (E.). *Z. f. Hyg. u. Infekt. 15,* 1893, 333 (B. N. 392). — 162. GARTNER (A.). *Zeitschr. f. Hyg. u. Infekt. 18,* 1894, 263 (B. N. 392). — 163. GERMANO *Z. f. Hyg. u. Infekt.* XXVI, 1897, 66, 273 (B. N. 270). — 164. GILLERT (E.), K. VI, 1893, 185. — 165. GORINI (Dr.). *Giorn. d. reale soc. ital. d'igiene 17,* 1895, 313 (Milan) (B. N. 392). — 166. HAASE (F. H.). Dingler, *278,* 1890, 362 (B. N. 306). — 167. HARTMANN (K.). *Ges. Ing. 14,* 1891, 801 (B. N. 307). — 168. HESSE (F. W.). u. HESSE (W.). *Viertelj. f. Off. Ges.* X, 1878, 728 (B. N. 270). — 169. HESSE (Dr. E.). *Monatsschr. f. Ges. pfl. 18,* 1900, 232 (B. N. 306). — 170. HEYMANN (E.). *Ann. d'Hyg.* 3me série VI, 1881, 209 (B. N. 270). — 171. HINTRAGER (Karl.). K. VIII, 1895, 18. — 172. KATZ (Dr. AL.), MEYER (W.). K. IX, 1896, 483. — 173. KAUFFER. *Ges. Ing.* X. 1887, 17 (B. N. 306). — 174. KELSCH (Dr.) et SIMONIN (Dr.). *Rev. d'Hyg.* XIX, 1897, 868 (B. N. 270). — 175. KERR (james). *Ber. I intern. Kongrl. f. Schulhyg.* 1904, I, 248. — 176. KIRCHNER (M.) et LINDLEY (W. H.). *Viertelj. f. Off. Ges. 28* 1896, 152 (B. N. 392). — 177. K. XII, 1899, 220 (Ref.). — 178. LEHMANN u. JESSEN. *A. f. Hyg.* X, 1890, 367 (B. N. 270). — 179. LEHMANN (K. B.). *A. f. Hyg.* XXXIV, 1899, 315 (B. N. 270). — 180. LUBBERT (A.) u. PETERS (R.). *Pharm. Centrh.* XXXV, 1894, 541 (B. N. 270). — 181. *Ges. Ing.* XI, 1888, 747 (Fabrique de ventilateurs Boyle à Berlin S. W., Wilhelmstr. 124) (B. N. 305). — 182. MARKL *Monatsschr. f. Gesundh. pfl.* XVI, 1898, I (B. N. 270). — 183. MARX (Dr.). K. XI, 1898, 548 (Referat). — 184.

MEIDINGER, *Bad. Gewerbez.* 29, 1896, n° 1-4 (B. N. 306).
— 185. MERKE. *Viertelj. f. öffentl. Ges.* 1893, 264.
(B. N. 797). — 186. MERKEL (S.). *Arch. f. Hyg.* XV,
1892, 1 (B. N. 270). — 187. MEYRICH (O.). K.
VII, 1894, 452. — 188. MÖLLER K. u. Th.). *Ges.
Ing.* VI, 1883, Beil. zu n° 18 (B. N. 305). —
189. MÖLLER (Dr. K.). *Ges.* Ing. XII, 1889, 177, 347, XIII,
1890, 254 (B. N. 305). — 190. NEISSER (M.). *Z. f. Hyg.
u. Infekt.* XXVII, 1898, 175 (B. N. 270). — 191. Dingler,
279, 1891, 159 (B. N. 305). — 192. BÖTTGER, *Journ. f.
prakt. Chem.* 76, 233. — VOGEL, Ber. 1877, 792. — FODOK,
Viertelj. f. öff. Ges. XII, 377. — HEMPEL, *Ztschr. f. anal.
Chem.* XVIII, 1879, 399. — WOLFF, *Korrespondenzbl. d.
Ver. anal. Chem.* 1880, 46. — SALKOWSKY, *Ztschr. f. physiol.
Chem.* IX, 225. — GRUBER, *A. f. Hyg.* I, 142. — RUBNER,
Ibid. X, 397. — MOITESSEUR, *C. R. 113*, 210. — BERTHELOT,
C. R. *112*, 597. — MERMET, C. R. *124*, 621. — NICLOUX, C.
R. *126*, 746. — GAUTIER, *126*, 935, 1299. — POTAIN et
DROUIN, C. R. *126*, 988. — SCHLAGDENHAUFFEN et PAGELS,
C. R. *128*, 309. — JEAN, *Ann. d. Chim. appl.* III, 260. —
CLOWES, *Chem. News, 74*, 188. — HABERMANN, *Pharm. Cen-
tralh.* 37, 844 (B. N. 272).— 193. PAWEL (J.). K. IV, 1891, 193.
A consulter encore de différents auteurs : K. III, 1890, 649 ;
VIII, 1895, 87 ; IX, 1896, 633 ; X. 1897, 507. — 194. PETRI
(Dr. R. J.). *Zeitschr. f. Hyg. u. Infekt.* III, 1888, 64 (B. N,
271). — 195. PETRI (Dr. R. J.). *Ztschr. f. Hyg. u. Infekt.*
VI, 1889, 288 (B. N. 306). — 196. PETTENKOFER. *Liebig's
Ann.* Suppl. II, 1862-63, 26 (B. N. 271). — 197. RAUER.
Z. f. Hyg. u. Infekt. XV, 1893, 57 (B. N. 270). — 198.
RECKNAGEL (D. A.). *Z. f. Biol.* XV, 1879, 24 (B. N. 305).
— 199. RENK (Dr. F.). *Munich, Rieger,* 1882 (B. N. 392). —
200. RENK (Dr. F.). *Ges. Ing.* IX, 1886, 3 (B. N. 306). —
201. RICHTER (B.). *Diss. Rostock,* 1898. — 202. RIETSCHEL
(H.). *Ges. Ing.* XII, 1889, 105, 249, 352 ; XIII. 1890, 73
(B. N. 306). — 203. RIETSCHEL (H.). *Ges. Ing.* XI. 1888,
1 (B. N. 271). — 204. RIETSCHEL (H.). *Viertelj. f. öff. Ges.*
XXII, 1890, 225 (B. N. 304). — 205. RÜCKERT. *Centrallbl.
f. Allg. Ges. pfl.* 16, 1897, 231 (B. N. 392). — 206. RUETE
(Dr. A.). u. ENOCH (Dr. C.). *Münch. med. Woch.* 42. 1895,
492, 517 (B. N. 271). — 207. RUZICKA (S.). *Monatsschr. f.
Ges. pfl.* XVIII, 1900, 80 (B. N. 270). — 208. SACHS (Dr.
W.). *Viertelj. f. öff. Ges. 31,* 1899, 480 (B. N. 306). —
209. SCHARLING (G. A.). *Ann. der Chem. u. Pharm.* VL,
1845, 214 (B. N. 269). — 210. SERAFINI (A.). *A. f. Hyg.*

XXVI, 1896, 329 (B. N. 253). — 211. SONDÉN (K.). u. TIGERSTEDT (R.). *Skandin. Arch. f. Physiol.* VI, 1896 (B. N. 269). — 212. STEINMETZ. *Z. f. Mediz. B.* 1901, 419 (B. N. 797). — 213. STERN (Dr. R.). *Z. f. Hyg. u. Infekt.* VII, 1889, 44 (B. N. 271). — 214. STUTZER (A.). et BURRI (H.). *Ztschr. f. Hyg. u. Infekt. 14*, 1893, 453 (B. N. 392). — 215. SUCK (H.). *Pädagog. Abhandl.* III, n° 1. — 216. THIEBOUT (J.). Zwolle, 1899. — 217. VALLIN (Dr. E.). *Rev. d'Hyg. 18*, 1896, 185 (B. N. 392). — 218. VOGEL (Dr. J. H.). (Résumé des travaux parus). 2me édition. Prenzlaù. 1894 (B. N. 392). — 219. VERIGOS (Prof. A.). K. III, 1890, 290 (Referat). — 220. *Ges. Ing. 20*, 1897, 147 (B. N. 392). — 221. WEBB (A.). *Trans. 2d intern. Congr. School Hyg.* 1907 ; I, 57. COURTOIS (G.) et DINET (Dr. R.). *Ibid.* 61. PRAUSNITZ (Dr. W.). *Ibid.* 87. — 222. WESEL. *Ges. Ing. 13*, 1890, 49 (B. N. 392). — 223. WERENIUS (Dr. A. v.). *Jahresber. d. St. Annenschule.* St-Petersburg. 1892 (B. N. 305. — 224. WOLFFHUGEL (G.). *Z. f. Biol. 14*, 1878, 506 (B. N. 343). — 225. WOLFFHUGEL (G.). *A. f. Hyg.* XVIII, 1893, 251 (B. N. 271). — 226. WUTTKE (Otto). *Viertelj. f. ger. Med. 40*, 1884, 323. *Ges. Ing.* VI, 1883, n° 13 (B. N. 305). — A. KÖNIG. *Viertelj. f. ger. Med. 41*, 1884, 135.

1. La teneur en *acide carbonique* de l'air varie normalement en moyenne entre 0,3 et 0,4 $\%_{00}$. Dans l'air expiré par l'homme cette proportion, toujours en volume, devient 0,44 $\%$ environ, avec cette remarque encore que l'azote a augmenté et l'oxygène considérablement diminué. Voici en volume la composition $\%$ de l'air dans les condidions normales avant et après l'expiration et sans tenir compte des impuretés plus ou moins accidentelles (oxyde de carbone, vapeur d'eau, ammoniaque, acide nitreux, etc) :

	Avant	Après
Azote	78.06	79.58
Argon	0.94	
Oxygène	20.04	16.03
Acide carbonique	0.04	4.38

Il va sans dire que la production d'acide carbonique varie avec l'âge, le sexe, la profession, etc. ; prise proportionnellement au poids du corps, elle est chez l'enfant environ le double de ce qu'elle est chez l'adulte. Comparons en même temps les deux sexes d'après un tableau très suggestif de Sondén-Tigerstedt :

Production d'acide carbonique par heure et par Kg., en g.							
Garçon	Fille	Garçon	Fille	Homme	Femme	Homme	Femme
—	—	—	—	—	—	—	—
7 ans	7 ans	12 ans	12 ans	30·35 a.	40·50 a.	57 ans	65 ans
1.149	1.133	0 997	0.743	0.499	0.554	0.407	0.390

Des recherches plus générales ont donné la comparaison suivante :

Âge	Garçons	Filles
—	—	—
7	101	100
9	142	100
10·11	131	100
12	134	100
13·14	148	100
15	156	100

Il en résulte que les garçons déploient plus d'activité physiologique que les filles, que la différence augmente avec l'âge jusqu'à l'époque pubertaire, et qu'ils ont plus à souffrir d'une ventilation insuffisante.

Ces chiffres forment la base du jugement qu'on est en droit de porter sur une situation quelconque au point de vue hygiénique. Le séjour en classe doit spécialement attirer notre attention. Aussi, même dans les locaux *très* bien ventilés, l'air *d'inspiration* renferme 2.5 à 3.5 $^o/_{oo}$ d'acide carbonique ! Et combien de fois les classes sont-elles *bien* ventilées ? Ajoutez à cela les impuretés gazeuses provenant de la respiration par la peau (acides organiques, ammoniaques), les dents cariées (d'après Rose il existe en Allemagne 79-99 $^o/_o$ d'écoliers qui ont les dents attaquées), les nez puants, les oreilles coulantes, les gaz de l'intestin, etc. et vous aurez une idée de ce que *peut* devenir l'atmosphère de certains locaux scolaires ! Il en résulte chez l'enfant des sensations désagréables, des excitations morbides, des symptômes anémiques, de la nervosité, des prédispositions à la tuberculose.

On a parlé de limites tolérables, inoffensives, pour la teneur en acide carbonique d'une atmosphère circonscrite. On pourrait fixer ces limites (de 0.7 à 1.5 $^o/_{oo}$) si les personnes y séjournant — les élèves dans une classe — étaient constamment dans un état idéal de propreté ; mais cela est impossible. Comme il paraît ne pas y avoir de proportionalité entre l'intensité de l'odeur d'une atmosphère et sa teneur en acide carbonique, on peut se trouver en présence d'un air parfaitement irrespirable et nuisible ne trahissant par l'odorat seul aucun danger. Inversement un air puant, faisant fuir tout le monde, peut être relativement pauvre en acide carbonique. Je préfère prendre comme norme la composition de l'air libre et mettre en soupçon, voire en accusation, toute atmosphère qui s'en écarte.

La façon dont la quantité d'acide carbonique s'accroît dans une classe déterminée est très importante. Généralement la teneur dépasse la normale déjà *avant* le commencement des leçons. Voici, d'après Hesse, un petit tableau qui illustre bien la situation ordinaire :

Heures.

6.20   6.30   6.40   6.50   7.00   7.10   7.20×   7.30   740   750   8.00×   8.10

Teneur en CO_2 %/₀₀ :

0.3   1.0   1.5   1.7   2.2   2.6   3.0×   2.8   2.9   3.7   3.8×   3.6
8.20   8.30   8.40
3.7   4.2   4.1

Acceptons que l'enfant produise dans un local non ventilé 12 l. d'CO_2 par heure ; si la teneur initiale est 0.4 %/₀₀ et que l'enfant dispose de 4 m³, la production d'acide carbonique en 12 minutes est $\frac{12}{60} \times 12 = 2.4$ l. ce qui fait avec 1.6 l. contenu dans 4 m³ une teneur de 4 l. soit déjà 1 %/₀₀.

On admet que la circulation d'air (échange avec l'extérieur) d'un local scolaire est 1/4 de sa capacité ; si on admet que l'élève produit 15 l. d'CO_2 par heure, on aurait, sans ventilation spéciale, pour une classe déterminée la situation suivante (Recknagel) :

Nombre d'élèves	Volume d'air par tête (m³)	CO_2 %/₀₀ après heures			
		1 4	1 2	1	2
30	10	0.76	1.11	1.72	2.76
40	7.5	0.88	1.34	2.16	3.55
50	6	1.01	1.58	2.60	4.34
60	5	1.13	1.82	3.04	5.13

L'acide carbonique n'est pas uniformément réparti dans l'atmosphère d'une classe et cela se comprend. Généralement il y en a le plus dans les couches supérieures malgré le poids du gaz ; cela est dû à la température et les phénomènes variables de dilatation qui en résultent.

2. Le pouvoir de saturation de l'air par la *vapeur d'eau* augmente avec la température. Il en résulte que le corps perd plus d'eau quand il fait très chaud qu'en temps normaux et cela surtout par les voies respiratoires. Si en outre l'air extérieur est très sec et si on ne soigne pas, pendant la ventilation du local, pour une vaporisation d'eau suffisante, les muqueuses des trachées peuvent s'irriter, contracter des catarrhes ou des lésions infinitésimales favorables à l'infection. Il est donc nécessaire de maintenir l'atmosphère d'une classe à un degré suffisant d'humidité. Des recherches ont démontré qu'une classe de 216 m³, rénfermant 50 enfants, produit 2 Kg. d'eau par heure ; c'est un excès qui ne s'équilibre que par trois ventilations totales successives à intervalles égaux. La quantité d'eau normale que doit contenir l'atmosphère varie avec la saison et la région considérée ; elle n'est pas encore fixée nettement ; un minimum de 25 % parait cependant nécessaire ; on ne pourrait dépasser 50 %. On obtiendra de bons résultats en exposant à l'évaporation dans les classes, sans fermer les ventilateurs, des vases remplis d'eau.

Jamais on ne peut constater sur les murs des gouttelettes. Il est bon de faire usage d'un Hygromètre.

3. Les impuretés solides de l'air, *les poussières*, doivent fortement préoccuper les instituteurs. Je ne dois pas indiquer dans un volume aussi succinct que celui-ci, d'où elles proviennent. Mais quelles sont les précautions à prendre pour les éviter ? Si la construction des corridors, des escaliers et des classes a été soignée en tous points, on nettoyera facilement à grande eau, toujours après les classes, comme il est dit dans le chapitre précédent ; on obligera les élèves à marcher à l'intérieur du bâtiment sans courir, on effacera les tableaux avec des éponges mouillées ; il n'est pas impossible non plus aux enfants, les garçons surtout, de se brosser les habits avant d'entrer en classe ; pourquoi chaque division n'aurait-elle pas sa brosse ? Ce serait une belle innovation.

Je passe sous silence l'analyse bactériologique des poussières de classe. Je renvoie le lecteur intéressé à ce sujet à la littérature indiquée ci-dessus. On en a fait beaucoup, beaucoup.

Mais je cite quand même que dans une classe anglaise fréquentée par des enfants propres on trouva 63000 germes par 1 m³ d'air et dans une autre où il y avait des élèves malpropres 159000. A Berlin on détermina avant le commencement d'une classe 2000 germes, pendant les leçons 16500 et à la fin 35000. Je glane ces faits très significatifs en passant pour marquer leur importance et susciter pour eux plus d'intérêt.

CHAPITRE VI

Éclairage

BIBLIOGRAPHIE

227. BAYR (Emm.). K. XI, 1898, 129. — 228. BIER (Dr. L.). *Ber. I intern. Kongr. f. Schulhyg.* 1904 ; I, 513. — 229. BOKLEN. *Neues Korrespondenzbl. f. d. Gelehrten u. Real-schulen Württembergs*, I, 1894, 410 (B. N. 204). — 230. COHN (H.). *D. Med. Woch.* 1884 (B. N. 252). — 231. COHN (H.). *D. Med. Woch.* XX, 1894, 876 (Voir aussi VII° Congr. intern. d'Hyg. et de Démogr. Budapest, 1896, 382). (B. N. 253). — 232. COHN (H.). *Ach. f. Augenheilk, 31,* 1895 (Sup-plément p. 207) (B. N. 215). — 233. COHN (H.). *Wochenschr. f. Hyg. u. Ther. d. Auges* I, 1897 (B. N. 251). (Echelles chez Priebatsch à Breslau, à 25 cent. pièce). — 234. COHN (H.). *Wo-chenschr. f. Thérap. u. Hyg. d. Auges* III, 1899 (B. N. 251). (L'appareil est en vente chez Tiessen, Breslau, rue Adalbest, 13, au prix de 20 fr.). — 235. COHN (H.). *Wochenschr. f. Ther. u. Hyg. des Auges, 3,* 1899, E. XXIII, 1900, 316). — 236. COHN (Prof. Dr.). K. XIV, 1901, 726 (Ref.). — 237. COHN (Prof. Dr. H.). K. XV, 1902, 510 (Ref.). — 238. CRAMER (Ed.). *A. f. Hyg.* X, 1890, 283 (B. N. 254). — 239. DARGELOS (A.). *Ann. d'Hyg.* XXXVI, 1896, 105 (B. N. 254). — 240. DINGER (Dr. A. N.). *Diss. Freiburg i. B.* 1900. — 241. ENKO (Dr. P.) K. IV' 1891, 93. — 242. ERISMANN (F.). *Z. f. Biol.* XII, 1876, 315 (B. N. 254). — 243. ERISMANN (F.). *A. f. Hyg.* XVII, 1893, 205 (B. N. 252). — 244. ERISMANN. *Jahrb. d. Schweiz. Ges. f. Schulges. pfl.* I, 1900, 163 (B. N. 254). — 245. ERISMANN (F.). *Viertelj. f. öff. Ges. 32,* 1900, 11 (B. N. 251). — 246. ERSMANN (F.). K. X, 1897, 529. (Discours prononcé à Zurich). — 247. FÉDOULOUFF (Mlle). *Diss. Lau-sanne,* 1900. — 248. GEELMUYDEN (Chr.). *A. f. Hyg.* XXII, 1895, 102 (B. N. 254). — 249. GILLERT (E.). K. II, 1889, 94 ; IV, 1891, 149 ; XI, 1903, 42. — 250. GLINZER (E.). 38, 1895, 313 (B. N. 255). — 251. GOTSCHLICH (Dr. F.). K. XIX, 1906, 490 (Referat). — 252. GOULD (M.). K. VIII, 1895, 36 (Referat). — 253. GRUBER (M.). *Monatsschr. f. Ges. pfl.* XVIII, 1900, 116 (B. N. 251). — 254. GRUBER (Prof. Dr. M.). *Ber. I intern. Kongr. f. Schulhyg.* 1904 ; I, 468. — 255. HAMMERL (Prof. Dr. H.). Innsbrück, 1900. — 256. HERZBERG (A.). *Ges. Ing.* XII, 1889, 281 (B. N. 252). —

257. HAMBURGER (Th.). *Diss. Heidelberg*, 1897, K. XI, 1898, 42 (Referat). — 258. HUTH (C.). K. I, 1888, 457. — 259. KATZ. K. X, 1897, 293 (Referat). — 260. KATZ (R.). *Klin. Bl. f. Augenhk* 35, 1897, 352 (B. N. 251). — 261. KERMAUNER (F.). u. PRAUSNITZ (W.). *A. f. Hyg.* XXIX, 1897, 107 (B. N. 254). — 262. KRUSS Dr. H.). *Journal f. Gasbeleuchtung*, 45, 1902, 738 (K. XVI, 1903, 100). — 263. KRUSS (Dr. H.). *Schiling's Journ. 41*, 1898, 85 (B. N. 251). 264. LIEBRECHT (K.). K. VI, 1893, 521, 588. — 265. MALIKIN K. IV, 1891, 399. — 266. MARKL (G.). *Monatsschr. f. Ges. pfl.* XIV, 1896, 207 (B. N. 255). — 267. MEUNING (Dr. F.). *Ges. Ing.* XV, 1892, 273, 313 (B. N. 254). — 268. MOORMANN *Centralb. d Bauverw.* XIV, 1894, 519 (B. N. 252). — 269. MORITZ (Dr. M.). K. XIX, 1906, 439 (Referat). — 270. MORITZ (Dr.). *Z. f. Hyg. u. Infekt.* XXII, 1896, 201 (B. N. 252). — 271. NARBEL (C.). *Vevey*, 1894 (B. N. 252). — 272. OBERDIECK (C.). *A. f. Hyg. 33*, 1898, 240 (B. N. 254). — 273. PELZER (F.). *Diss. Halle a. S.* 1893 (B. N. 254). — 274. PFEIFFER (Dr. E.). K. XV, 1902, 400 (Referat). — 275. PLEIER (Fr.). *Trans. 2d intern. Congr. School Hyg.* 1907, I, 362. — 276. PRAUSNITZ (Prof. Dr. W.). *Ber. I intern. Kongr. f. Schulhyg.* 1904; I, 500. — 277. PREDÖHL (Dr. A.). *Munch. Mediz. Wochenschr.* VIIII., 1895, 1006 (B. N. 204). — 278. QUIRSFELD (Dr. E.). *Trans. 2d intern. Congr. School Hyg.* 1907; I, 367. — 279. REICHENBACH (H.). K. XIX, 1906, 440 (Referat). — 280. RÖHMER (R.). *Wochenschr. f. Hyg. u. Ther. d. Auges* III, 1900 (B. N. 251). — 281. RUZICKA (Dr. St.). *Trans. 2d intern. Congr. School Hyg.* 1907; I, 363. — 282. SCHEFFERS (O.). *Ztschr. d. Vereins deutscher Zeichenlehrers*, XXII, 1895, 273 (B. N. 364). — 283. SCHOUTE (Dr. G. J.). *Geneesk. Bladen*, 1902, nᵒ III. — 284. SCHOUTE (Dr. G. J.). *Paedol. Jaarb.* III, IV, 1903, 155. — 285. *Paedol Jaarb.* V, 1904, 88. — 286. SCHUBERT (P.). *Münch. Med. Woch. 45*, 1898, 420 (B. N. 253). — 287. SEGGEL (Dr.). *Munch. Med. Woch. 44*, 1897, 1011, 1041 (B. N. 251). — 288. SELTER (Dr. H.). *Trans. 2d intern. Congr. School Hyg.* 1907; I, 365. — 289. STEIGER (A.). Hofer et Cⁱᵉ., Zürich, 1898 (B. N. 251). — 290. STEIGER (A.). K. XV, 1902, 123. — 291. STUDTMANN (Dr. O.). *A. f. Hyg.* XI, 1890, 293 (B. N. 252). — 292. *The Lancet*, I, 1897, 675 (B. N. 254). — 293. TRÉLAT (E.). *Rev. d'Hyg.* I, 1879, 578 (B. N. 252). — 294. VALLIN (Dr. E.). *Rev. d'Hyg.* XVIII, 1896, 320, 366. (B. N. 204). — 295. VAN DER MEER (F.). *Diss. 1901. Amsterdam.* — 296. WACHS (Dr. med. O.). K. II,

1889, 571. — 297. WEBER (Prof. L.). *Schilling's Journ.* 41, 1898, 193 (B. N. 251). — 298. WINGEN (A.). *Das Schulhaus,* III, 1901, 4 (B. N. 225). — 299. WINGEN (A.). *Ber. I intern. Kongr. I. Schulhyg.* 1904 ; I, 508. Discussion Ibid. 515. — 300. ZALOZIECKI (R.). *Dingler,* 267, 1888, 265, 362 (B. N. 255).

On a posé en principe que dans une classe on ne peut jamais faire pénétrer *trop* de lumière. Il s'agit évidemment de la lumière du jour. Mais la sentence peut paraître un peu vive bien qu'il soit vrai que l'éclairage direct par le soleil peut-être très nuisible, surtout en été et que l'œil ne peut rien perdre à s'exercer modérément dans une lumière diffuse convenable.

Les facteurs qui interviennent pour la perception visuelle des objets sont : 1º la quantité de lumière que ceux-ci émettent ; 2º la construction et la nature de l'œil ; 3º l'angle visuel (distance de l'œil et grandeur de l'objet) ; 4º les contrastes lumineux entre l'objet et l'entourage.

Le photomètre de Weber permet de déterminer directement l'intensité lumineuse d'une surface éclairée quelconque ; elle s'exprime en « bougies », c'est-à-dire l'éclairage produit sur une surface blanche mate par une « bougie normale » (lumière de Hefner $= 0.817$ bougies de Walrat (paraffine) allemandes, $= 0.893$ bougies Walrat anglaises, $= 0.100$ bougies Carcel françaises) à un mètre de distance. On admet généralement que l'éclairage d'une classe doit garantir en moyenne à chaque élève, à n'importe quel moment (de 9 à 3 h.) de la journée ou de la saison un minimum de 10 bougies en éclairage artificiel (Cohn). Les différences individuelles sont cependant considérables : elles peuvent même aller de 1.6 à 16.7 MK (1) pour réaliser l'acuité visuelle maximum. Quant à la lumière du jour elle doit représenter environ 50 MK. pour être suffisante.

L'appareil de Weber est assez compliqué et partant peu pratique, malgré sa valeur scientifique réelle. On a donc imaginé un grand nombre de constructions et de méthodes en vue de la détermination de l'éclairage en classe. J'en retiens, avec renvoi à la littérature pour les autres, trois dont je veux dire quelques mots explicatifs.

La première est de Cohn : on glisse un petit tableau porteur de caractères (chiffres) à lire sur une règle graduée à une distance de l'œil de 40 cm. ; la règle est portée horizontalement par une manche en bois et porte à son extrémité antérieure

____

(1) Meter-Kerze = mètre-bougie.

une espèce de boîte, échancrée de telle façon, qu'elle permet de se placer commodément devant les yeux. Quand on regarde les chiffres à l'air libre à travers l'ouverture, on doit pouvoir les distinguer sans effort, si la vision est normale. Pour déterminer la valeur d'un éclairage quelconque on cherche, à midi, combien de chiffres on peut lire en une seconde ; ensuite on abat trois verres fumés dont on connait le pouvoir absorbant de la lumière ; ensemble ils laissent passer 1 %, de la lumière présente. Si maintenant on lit les chiffres avec la même vitesse, la place occupée par l'élève est *très bien* éclairée ; s'il ne faut que deux verres, qui laissent passer 5 %, l'éclairage est *bon* ; s'il n'en faut qu'un (20 %) elle est *utilisable*, et si l'opération ne s'exécute bien que sans verres elle est impropre à l'usage.

Une autre construction est de Katz. Cet hygiéniste met simplement devant les yeux des lunettes à verres fumés ne laissant passer qu'$^1/_{25}$me de la lumière. Si on sait lire dans ces conditions, l'éclairage est suffisant.

Une troisième méthode consiste à examiner si on peut voir d'un endroit déterminé un coin suffisamment grand du ciel. Comme même dans ces conditions l'éclairage peut être insuffisant, un ophtalmologue allemand, THORNER, a tout récemment imaginé un appareil extrêmement ingénieux permettant de vérifier cela exactement et en moins d'une minute (1). Le principe en est simple :

L'auteur part, avec raison, de l'idée que toute place, occupée par l'élève, qui n'est pas directement éclairée par le ciel, ne peut jamais répondre aux exigences de l'Hygiène de la vue. Si cependant la lumière du jour tombe sur le livre elle peut encore être insuffisante. C'est à l'examen de cette dernière situation que sert l'appareil de Thorner. Il se compose d'une petite boîte métallique sur pied, qui reçoit par en dessous, à travers une petite ouverture circulaire, la lumière réfléchie d'un papier préparé à l'oxyde de magnésium (blancheur absolue). Par en haut la boîte présente une large ouverture en forme de fente — par laquelle l'œil voit le trou blanc — ainsi qu'une lentille qui reçoit à l'aide d'un miroir mobile, la lumière directe du ciel. Le focus de cette lentille correspond exactement au trou de la paroi inférieure de la boîte. Si celui-ci paraît noir, cela veut dire que les rayons réfléchis par le papier au magnesium ont une intensité moindre que ceux réfléchis par

____

(1) K. XXII, 1909, 174.

le miroir. Dès lors l'éclairage du papier est inférieur à celui du ciel, donc *insuffisant*. Le banc examiné reçoit trop peu de lumière.

On a fait beaucoup d'efforts louables pour mesurer exactement l'éclairage dans une foule de circonstances. Si nous faisons remarquer toutefois que la quantité de lumière qui entre dans un local peut infiniment varier, pour un même endroit, suivant les saisons, l'heure de la journée et l'état du ciel, on saisira de suite avec quelle prudence il faut conclure à la normalité d'une classe ent.ère, avec quelle circonspection il faut condamner certaines places occupées par les élèves. Ce n'est pas en faisant les déterminations une seule fois qu'on pourra jamais avoir une idée saine de la situation. Il faut prendre beaucoup de précautions. Dans tous les cas il sera permis de condamner, dans une salle d'étude, toutes les places d'où l'élève est incapable de voir le ciel. C'est le seul point fixe. Pour le reste, étant institutuer, je fixerais le degré de lumière avec les lunettes de Katz chaque fois que les élèves ont besoin d'utiliser longtemps leur cahier ou leur livre. Il y a moyen, après, de s'arranger en faisant des permutations de places ou en donnant aux élèves en situation désavantageuse une autre besogne. On finirait par connaître à fond un local déterminé pour toutes les époques de l'année, pour toutes les heures de classe.

Faisons attention encore à la variabilité de l'œil lui-même : il ne voit pas également clair tous les jours.

On a fort bien étudié la question des fenêtres (surface, espèce de verre employée, rideaux, ornements, peinture, propreté, fenêtres doubles, ventilateurs, fenêtres mobiles ou tournantes, direction avantageuse, place occupée dans la paroi de la classe) et on est allé à fixer des minima de dimensions. Certaines administrations vont jusqu'à prescrire des chiffres. C'est fort imprudent, car il peut paraître urgent de modifier l'un d'eux, et alors ? On ne touche pas aux règlements ! Il faut des années et des années pour introduire dans une administration quelque modification heureuse. Règlementons le moins possible et faisons toujours du bon travail, de façon à pouvoir l'améliorer encore dans l'avenir.

Ainsi, avec les progrès de l'Optique, on a pû constater que dans nombre d'écoles l'éclairage était défectueux. Pour l'éclairage artificiel cela n'avait aucune importance : on plaçait un nouveau système de lampes et tout était provisoirement dit. Pour la lumière du jour il faut aviser plus longtemps. On a imaginé des systèmes de réflecteurs très ingénieux parmi lesquels je tiens à citer les prismes Luxfer, d'origine américaine (B. N. 229). Les résultats obtenus avec ces prismes sont étonnants, comme j'ai pû m'en convaincre dans une cave obscure qui du coup devenait suffisamment claire pour permettre la lecture facile d'un journal.

Certaines parties de l'étude de l'éclairage artificiel sont très difficiles. Non seulement il faut réaliser le nombre de MK nécessaires, mais encore la flamme doit être immobile, stable, sans projection d'ombres ou de reflets nuisibles ; elle ne peut pas vicier l'atmosphère, ne pas trop chauffer, ne présenter aucun danger (explosions, empoisonnements). Toutes ces conditions réunies sont très difficiles à observer et le problème n'est guère résolu de façon satisfaisante. Les meilleurs résultats ont été obtenus par l'électricité *intelligemment réfléchie*. Je souligne non sans motifs. J'ai vu des lampes à arc cachées dans des cylindres noirs ouverts par le haut, envoyant leur lumière contre le plafond peint à la chaux. C'est déjà risqué ! Mais ce plafond était composé d'une succession de voûtes relativement étroites. Vous voyez l'effet. Non, la lumière électrique doit être réfléchie par des réflecteurs expressement adaptés en·forme d'ombrelles, bien calculées pour la grandeur de la salle.

—

CHAPITRE VII

Chauffage

BIBLIOGRAPHIE

301. ARCHE (Dr. A.). Vienne, Lechner, 1896 (B. N. 344). — 302. BERANECK (H.). Vienne, Hartleben, 1892 (B. N. 306). — 303. DORNBLUTH (F.). *Viertel. f. öff.* Ges. 28, 1896, 361 (B. N. 343). — 304. ESMARCH (E. v.). *Z. f. Hyg. u. Infekt.* X, 1891, 306 (B. N. 343). — 305. FISCHER (F.). *Ges. Ing.* X, 1887, 436, 474, 503 (B. N. 271). — 306. FISCHER (F.). *Dingler*, 259, 1886, 32 (B. N. 306). — 307. GEUZMER (F.). *Ges. Ing. 19*, 257 (B. N. 344). — 308. HADEN (W. N.). *Trans. 2e intern. Congr. School Hyg.* 1907, I, 381. — 309. HAESECKE (E.). Berlin, Ernst et fils, 1893 (B. N. 305). — 310. HARTMANN (K.). *Baukunde d. Arch.* I, 1891, 926 (1re édition) (B. N. 343). — 311. HORN. *Schill. Journ.* 38, 1895, 459 (B. N. 344). — 312. HUBERTI (F.). *D. Bauzeit*, 29, 1895, 317 (B. N. 306). — 313. JOLY *Schill. Journ. 36*, 1893, 595 (B. N. 344). — 314. KORI (H.). *Ges. Ing. 15*, 1892, 553

(B. N. 343). — 315. MANGENOT. *Rev. d'Hyg.* 1895, 184, 414, 678, 898 ; 1897, 1096 (B. N. 392). — 316. MEIDINGER (H.). *Badische Gewerbez.* IV, 1870-71, 11, 17 (B. N. 343). — 317. MEIDINGER (H.). *Ges. Ing. 11*, 1888, 320 (B. N. 343). — 318. MEIDINGER (H.). *Badische Gewerbez.* 1894 (B. N. 344). — 319. MEIDINGER. *D. Bauzeitung*, **28**, 1894, 379 (B. N. 343). — 320. MEIDINGER (H.). *Badische Gewerbez.* 1895 (B. N. 343). — 321. MEIDINGER (H.). *Viertelj. f. öff. Ges.* **28**, 1896, 126 (B. N. 344). — 322. MEIDINGER (Dr. H.). *Schilling's Journ.* 1897 (B. N. 124). — 323. MORRISON (G. B.) New-York, 1892 (B. N. 270). — 324. NUSSBAUM (H. Chr.). *Ber. I inter. Kongr. f. Schulhyg.* 1904 ; I, 325. — 325. NUSSBAUM. *Ges. Ing.* XXII, 1899, 305 (B. N. 253). — 326. RANDEL (C.). *Ges. Ing. 15*, 1891, 1 (B. N. 344). — 327. RECKNAGEL (Prof. Dr. G.). K. IV, 1891, 702. (chauffage p. 706). — 328. REICHARD. *Schilling's Journal 33*, 1890, 2 (B. N. 344). — 329. RIETSCHEL (H.). Springer, Berlin, 1886 (B. N. 124). — 330. RIETSCHEL (H.). I, 260. Berlin, Springer, 1895 (B. N. 344). — 331. SIEMENS (Fr.). *Ges. Ing. 18*, 1895, 55 (B. N. 344). — 332. SCHMIDT (K.). *Ges. Ing. 18*, 1896, 156 (B. N. 344). — 333. SCHROETER (P.). *Ges. Ing. 20*, 1897, 69 (B. N. 344). — 334. TRÉLAT (E.). *Rev. d'Hyg.* VIII, 1886, 471 (B. N. 253). — 335. VOIT (E.). *Z. f. Biol.* XIII, 1877, 1, 305 (B. N. 270). — 336. VOIT (E.). K. VI, 1893, 1. — 337. WOLPERT (Dr. A.). *Braunschweig, Schwetschke u. S.* 1880 (B. N. 306).

On doit songer au système de chauffage et prendre les mesures de construction nécessaires, déjà quand on fait le plan de la bâtisse ; plus tard les modifications à apporter aux maçonneries sont toujours difficiles et préjudiciables.

Un bon chauffage ne peut présenter aucun danger sous aucun rapport ; il sera uniforme dans toutes ses parties, c'est-à-dire que, s'il s'agit d'une canalisation par exemple, sur tous les points de celle-ci la quantité de chaleur produite sera la même. Il assurera en outre une ventilation rationnelle.

En général la tête de l'élève se trouve dans une zône plus chaude que les pieds parce que les couches d'air plus froides sont plus lourdes. On a trouvé toutefois que la différence est d'autant plus minime que la salle considérée est plus haute et la source de chaleur en situation plus élevée. Meidinger a démontré cela en faisant bruler pendant 6 heures une couronne de gaz dans un local de 4.28 m. de haut.

COURONNE	TEMPÉRATURE				
Hauteur	Sol	à 5 cm. de hauteur	à 40 cm.	à 1 70 m	au plafond
Flammes à 6 cm. au dessus du sol	27.4	26.6	28 8	35.0	43.0
0,32 m. de hauteur	27.4	25.2	27.4	34.0	44.0
1,90 m. "	27.4	25.0	26.2	28.4	51.5
3,38 m. "	29.0	26.6	26.8	28.6	56.5

Il en résulte qu'il serait préférable de fixer la source de chaleur au dessus de la hauteur de tête, ce qui est très exécutable pour les systèmes de chauffage central.

Un point qu'on ne peut pas perdre de vue est le refroidissement produit par les murs et les fenêtres. Si 1 m³ d'air, pour remonter sa température d'un seul degré, n'a besoin que de 0,31 calories, la maçonnerie et le verre en réclament de 3 à 400. Il s'agit donc de penser à leur chauffage aussi car ils produisent à leur surface des courants d'air qui peuvent être dangereux. On élimine cet inconvénient entre autres en continuant le chauffage pendant la nuit.

La surface des sources de chaleur doit être tenue constamment dans un grand état de propreté ; on évite donc dans ce but toute ornementation inutile.

Faut-il donner la préférence à un système de chauffage *central* ou *local?* Les deux ont leurs avantages et leurs inconvénients. En général on peut dire que pour les grands établissements le système central est préférable parce que l'entretien se trouvant concentré en un seul endroit devient plus facilement controlable. En outre les matériaux de combustion sont plus complètement utilisés, les dangers d'incendie sont moins fréquents, les frais ne sont déjà plus supérieurs à ceux du chauffage local comparable, le maintien d'une chaleur uniforme est plus facile, la propreté du bâtiment scolaire est mieux assurée, la ventilation devient plus rationnelle, on peut chauffer sans inconvénients les corridors, etc.

Le chauffage local par le gaz d'éclairage aurait cependant toutes les préférences n'était son prix élevé. En effet il est idéalement propre, on le met en marche et on l'arrête quand on veut, on le règle suivant le besoin du moment. Il faut cependant utiliser un système de poële capable de bruler *totalement* le gaz, sans flamme éclairante, ne donnant pas d'explosion lors de l'allumage, ne laissant échapper aucune trace de combustible.

Si, pour le chauffage central, il est préférable de faire usage de la vapeur d'eau ou de l'air surchauffé, c'est là une question difficile à trancher pour le moment. Les deux systèmes ont leurs défenseurs ardents. Je ferai remarquer cependant qu'avec la vapeur d'eau j'ai vu dans certaines écoles des ruptures de tuyau extrêmement désagréables, heureusement sans provoquer des malheurs.

CHAPITRE VIII

Distribution d'eau

BIBLIOGRAPHIE

338. CAMESCASSE (Dr. J.). *Rev. d'Hyg.* XX, 1898, 21 (B. N. 23). — 339. FALK (Dr. F.). *Viertelj. f. ger. Med,* XXVII, 1877, 83 ; Ibid. XXIX, 1878, 272, (B. N. 22). — 340. FRAENKEL (Dr. C.). *Z. f. Hyg. u. Inf.* II, 1887, 521 (B. N. 22). — 341. FRANKEL *Z. f. Hyg. u. Infekt,* VI, 1889, 23 (B. N. 24). — 342. GRUBER (Dr. M.). *Viertelj. f. öff. Ges.* XXV, 1893, 415 (B. N. 23). — 343. KRAUSE (W.). *Z. f. Hyg. u. Inf.* XVII, 1894, 1 (B. N. 23). — 344. *La question du Pb dans les eaux dans les différentes revues chimiques.* — 345. *La question de l'analyse des eaux dans les revues de chimie.* — 346. LODE (Dr. A.). *A. f. Hyg.* XXIV, 1895, 236. — 347. LODE (Dr. A.). *Hyg. Rundsch.* IX, 1899, 859 (B. N. 25). — 348. MORI (Dr. K.). *Z. f. Hyg. u. Infekt.* IV, 1888, 47 (B. N. 391). — 349. NIESSNER (Dr. M.). *Z. f. Hyg. u. Infekt.* XX, 1895, 301 (B. N. 24). — 350. PFUHL (Dr. E.). *Z. f. Hyg. u. Inf.* XXI, 1896, 1 ; *Ibid.* XXV, 1897, 549 (B. N. 22). — 351. RENK (Dr.). *Viertelj. f. öff. Ges. 14,* 1882, 78 (B. N. 399.) — 352. REUTHER (C.). *Schilling's Journ.* XL, 1897, 235 (B. N. 23). — 353. RUBNER (M.). *Berl. Klin. Wochenschr.* XXX, 1893, 861 (B. N. 25). — 354. SURMINSKI (Dr.). *Z. f. Medicinal* B, XI, 1898, 505 (B. N. 22). — 355. TRAUBE (M.). *Z. f. Hyg. u. Inf.* XVI, 1890, 149 (B. N. 25). — 356. WEYL (Th.). *Centralbl. f. Bakteriol. Parasitenk. u. Infekt.* XVI, 1899, 15 (B. N. 25).

Les écoliers doivent avoir à leur disposition une *bonne* eau potable. Celle-ci doit présenter les caractères suivants : Elle doit être fraîche, incolore même en couche profonde, inodore ; son résidu d'évaporation ne peut dépasser 0,5 g. par litre, sa teneur en chlore 0,02 à 0,03 g. ; elle sera exempte de nitrates (traces tolérées), de nitrites, d'ammoniaque ; elle ne peut réduire plus de 0,01 g. de permanganate de potasse (au maximum). L'examen microscopique constatera l'absence de bactéries pathogènes, les non-pathogènes ne dépasseront pas plus de 100 par cm³. On doit faire l'examen des eaux provenant du robinet même. Les conduits en fer sont très recommandables.

Si on doit faire usage d'eaux de source, on rejettera celles provenant de puits ouverts. S'il y a question de citernes, celles-ci devront être maintenues dans un état permanent de propreté. On prendra l'eau de préférence de sols sablonneux qui ont un pouvoir de filtration suffisant.

Pour rendre une eau dangereuse quelconque propre à l'usage on a inventé un grand nombre de moyens et d'appareils. Si le filtrage sur le charbon de bois est insuffisant on la fera d'abord bouillir suffisamment longtemps. Les moyens de désinfection par jets de vapeur ou par des moyens chimiques sont assez peu recommandables à cause de leurs complications et des dangers qu'ils peuvent offrir. Il est préférable pour l'école d'imaginer un moyen d'ébullition et de filtrage pratiques.

CHAPITRE IX

Banc scolaire — Lecture, Ecriture

BIBLIOGRAPHIE

357. AKBROIT (S.). *Verh. d. D. Gesellsch. f. öff. Ges. pfl.* (Rundsch. Berlin) VIII, 1898, 81 (B. N. 203). — 358. *Staatsbl. v. h. Koninkr. der Nederl.* 1883, 41 (B. N. 201). — 359. AMMON (O.). *Korrespondenzbl. d. D. Gesellsch. f. Anthropol, etc.* XX, 1889, 55 (B. N. 199). — 360. ANONYME Königsberg i. Pr., 1893 (B. N. 652). — 361. BADALONI (Guiseppe). *Intern. Arch. Schulhyg.* II, 1906, 227. — 362. BADALONI (G.). *Int. Arch. Schulhyg.* IV, 1908, 1. — 363. BALLNER (Dr. Is.). Vienne, 1907. — 364. BARNARD (H.). Derby & Cie, Cincinatti, 1854. (Livre de 341 p. écrit en 1838 et mentionné pour sa valeur historique. La question des « *Null und Minus distanz* » y est déjà traitée B. N. 199). — 365. BAYR (E.). K. X, 1897, 497. — 366. BENNSTEIN. *Buchhandl. d. D. Lehrerzeitung.* Berlin, 1897 (B. N. 202). — 367. BERGER (Dr. Med.). *Ber. I intern. Kongr. f. Schulhyg.* 1904 ; I, 425. — 368. BERLIN (Dr. R.). et REMBOLD (Dr.). *Kohlhammer*, Stuttgart, 1883 (B. N. 201). — 369. BERTHENSON (Leo). *Int. Arch. Schulhyg.* III, 1907, 222. — 370. Basel, 1886 (B. N. 200). — 371. BINET (Alfred). *Int. Arch. Schul-*

hyg. III, 1907, 40. — 372. BORNEMANN (Dr. L.). *Schriften der Einheitsschule* IV, 1896, 19 (B. N. 649). — 373. BRAUDT (Dr. A.). K. IV, 1891, 143. — 374. BUCHMULLER (A.). *Illustr. österr. ung. Patentbl.* 1886, 131 (B. N. 202). — 375. BURCKHARD (G.). *Ztschr. f. orthop. Chirurgie.* II, 1892, 1. Stuttgart (B. N. 651). — 376. BURGERSTEIN (L.). K. IX, 1896, 646. — 377. BURNHAM (W. H.). *Péd. Jem.* XIV, 1907, 289. — 378. CSAPODI (Dr. J.). K. XIV, 1901, 238. — 379. COHN (Dr. H.). Vienne et Leipzig, 1892 (B. N. 199). — 380. COHN (Dr. H.). K. XV, 1902, 331 (Ref.). — 381. DAIBER (J.). *Schickhardt et Ebner, Stuttgart*, 1889 (B. N. 200). — 382. DESNOYERS (M.). *Trans. 2d intern. Congr. School Hyg.* 1907 ; I, 141. — 383. DETTWEILER (Dr.). K. II, 1889, 317. — 389. DORNBLUTH (Dr. Fr.). K. VIII, 1895, 154 ; réponse par Götze p. 271. — 385. DURR (Dr. E.). K. II, 1889, 267. — 386. ELLINGER (Dr. L.). *Berliner klin. Woch.* 22, 1885, 599 (B. N. 650). — 387. Exposition. K. I, 1888, 311. — 388. Fabrication du *banc Rettig*. P. J. Müller, Berlin 50, 33. Skalitzerstr. 95. — 389. FAHRNER. *Jahrb. f. Kinderheilk. u. phys. Erzieh.* VI, 1863, 151 (B. N. 199). — 390. FIZIA (Dr. B.). K. IV, 1891, 486. — 390. GAGNIÈRE (Dr. G.). *Trans. 2d intern. Congr. School Hyg.* 1907 ; I, 307. — 392. GEISSLER (Dr. A. v.). et UHLITZSCH (R.). *Zeitschr. d. Königl. sächs. statist. Bureaus.* XXIV, 1888 (B. N. 200). — 393. GELPKE (Dr. Th.). K. XII, 1899, 247. — 394. GOBELER (Dr. O.). u. BAHLCKE (H.). K. X, 1897, 129. — 395. GORINI (Dr. C.). *Giornale della R. soc. ital. d'igiene.* XII, 1894, 420 ; XIX, 1897, 417, 449, 480 (B. N. 203). — 396. GOTZE (Dr. W.). K. VII, 1894, 657. — 397. GRABOW (Dr. A.). Bromberg, 1895 (B. N. 652). — 398. GRAUPNER (H.). *Trans. 2d intern. Congr. School Hyg.* 1907 ; I, 159. — 399. GRAUPNER (H.). *Ber. I intern. Kongr. f. Schulhyg.* 1904 ; I, 421. — 400. GROSS (Dr. H.). *Korrep. bl. d. württemb. ärztl. Vereins*, 51, 1881 (B. N. 650). — 401. HARTWELL (Dr. E. M.). Concord, N. A. *Republican press association*, 1896 (B. N. 200). 402. HERMANN (A.). *Bruhn, Braunswick*, 1879 (B. N. 200). — 403. HERMANN (A.). *Monatsbl. f. öff. Ges. pfl.* XIX, 1896, 29 (B. N. 199). — 404. HERMANN (A.). *Leibroek, Brunswick*, 1868 (B. N. 201). — 405. HERMANN (A.). K. VIII, 1895, 513. — 406. HERMANN (A.). *Monatsbl. f. öff. Ges. pfl.* V, 1882, 113. Brunswick (B. N. 649). — 407. HIRNTRAGER (C.). K. I, 1888, 142. — 408. HOCH. *Ber. I intern. Kongr. f. Schulhyg.* 1904 ; I, 407. — 409. JACKSON (J.). Sampson, London (B. N. 651). — 410. JACKSON (J.).

Londres, 1896 (B. N. 652). — 411. JAVAL (Dr.). *Ann. d'hyg.* I, 1879, 60 (B. N. 648). — 412. JANKE (O.). *Blätter f. d. Schulpraxis*, 1893. Spandau (B. N. 650). — 413. KADING (F. W.). Berlin, 1898 (B. N. 652). — 414. KAUFF (J.). K. IV, 393 (Referat). — 415. KHLOPINE (G.). *Int. Arch. Schulhyg.* IV, 1908, 29. — 416. KOCHER (Dr. Th.). *Korresp. bl. f. Schweizer Aerzte*, 1887 (B. N. 201). — 417. KOLLER (A.). *Ber. d. städtischen Kommission.* 1878 (B. N. 201). — 418. KÖNIG (A.). *Reform.* 29, 1896, 168 (Norden, Frise. B. N. 652). — 419. KÖNIGSHOFER (Dr. O.). *Berl. Klin. Wochenschr.* 20, 1883, 156 (B. N. 649). — 420. KÖNIGSHOFER (Prof. Dr.). *Ber. I intern. Kongr. f. Schulhyg.* 1904 ; I, 399. — 421. KRETSCHMAR (Th.). *Die Volksschule*, XXVII, 1887, 453 (B. N. 202). — 422. KRYLOFF (A.). K. XIII, 1900, 154. — 423. LANDSBERGER (Dr.). *Biol. Centralbl.* VII, 1887-88, 317. *Ibid. Arch. f. Anthrop.* XVII, 1888, 244 (B. N. 200). — 424. LANGE (E.). K. XI, 1898, 18. — 425. LANGSDORFF (Dr. E.). K. XIII, 1900, 365. — 426. LANS (L. J.). *Intern. Arch. Schulhyg.* I, 1905, 502. — 427. LANS (L. J.). *Zeitschr. f. Kinderpfl.* 1905 (K. XIX, 1906, 39). — 428. LINSMAYER (A.). München, 1876 (B. N. 200). — 429. LOKAY (Dr. E.). *Verlag der Gemeinderenten, Prag.* 1891 (B. N. 201). — 430. LORENZ (Dr. A.). Holder, Vienne, 1888, (B. N. 200). — 431. MAYER (Dr. W.). *Munch. Med. Woch.* 39, 1892, 375 (B. N. 650). — 432. MAYER (Dr. W.). *Blätter f. gerichtl. Med.* 1888, Nurnberg (B. N. 650). — 433. MARPMANN *Centralbl. f. Bakt. Parasitenk. u. Infektionskrankh.* 21, 1897, 276 (B. N. 649). — 434. MENSINGA (Dr.). K. XII, 1899, 208 (Ref.). — 435. MEYER (H.). *Virchow's Arch.* XXXVIII, 15 (B. N. 199). — 436. MILLA (K.). K. XII, 1899, 717. — 437. MILOWSOROFF (A.). K. IX, 1896, 436 (Referat). — 438. *Deutsche Aerztezeit.* 1895, 174 (B. N. 202). — 439. MÜLLER (Dr. G.). *Hirschwald, Berlin*, 1893 (B. N. 537). — 440. NEUBURGER (Dr. S.). *Ber. I intern. Kongr. f. Schulhyg.* 1904 ; II, 380. — 441. NEUMANN (Dr. St.). K. XII, 1899, 503 (Referat). — 442. NÜSSE (H.). *Zeitschr. Pädag. Psych.* I, 1899, 189. — 443. NÜSSE *Reichs-Med.-Anz.* n° 24, XXIV (K. XIII, 1900, 348) — 444. OHLMER (K.). *Ber. I. intern. Kongr. f. Schulhyg.* 1904 ; III, 426. — 445. PEERZ (R. E.). K. XV, 1902, 9. — 446. PFEIFER (K.). K. IV, 1891, 351 (Referat). — 447. PIUS (Dr. E.). *Wiener Mediz. Presse*, XVIII, 1887, 1408 (B. N. 204). — 448. PIZZOLI (U.). *Laboratorio di Pedagogia scientifica*, 1901. — 449. PRIES (R.). K. III, 1890, 547. — 450. PREST (Dr. F. C.). *Der österr. Sanitäts-*

beambte. Berlin, Fischer, II, 1889, 100, 134, 164 (B. N. 203). — 451. PRAUSEK (V.). Hölzel, Vienne, 1886 (B. N. 202). — 452. RABE (Bertha). K. XI, 1898, 661. — 453. RETTIG (W.). K. XVI, 1903, 88. *Erwiederung* (Sichelstiehl und Schubert), 92. — 454. RETTIG (W.). *Dr. O. Schneider's Lehrmittelanstalt.* Leipzig, 1895 (B. N. 200). — 455. REUSS (Dr. A.) *Article* Schulbankfrage *dans Realencycl. d'Eulenburg.* XVII, 1889 (B. N. 202). — 456. RIANT (A.). Paris, Hachette, 1898 (B. N. 202). — 475. RITZMANN (Dr. E.). SCHULTHESS (Dr. W.), WIPF (H.). Schulthess, Zurich, 1893 (B. N. 650). 458. ROCHLEDER (Dr. H.). Berlin, 1899 (B. N. 199). — 459. ROLLER (K.). K. XVII, 1904, 7. — 460. ROSTOWZEFF (Dr. Gr.). K. XIII, 1900, 295. — 461. RUDLINGER (J.). Bucher, Luzern, 1891 (B. N. 200). — 462. SCHEIBER u. KLEIN Patente, Vienne. *Die Volksschule,* XXVI, 1886, 430 (B. N. 203). — 463. SCHENCK (F.). *Verhandl. der Gesellsch. Deutscher Naturforscher u. Aerzte.* 71 Vers. zu Munchen, 1899 (B. N. 201). — 464. SCHENK (Dr. F.). K. VII, 1894, 529. — 465. SCHILDBACH (Dr. C. H.). Leipzig, 1872 (B. N. 199). — 466. SCHLIZ (Dr.). *Korrespon. bl. d. D. Ges. f. Anthrop. Ethnol. u. Urgesch.* XXX, 1899, 102 (B. N. 200). — 467. SCHMARJE (J.). K. II, 1889, 375. — 468. SCHNELLER (Dr.). Scheinert, Danzig, 1884 (B. N. 200). — 469. SCHOUTE (Dr. G. J.). *Paedol. Jaarb.* V, 1904, 88. — 470. SCHUBERT (Dr. P). *Zeitschr. f. Schulges. pfl.* 1889, n° 2. — 471. SCHUBERT. K. IV, 1891, 23. — 472. SCHUBERT (P.). K. VIII, 1895, 129, 193. — 473. SCHUBERT (Dr. P.). *Aerztl. Intelligenzbl.* 29, 1882, 79 (B. N. 652). — 474. SCHUBERT (Dr.). *Aertzl. Intelligenzbl.* 28, 1881, Munich (B. N. 469). — 475. SCHUBERT (Dr. P.:). *Munch. Med. Woch.* 39, 1892, 380 (B. N. 650). — 476. SCHUBERT (Dr. P.). *v. Graefe's Archiv.* 32, 1886, 93. — 477. SCHUBERT (Dr. P.) u. SICHERSTIEHL. K. XIV, 1901, 77. — 478. SCHULTHESS (Dr. W.). K. V. 1892, 62. — 479. SCHULTHESS (Dr. W.). K. IX, 1896, 11 — 480. SCHULTHESS (Dr. W.). *Ztschr. f. orthopäd. Chirurgie,* I, 1891 (B. N. 200). — 481. SCHUYTEN (M. C.). *Paedol. Jaarb.* II, 1901. — 482. SCUDDER (Dr. Ch. L.). *School Document,* n° 9, Boston, 1892 (B. N. 199). — 483. SICHELSTIEL (Gg.) und SCHUBERT (Dr. P). K. XIV, 1901, 77, 520. — 484. SIEG. K. XV, 1902, 362. — 485. SIEGERT (W.). *Veröff. d. Hygiene-Sektion des Berliner Lehrervereines,* 1886, 32 (B. N. 201). — 486. SPIESS (Dr. A.). *Viertelj. f. öff. Ges,* XVII, 1885, 285 (B. N. 199). — 487. STAFFEL (Dr. F.). *Centralbl. f. Allg. Ges. pfl.* III, 1884, 403 (B. N. 199). —

488. STELLWAG V. CARION (Dr. C.). *Allg. Wien. Med. Zeitung. 38*, 1893, 103 (B. N. 650). — 489. *Conseil communal*, Vienne, 1889 et 1891 (B. N. 200). — 490. STÖCKER (Dr.). *Münch. Mediz. Woch. XL.* 1893, 125 (B. N. 202). — 491. SUCK (H.). *D. Aerztez.* 1895, 176 (B. N. 202). — 493. SUCK (H.). *DI Aerztez.* 1895, 176 (B. N. 202). — 493. TROMPETTER (Dr.). K. IX, 1896, 192. — 494. SZUPPAN (W.). *Ber. I intern. Kongr. f. Schulhyg.* 1904 ; I, 394. — 495. VANA (Dr. J.). *D. östers. San. W.* XII, 1900, 161 (B. N. 200). 496. VANDENESCH. *Viertelj. f. ger. Mediz.* XXXVI, 1882, 369 (B. N. 203). — 497. VARRENTRAP (G.). *Viertelj. f. öff. Ges.* VII, 1875, 383 (B. N. 202). — 498. VEIT (Dr. E.). K. XV, 1902, 547. — 499. VOGDT. *D. Bauzeitung*, XVII, 1883, 13 (B. N. 202). — 500. VOIT (C. v.). *Münch. Med. Woch. 38*, 1891, 231 (B. N. 649). — 501. VON DOMITROVICH (Armin). *Intern. Arch. Schelhyg.* I, 1905, 498. — 502. VON DOMITROVISCH (Armin). *Ber. I, intern. Kongr. f. Schulhyg.* 1904 ; I, 340. — 503. VON DOMITROVICH. *Intern. Arch. Schulh.* I, 1905, 105. — 504. VON DOMITROVICH. *Intern. Arch. Schulhyg.* II, 1906, 204. — 505. VON DOMITROVICH. *Int. Arch. Schulhyg.* III, 1907, 267. — 506. WARTH (A.). et KELLER (E.). *Süddeutsche Blätter f. höh. Unterrichtsanst.* 5, 1897, 25 (B. N. 651). — 507. WIPF (H.). K. XIV, 1901, 388. 508. WURM (Dr. J.). *D. Med. Wochenschr.* XXI, 1895, 647 (B. N. 203).

Je pense qu'il ne faut plus douter que la plupart des déviations de la colonne vertébrale des enfants, leurs affections des yeux (myopie, etc.) et de poitrine sont dues originairement à leur façon défectueuse de se tenir en classe. Ils prennent avec le buste et les membres toutes espèces de positions, la plupart du temps mauvaises, s'habituent à des vices de croissance qui finalement deviennent irréparables. On considère donc le banc sur lequel l'enfant est assis chaque jour durant plusieurs heures comme la source initiale de tous les maux. Il est évident que le banc doit être *adapté* à la taille de chaque élève, ce dont on n'a aucun souci dirait-on. Pour cela il faut qu'il soit composé de plusieurs parties mobiles : on doit pouvoir relever ou abaisser le siège, le dossier, la table ; celle-ci doit pouvoir s'incliner à angle voulu. Le but à atteindre est que l'élève se tienne naturellement droit, avec un minimum de fatigue musculaire. Il doit pouvoir se mettre debout dans le banc et en sortir sans encombres. Il doit s'y trouver à l'aise en toutes circonstances.

Voilà qui est simple. Mais je désire encore ajouter que le meilleur banc du monde devient parfaitement mauvais si l'élève s'ennuie. Il s'ennuiera quand la leçon ne l'intéresse guère ou dure trop longtemps ; a'ors il cherchera inconsciemment des dérivatifs pour sat'sfaire ses muscles qu'il sentira endoloris ou chatouillants ; il ne saura comment satisfaire ses besoins de mouvement et de dépense de force, il prendra les attitudes vicieuses les plus bizarres. Il faut donc préconiser des stations debout et assise alternatives ; l'instituteur doit être en état de *voir* quand « cela ne va pas bien » et prendre les mesures de diversion en conséquence. J'attache beaucoup d'importance à cela. Des mesures analogues intelligemment appliquées peuvent sauver beaucoup de défectuosités matérielles connues et inconnues.

On a fait un grand nombre de mensurations aussi bien du corps des élèves que des divers systèmes de banc et on a établi des tables indiquant comment il faut réaliser l'adaptation désirable. On est même allé à préconiser officiellement des chiffres. (La commission d'expertise du banc scolaire de Vienne, en 1889. B. N. 137).

J'ai déjà dit que j'aime beaucoup un chiffre ; on sait alors à quoi se tenir quant à la solution d'un problème. Mais ce que je goûte moins c'est qu'on l'impose administrativement, car alors il restera, même s'il est reconnu erroné après. C'est un grand danger. Appliquons sans obliger personne ; ainsi il sera plus facile de changer chaque fois qu'une découverte nouvelle apporte une modification. Mais les gouvernements en général préfèrent fixer une règle à suivre immuable ; cela se contrôle mieux et la besogne est terminée une bonne fois.

Le lecteur pourra voir en consultant la littérature qu'on a inventé, dans tous les pays, des systèmes de banc scolaire aussi ingénieux que vains. Le meilleur me semble être celui qui réalise les condit'ons indiquées plus haut avec siège rotatif ; il sera de préférence en bois, au moins la table, le siège et le dossier, facilement déplaçable pour le nettoyage de la classe. Cette dernière condition ne peut être réalisée que quand la construction est légère. Le plus souvent on fait des meubles en chêne massif avec une charpente métallique lourde.

Aussi voit-on, trop souvent hélas ! que les bancs ne changent jamais de place et qu'on nettoie autour et en dessous ! *On doit aisément pouvoir les mettre sur le flanc*, sans grand effort, et disposer dans ce but de la place voulue. Il faut encore que l'on puisse circuler entre les bancs.

Pour connaître la distance exigée entre le bord inférieur du pupitre et le dossier il suffit que l'élève tire à lui la planche mobile jusqu'à ce que le coude touche le dossier. C'est ainsi qu'il lira, qu'il écrira à l'aise s'il place en même temps les pieds sur le marche-pieds, *mobile* également.

Les pièces mobiles peuvent être une source de grand désordre en classe. Certains auteurs préconisent en conséquence des bancs à pièces *fixes* mais *adaptés rigoureusement à la taille* des différents types d'enfants. Je pense que ceci constitue un désidératum presqu'irréalisable. Toutes nos écoles sont surpeuplées ; on ne met déjà plus les écoliers dans les classes en rapport avec leur degré d'avancement intellecutel, comment voulez-vous qu'on fasse encore attention au banc ? On peut sans doute réunir les deux solutions en une seule en munissant les parties mobiles de vis capables de les fixer chaque fois que le déplacement des pièces est déterminé pour un élève quelconque.

Il me reste encore à parler du genre d'écriture qu'on doit adopter dans les écoles. Il semble bien que sous le rapport de l'Hygiène l'anglaise (écriture penchée) doit être résolument écartée. L'écriture droite seule assure le fonctionnement régulier des organes des sens (vue, sens musculaire) et des organes (cœur, poumons, voies digestives). On a constaté avec certitude que le nombre de myopes diminue quand on introduit dans une école l'écriture droite (Gelpke) ; les chances de scoliose et de déformation des différentes parties du corps sont fortement diminuées ; la respiration et la circulation du sang ne sont gênées en rien (Badaloni). Alors pourquoi ne pas l'introduire tout de suite partout ? Il y a pour cela des motifs multiples, sans doute. La principale qu'on a formulée quand j'ai essayé de faire adopter la méthode à Anvers, a été que les bureaux de commerce désirent l'écriture anglaise.

Les enquêtes faites à ce sujet (à Utrecht par exemple) n'ont pas confirmé cette allégation. C'est assez compréhensible puisqu'il suffit, toujours et partout, qu'on écrive lisiblement et proprement. On prétend en outre que les avantages hygiéniques de l'écriture droite sont réalisables par l'écriture penchée en mettant le papier *obliquement :* le corps est droit, les bras sont posés symétriquement sur le pupitre, on a l'aspect de quelqu'un qui pratique l'écriture droite ; et quand on remet le papier c'est quand même de l'anglaise. Quel triomphe sur ces mécréants de réformateurs ! Quelle finesse de conception ! Ainsi donc il n'y a aucun inconvénient à ce que l'image des lettres et des mots que l'enfant — un être en développement — écrit sur le papier soit perçu par lui presque renversé ?

CHAPITRE X

Internats

BIBLIOGRAPHIE

509. HIME (M. C.). *The Lancet*, 1897 (II), 614 (B. N. 454). — 510. HOCHE. *Neurol. centralbl.* 1896, 37 (K. X, 1897, 696). 511. JUBA (Dr. Ad.). *Ber. I intern. Kongr. l. Schulhyg.* 1904 ; II, 74. — 512. KLAUS (Dr. M.). *Ber. I intern. Kongr. f. Schulhyg.* 1904 ; II, 118. — 513. MATHIEU (Dr.). *Ber. I intern. Kongr. f. Schulhyg.* 1904 ; II, 94. — 514. MATHIEU (Dr. Alb.). *Trans. 2d intern. Congr.* Schoolhyg. 1907 ; I, 332. — 515. *Ann. d'Hyg.* 3. *Série 6*, 1881, 376 (B. N. 454). — 516. NARJOUX (F.). Paris, Delagrave, 1880 (B. N. 453). — 517. TRUPER (J.). *Ber. I intern. Kongr. f. Schulhyg.* 1904 ; II, 126.

Instinctement tout pédagogue sérieux se déclarera ennemi de l'éducation dans les internats, où l'enfant est privé des tendresses de sa mère, de l'appui et des conseils de son père ; où il n'a le plus souvent ni frères ni sœurs en qui il peut avoir confiance ; où la saine atmosphère du ménage, de la famille à soi, fait complètement défaut. En outre les déviations sexuelles y sont fréquentes, les chances de maladies épidémiques nombreuses. Le pensionnat présente donc tous les inconvénients pédagogiques et hygiéniques de l'école ordinaire, mais à l'état aigu. Bien malheureux sont les parents, *obligés* — par le gagne-pain entre autres — de se débarrasser de leur progéniture sous cette forme. Il est vrai de dire que certains enfants s'y sont améliorés. Mais le type normal ne peut que perdre au change.

On a essayé et on essaie encore d'améliorer le régime de l'internat en y introduisant des idées de vie de famille. C'est tout à fait recommandable. On doit s'efforcer d'atténuer les effets pédagogiques désastreux de la réclusion et de la vie de caserne. Il paraît même qu'en France on fait des efforts sérieux dans ce sens (Mathieu). Je ne puis qu'applaudir. On peut faire beaucoup au point de vue hygiénique pur : attacher à l'établissement un médecin consciencieux ayant pour mission de contrôler le batiment avec ses dépendances, le personnel et tous ses agissements, les élèves en toutes circonstances. On sauvera ainsi ce qui est à sauver.

CHAPITRE XI

Pathologie

VUE

BIBLIOGRAPHIE

620. ADLER (Dr. H.). *Mitteil. des Wien. Med. Doktoren-kollegiums 13*, 1887, 187 (B. N. 653). — 621. ALLPORT (Frank). *Int. Arch. Schulhyg.* III, 1907, 20. — 622. ALTSCHUL (Th.). K. VIII, 1895, 275, 346 (Referat). — 623. BAAS (K. L.). *Knapp u. Schweiggers Arch. f. Augenhk.* XXVI, 1893, 33 (E. V. 1893, 353). — 624. BRONNER (Dr. Ad.). *Trans.* 2d *intern. Congr. School Hyg.* 1907 ; II, 820. — 625. ELLINGER (Dr. L.). *Wien. Med. Wochenschr.* 20, 1870, 753 (B. N. 649). — 626. EPERON (Dr.). K. VI, 1893, 426 (Ref.). — 627. GELPKE (Dr. Th.). Tubingen, 1891 (K. V, 1892, 91). — 628. KIRCHNER (Dr. M.). *Zeitschr. f. Hygiene* VII, 1889, 397 (K. III, 1890, 366). — 629. KOTELMANN (L.). K. VII, 1894, 74. — 630. OHLEMANN (H.). *Knapp. u. Schweiggers Arch. f. Augenhk.* XXVI, 1893, 168 (E. V, 1893, 352). — 631. PFLUGER (Dr. E.). Bergmann, Wiesbaden, 1887 (B. N. 648). — 632. PÖLLER (F.). *Arch. f. Hygiene* XIII, 1892, 335 (E. V, 1893, 110). — 633. SCHLEICH (G.). *Inter. Arch. Schulhyg.* I, 1905, 19. — 634. SCHMIDT-RIMPLER (Dr. A.). Engelmann, Leipzig, 1890 (B. N. 650). — 635. SCHMIDT-RIMPLER. K. IV, 1891, 112 (Referat). — 636. SCHMIDT-RIMPLER (H.). K. VI, 1893, 377. — 637. SCHUYTEN (M. C.). *Paedol. Jaarb.* I, 1900. — 638. SIEGERT (W.). *Zur Schulges. pfl.*, 1886 (B. Ni 648). — 639. SPEIDEL (Karl). *Intern. Arch. Schulhyg.* I, 1905, 28. — 640. STEIGER. *Korresp. f. Schweizer Aerzte*, 1897 (B. N. 872). — 641. STEIGER (Dr. A.) et LAUBI (Dr.). K. XI, 1898 ,479 (Referat). — 642. STILLING (J.). K. VI, 1893, 377, 585. — 643. STILLING (Dr. J.). Z. VI, Nr 3, 1903. — 644. STILLING (Dr. Med. J.). K. VIII, 1895, 1. — 645. ST. CLARE HILL (Rev.). *Trans.* 2d *intern. Congr. School Hyg.* 1907 ; II, 802. — 646. THOMPSON (Dr. W.). *Trans.* 2d *intern. Congr. School Hyg.* 1907 ; II, 530. — 647. K. IX, 1896, 601 (Referat). — 648. VAN DER MEER (J. P. C.). *Diss.* Amsterdam, 1899. — 649. VIGNES. K. V, 1892, 166 (Referat). — 650. V. HIPPEL. Giessen, 1889, (B. N. 873). — 651. v. REUSS, *Monatsschr. f. Gesundh.* 1900, 261 (B. N. 873).

Un œil a la réfraction normale — est donc *normal* ou *emmétrope* — quand les rayons lumineux parallèles, traversant la lentille, se réunissent exactement *sur* la rétine. Si l'œil est allongé dans l'axe sagittal, les rayons se réunissent *devant* la rétine et les objets éloignés ne se perçoivent que d'une manière diffuse. Il est *myope*. Si le foyer tombe au delà de la rétine l'œil est dit *hypermétrope*. S'il existe des irrégularités dans le pouvoir de réfraction des différents tissus occulaires, les rayons lumineux seront inégalement réfractés et le foyer sera situé sur une ligne, non sur un point. L'œil est *astigmate*.

Pour avoir une idée de l'hygiène de la vue il faut évidemment connaître la situation scolaire des yeux. Aussi a-t-on fait des milliers et des milliers de déterminations un peu partout, dans toutes les parties du monde. Je rapporte quelques résultats à titre de documentation préliminaire :

Motais, en examinant 5000 écoliers de la Suisse-Allemande ne trouva aucun myope dans les classes inférieures des Athénées, dans les classes moyennes 17 %, dans les classes plus avancées 37 % et dans les classes supérieures 46 %. Dans certains Lycées le chiffre s'éleva à 80 %. Moyenne générale 34 à 37 %.

A Lausanne on a fait des enquêtes répétées. En voici une, due à Eperon, avec les résultats suivants :

1. Il y a une différence énorme entre les écoles de village et celles des villes, entre les carrières intellectuelles et manouvrières.

2. De l'ensemble des faits acquis il résulte clairement que plus l'enseignement est intense, plus on a fréquenté les écoles, et plus on a les yeux détraqués sous une forme quelconque.

Si les écoles ne sont pas les coupables *exclusives*, reconnaissons honnêtement et sans fausse honte qu'elles contribuent *largement* à créer la situation anormale incriminée.

Dans certains états on a prescrit des règles à suivre en vue de prévenir l'état facheux de la vision des écoliers. En voici quelques-unes :

1. Les leçons seront réparties de telle façon qu'on ne demandera jamais plus d'une heure de travail ininterrompu aux yeux.

2. Exercices fréquents sur la vision de loin (mesure pédagogique *très* importante).

3. Exercices gymnastiques en plein air.

4. Surveiller l'éclairage, les bancs.

5. Défense de porter lunettes sans prescription du médecin.

6. Les enfants seront répartis en classe suivant leur degré d'acuité visuelle.

7. Les objets regardés et examinés doivent recevoir la lumière en plein et être éclairés sur toutes leurs faces. On évitera autant que possible l'éclairage artificiel.

8. On évitera que pendant la lecture, l'écriture et le dessin les élèves soient gênés au cou par des effets d'habillements trop étroits.

On voit qu'il y a beaucoup à faire, *si on veut*. Malheureusement on continue à prêter très peu d'attention à ces particularités. Il y a lieu de s'en étonner.

OUÏE

BIBLIOGRAPHIE

652. BALDRIAN. *Ber. I intern. Kongr. Schulhyg.* 1904 ; III, 175. — 653. BEZOLD. *Aerztl. Intelligenzbl.* 1885 (B. N. 921). — 654. BEZOLD (Fr.). *Ztschr. f. Ohrenheilk.* XXXIII, 1898, 165 (E. XX, 1899, 45). — 655. BRAUCKMANN (Karl). Leipzig, 1896 (E. XVII 1898, 149). — 656. COURTADE K. VIII, 1895, 602 (Referat). — 657. GELLÉ. *Ann. d'hyg. publ.* 1883 (B. N. 921). — 658. LUNIN. *Petersb. Med. Woch.* 1889 (B. N. 921). — 659. LUNIN. *Wratsch*, n°s 41, 42, 43, 1888 (K. III, 1890, 125). — 660. MORSAK (K.). *Arch. f. Ohrenh.* K. *68*, 1906, 100, 161 ; *69*, 1906, 1 (E. *45*, 1907, 127). — 661. NAGER (Dr. G.). K. VI, 1893, 627 (Referat). — 662. OHLEMANN (Dr.). *Arch. f. Ohrenhlkde, 39* (K. VIII, 1895, 695). — 663. RICHTER. *D. Med. Wochenschr.* 1893 (B. N. 921). — 664. SHERMUNSKI. *Wratsch,* 1888, n°s 38 u. 39. (K. II, 1889, 105).

Tous les enfants n'entendent pas également bien et l'école doit en tenir compte. La situation ordinaire n'est d'ailleurs pas sans provoquer de l'inquiétude. A Riga on constata sur 1055 enfants 22 %, à Stuttgart sur 5905 élèves de 10-30 %, à Washington 13 %, à Bordeaux 17 %, à Paris 22-25 %, à Munich 25 % etc., etc. de sujets dont l'ouïe n'était pas normale.

Nulle part ou n'a pû constater une aggravation de l'état maladif en rapport avec la durée de la fréquentation scolaire.(1) C'est un point à noter !

Parmi les causes des maladies d'oreilles on peut citer : la malpropreté, d'où inflammation des muqueuses, les végétations adénoïdes, les maladies infectieuses qui ont aussi leur siège dans les canaux auditifs (typhus, diphtérie, etc.), les rhu-

---

(1) Je crois que cela est dû au fait que l'oreille par le surmenage devient *insensible*. Ce qui donnerait l'illusion d'une amélioration de l'ouïe. (S).

mes chroniques, certaines pratiques répréhensibles de la part des camarades et de l'instituteur (frapper sur l'oreille ou la tête, tirer les oreilles), etc.

BOUCHE. DENTS. BÈGUES

BIBLIOGRAPHIE

665. BURNHAM (W. H.). *Ped. Sem.* XIII, 1906, 293. — 666. COEN. *Wiener Klinik*, 1901 (B. N. 918). — 667. FENCHEL (Dr.). Hambourg, 1896. — 668. GUTZMANN (A.). *Hyg. Rundschau*, 1896 (B. N. 918). — 669. GUTZMANN (A.). *Ber. I intern. Kongr. f. Schulhyg.* 1904 ; III, 13. — 670. IMHOFER. *Prag. med. Wochenschr.* 1901 (B. N. 918). — 671. JESSEN (Dr.). *Trans.* 2ᵈ *intern. Congr. School Hyg.* 1907 ; II, 515. — 672. JOHNSON (G. E.). *Päd. Sem.* VIII, 1901, 45. — 673. KAFEMANN. *Danzig*, 1891 (B. N. 918). — 674. MILLIGAN (Dr. W.). *The Brit. Med. Journ.* 1895, II, 1097 (B. N. 736). — 675. RÖSE (Dr. K.). K. VIII, 1895, 66. — 676. RÖSE. *Wiener Med. Blätter*, 1901 (B. N. 925). — 677. TREITEL. *Arch. f. Psych. u. Nervenkr.* 1892 (B. N. 918). — 678. K. VI, 1893, 100. (Referat). — 679. WALLIS (c. E.). *Trans.* 2ᵈ *intern. Congr. School Hyg.* 1907 ; II, 511. — 680. WESTERGAARD. *Mediz. päd. Monatschr. f. d. ges. Sprachlt. k.* 1898 (B. N. 918).

Quand l'enfant entre à l'école il a 20 dents de lait et 4 dents définitives. Pendant son séjour au dit établissement les dents de lait tombent, et il s'ajoute encore 4 mollaires, de sorte qu'à l'âge de 14 ans environ l'élève possède 28 dents qui ne changeront plus. Généralement elles deviennent malades quand l'enfant est âgé de 13 ans ; alors elles sont appelées à disparaître promptement.

La carie se produit à la suite d'une fermentation putride des hydrates de carbone qui, en s'acidifiant, provoquent ainsi la dissolution des matières protectrices minérales de l'émail (chaux), ce qui met à nu la matière organique de l'intérieur. Alors les microorganismes peuvent s'y introduire et commencer leur œuvre de destruction.

Une bouche en putréfaction constante, par suite des restes d'aliments qui séjournent entre les dents, provoque des troubles digestifs et vicie l'air inspiré.

L'école doit apprendre aux élèves comment ils doivent tenir la bouche dans un état permanent de propreté, car en général la situation est très alarmante. De nombreuses recherches faites sur l'état sanitaire de la bouche je cite au hasard les résultats suivants :

A Budapest, sur 712 élèves des écoles moyennes 65,5 % de dents cariées ; chez 302 filles 87 %. A Hamar (Norwège) sur 660 enfants de 7-15 ans, 9,2 % seulement de bouches saines. A Halberstadt il n'y avait que deux cas normaux sur 1303 individus qui s'étaient volontairement présentés à l'examen. Partout on a recueilli des résultats analogues. Il en est résulté que certaines administrations ont institué, à côté des médecins scolaires, des dentistes scolaires ayant pour mission de combattre les maladies et infections dentaires. (Anvers).

ADENOIDES

BIBLIOGRAPHIE

681. BRESGEN (M.). K. II, 1889, 507. — 682. CHAPPEL (Dr.). *Amer. Journ. of Med. sc.* (K. III, 1890, 33). — 683. DUBAR (Dr.). 1er *Congr. Hyg. scol.* Paris, 1903. Rapports p. 207. — 684. HAGELIN (H.). *Trans.* 2d *intern. Congr. School Hyg.* 1907 ; I, 209. — 685. HEYMANN. *Deutsche Mediz. Zeit.* 1892 (B. N. 904). — 686. KAFEMANN (Dr. R.). K. III, 1890, 731 (Referat). — 687. KAFEMANN (Rud.). *Psych. Arb.* IV, 1904, 435. — 688. LANGE (V.). K. VI, 1893, 313. — 689. MOUTON (M. C.). K. XVII, 1904, 89.

Les végétations se localisent surtout dans les voies respiratoires supérieures de la tête et les canaux (auditifs) connexes. Il en résulte une gêne permanente dans la respiration ; l'élève est inconsciemment inattentif, il entend mal, il parle avec difficulté. Ces causes d'infériorité apportent encore une certaine dépression morale du plus fâcheux effet. Car, chose curieuse, la plupart du temps les enfants atteints d'adénoïdes sont intelligents et cachent plus d'une belle aptitude. Aussi dès que, par voie opératoire, l'affection a disparu, on constate un changement des plus heureux dans la façon d'être et de se comporter des enfants : le regard devient brillant, la figure se colore, l'attention en classe est vive, les progrès sont surprenants. Je ne veux pas dire que ces heureux résultats s'observent toujours, mais ils sont *très fréquents*.

En Amérique on put constater 60 cas de végétations sur 2000 enfants de 6-14 ans. A Stockholm sur 2500 élèves examinés en 1894, 10 % présentaient des affections adénoïdes nettes. L'enquête faite en Hollande par le Prof. Guye et qui a donné des indications très intéressantes, devrait être imitée dans tous les pays.

EPIDEMILOGIE. GÉNERALITÉS

BIBLIOGRAPHIE

518. ABEL. *Centralbl. f. Bakter.* 1893 (B. N. 926). — 519. ABRAHAM (Dr. Ph. S.). *Trans. 2d intern. Congr. School Hyg.* 1907 ; II, 699. — 520. AEMMER. *Diss.* Basel, 1893 (B. N. 911). — 521. ALTSCHUL (Dr.). K. XIII, 1900, 676. — 522. ARNOLD (Mary). *Ped. Sem.* VI, 1898-99, 382. — 523. BADALONI (Guiseppe). *Intern. Arch. Schulh.* II, 1906, 266. — 524. BERGER (Dr. H.). K. XI, 1890, 26 (Referat). — 525. BIRCHER. Basel, 1873 (B. N. 930). — 526. BORNTRAGER. Leipzig, 1901 (B. N. 817). — 527. BROCARD (Dr.). 1r *Congr. Hyg. scol.* Paris, 1903. Rapports p. 171. — 528. BUCHNER. *Centrabl. f. Bakt.* VIII, (B. N. 796). — 529. BUCHNER. *Centralbl. f. Bakt.* XII (B. N. 796). — 530. BUCHNER. *Centralble. f. Bakt.* XII, 217 (B. N. 797). — 531. CASPER. *Z. f. Mediz. B.* 1896 (B. N. 801). — 532. COHN. Berlin, 1894 (B. N. 934). — 533. CORNET. *Ztschr. f. Hyg. u. Inf.* 1889, 191, 331 (B. N. 838). — 534. CRITCHLEY (Dr. H. G.). *Trans. 2d intern. Congr. School Hyg.* 1907 ; II, 701. — 535. DEICHLER. *Ztschr. f. wissensch. Zoologie 42* et *43* (B. N. 827). — 536. DELOBEL, ROBLOT, LUMINEAU. 2me *Congr. Hyg. Scol.* Paris, 1905 ; 184, 188, 193. — 537. EBERSTALLER. *Intern. Arch. Schulhyg.* III, 1907, 1. — 538. EICHHOF. *Monatsch. f. prakt. Dermat.* 1888 (B. N. 929). — 539. EITING. *Ztschr. f. klin. Med. 36* (B. N. 858). — 540. ELSENBERG. Leipzig, 1891 (B. N. 796). — 541. ENKO. *St. Petersburger med. Wochenschr.* 1889 (B. N. 802). — 542. ESCHERICH. *Munch. med. Wochenschr.* 1889 (B. N. 805). — 543. EYFF. Berlin, 1891 (B. N. 849). — 544. FLUGGE. *Z. f. Hyg. u. Infekt.* 1894, 411 (B. N. 824). — 545. FLUGGE (Dr. C.). *Z. f. Hyg. u. Infekt. 30,* 1899, 124 (B. N. 491). — 546. FOLLY. *Hyg. Rundsch.* 1883 (B. N. 928). — 547. FURBRINGER. *Weyl's Real Encykl.* XIV, 1888 (B. N. 934). — 548. GAFFKY. *Arb. a. d. Kais. Ges. Amte,* 2. Berlin (B. N. 838). — 549. GOURICHON (Dr. L.). *Trans. 2d intern. Congr. School Hyg.* 1907 ; II, 683. — 550. GOWDEG (Dr. Annie). *Trans. 2d intern. Congr. School. Hyg.* 1907 ; II, 668. — 551. GRANCHER. *Intern. Arch. Schulh.* I, 1905, 131. — 552. GRANJUX (Dr.). *Intern. Arch. Schulhyg.* II, 1906, 334. — 553. HENOCH. Berlin, 1890 (B. N. 807). — 554. HIRT. *Berl. klin. Woch.* 1892, 50 (B. N. 911). — 555. HUEPPE. *Centralbl. f. Bakt.* 1889 (B. N. 796). — 556. HUEPPE. *Ber. I intern. Kongr. f. Schulhyg.* 1904 ; I, 195. — 557. JANSSENS. 1880 (B. N. 824). — 558. JESSEN

(Dr. J.). *Trans. 2ᵈ intern. Congr. School Hyg.* 1907 ; II, 675. — 559. KELYNACK (Dr. T. N.). *Trans. 2ᵈ intern. Congr. School Hyg.* 1907 ; II, 677. — 560. KLEMPERER. *Med. Chir. Centralbl.* 1901, 259 (B. N. 926). — 561. KOROSI. *Viertelj. f. off. Ges.* 1896, 431 (B. N. 817). — 562. KRUG. 1890 (B. N. 844). — 563. KUBORN (Dr. H.). K. V, 1892, 145. — 564. LECLAINCHE. *Revue de la Tuberculose*, 1898, 235 (B. N. 838). — 565. LANGERHANS. *Zeitschr. f. Med.z. B.* 1891, No 1 (B. N. 796). — 566. LECKY (Dr. H. C.). and Horton (Dr. Cl.). *Trans. 2ᵈ intern. Congr. School Hyg.* 1907 ; II, 673. — 567. LEYDEN-GUTTMANN. Wiesbaden, 1892 (B. N. 849). — 568. LOFFLER. *D. med. Wochenschr.* 1890, No. 5,6 (B. N. 824). — 569. MAGELISSEN (A.). *Intern. Arch. Schulhyg.* I, 1905, 285. — 570. MANNABERG. Vienne, 1893 (B. N. 858). — 571. MARTIA (Dr. R.). *Trans. 2ᵈ intern. Congr. School Hyg.* 1907 ; II, 710. — 572. MEYER. *Viertelj.* 1897, 626 (B. N. 796). — 573. MILLER. Leipzig, 1892 (B. N. 925). — 574. MITSCHA (Dr. A.). K. IX, 1896, 369. — 575. MONTI. Wiener Klinik, 1899 (B. N. 838). — 576. MONTI. Wiener Klinik, 1900 (B. N. 801). — 577. MONTI. Wiener Klinik, Vienne, 1901 (B. N. 858). — 278. NETOLITZKY. *Prager med. Wochenschr.* 1885, 165 (B. N. 847). — 279. NEWSHOLME (A.). *Trans. 2ᵈ intern. Congr. School Hyg.* 1907 ; II, 426. — 280. NIVEN (Dr J.). *Trans. 2ᵈ int. Congr. School Hyg.* 1907 ; II, 586. — 281. OLDRIGHT (Dr. Wm). *Trans. 2ᵈ intern. Congr. School Hyg.* 1907 ; II, 686. — 282. PAUL. Vienne, 1901 (B. N. 817). — 283. PERALDI et HAUER. 2ᵐᵉ *Congr. Hyg. Scol.* Paris, 1905 ; 209. — 284. POYNTON (Dr. F. J.). *Trans. 2ᵈ intern. Congr. School Hyg.* 1907 ; II. 602. — 585. RAGAZZI (Mario). *Int. Arch. Schulhyg.* IV. 1908, 339. — 586. RAVENHILL (Alice). *Trans. 2ᵈ intern. Congr. School Hyg.* 1907 ; I. 207. — 587. REMBOLD. *Berl. Klin. Woch.* 1893, 28 (B. N. 911). — 588. RICHARDS (Dr. H. M.). THORP (Dr. W.). *Trans. 2ᵈ intern. Congr. School Hyg.* 1907 ; II. 696. — 589. ROSS. *Ref. dans Hyg. Rdschau* 9. 1106 (B. N. 838). — 590. ROTHER. *Z. f. Mediz. B.* 1893. 168 (B. N. 802). — 591. RUDUIK. (M. A.). *Int. Arch. Schulhyg.* I. 1905, 205. — 592. RUHEMANN. Leipzig, 1891. (B. N. 849). — 593. RYCHNA. Prag. 1887 (B. N. 796). — 594. SCHMID-MONNARD. K. XII, 1899, 1. — 595. SCHRÖTTER. Berlin. 1889 (B. N. 838). — 596. STEVENSON (Dr. T.). *Trans. 2ᵈ intern. Congr. School Hyg.* 1907 ; II, 595. — 597. TEISSIER (le prof.), ROUX (le Dr. C.) et DINET (le Dr. R.). 2ᵐᵉ *Congr. Hyg. Scol.* Paris, 1905 ; 245, 269, 272. — 598. TLUCHER (A.).

Trans. 2ᵈ *intern. Congr. School Hyg.* 1907 ; I, 352. — 599. TODDS (W.). *Trans.* 2ᵈ *intern. Congr. School Hyg.* 1907 ; III, 853. — 600. TYRRELL (Dr. F. A. C.). *Trans.* 2ᵈ *intern. Congr. School Hyg.* 1907 ; II, 711. — 601. UFFELMANN. Vienne, 1893. (B. N. 807). — 602. VAN TUSSENBROCK. (Dr. C.). *Ber. I intern. Kongr. f. Schulhyg.* 1904 ; III, 323, 354. — 603. WEICHSELBAUM. *Wey!'s Handb. d. Hyg.* Jena 1898, 273 (B. N. 924). — 604. WEICHSELBAUM. Jena, Fisher, 1899 (B. N. 845). — 605. WEILL-MANTON. 2ᵐᵉ *Congr. Hyg. Scol.* Paris, 1905 ; 163. — 606. X. *Ztschr. f. Hyg.* 25, 439 (B. N. 824). — 607. YONGE (Dr. E. S.). *The Brit. Med. Journ.* 1897, II, 807 (B. N. 736). — 608. ZAHOR (Dr. H.). *Trans.* 2ᵈ *intern. Congr. School Hyg.* 1907 ; II, 599. — 609. ZIEMANN Jena, 1898 (B. N. 858).

La transmission des maladies infectieuses se fait par les habits malpropres, des aliments, l'eau (Typhus Choléra) ; par contact direct (Syphilis) ; par l'air véhiculant les poussières chargées (Tuberculose). La piqûre des insectes ayant été en contact avec des substances en décomposition provoque fréquemment aussi des maladies variées. Quand le microbe est entré dans l'organisme il ne se développe que quand il trouve un terrain favorable à son évolution (l'âge de l'individu, sa profession, ses relations sociales, etc.) et alors la durée de l'incubation peut varier de quelques heures à plusieurs semaines. L'organisme peut être rendu résistant par une hygiène sévère, certains médicaments (la quinine), par des injections préventives. On admet généralement que les bactéries elles-mêmes ne constituent pas la maladie proprement dite ; elles en seraient les provocatrices seulement.

La prophylaxie consiste donc à rendre inoffensive la source de l'infection et à empêcher la propagation des germes.

La première mesure à prendre dans les écoles consiste à faire reconnaître les maladies *à temps* et à les signaler à l'autorité compétente. Il en résulte deux conséquences inévitables : la première, que l'instituteur doit être capable de reconnaître les premiers symptômes des maladies communes ; la seconde qu'un système d'éducation *sans* médecin scolaire est indéfendable. Et encore faut-il que celui-ci soit *capable* et prenne à cœur ses fonctions. Puis, si l'infection paraît sérieuse il est nécessaire que l'école soit *fermée* et désinfectée au formel (la rougeole dans les jardins d'enfants).

Il se peut que la cause de l'infection soit douteuse. Dans ce cas il faut un examen bactériologique des objets usuels employés par la personne propagatrice de la maladie. A Dresde on a institué dans ce but un laboratoire qui, en première lieu, a pour spécialité la recherche de la diphtérie chez les écoliers.

Souvent on évite une épidémie en éliminant sur l'heure l'enfant qui présente un symptôme douteux. Il ne peut rentrer que par autorisation écrite du médecin. Il en est de même si un écolier quelconque a un frère ou une sœur qui souffre des yeux, qui a le typhus ou la tuberculose : il doit être éliminé *sans pitié*. S'il se présente un cas grave dans la famille de l'instituteur, celui-ci ne peut venir à l'école que si le malade a été dûment isolé et que lui-même a pris, pour sa propre personne, des dispositifs de désinfection indispensables. Il en résulte qu'à l'école même un petit local-sanatorium, bien isolé du reste du batiment et des classes, rendrait de très grands services si une épidémie éclatait dans la famille du directeur. Mais la mesure la plus radicale, en même temps que la plus simple, consiste à relever de ses fonctions tout membre du personnel enseignant qui a dans sa famille un cas de maladie infectieuse, et cela pour toute la durée de la maladie.

Parmi les causes locales de la propagation des germes infectieux à l'école il faut citer en première ligne la *poussière* Tout le monde le comprend et tout le monde le sait. J'ai déjà indiqué dans un chapitre précédent comment on peut la combattre. Dans les grandes villes la lutte contre la poussière devient de plus en plus homérique à mesure que les moyens de communication deviennent de plus en plus rapides (automobiles, tramways électriques). Des nuages de poussière planent en temps de calme sur les villes... Bénissons les orages et les draches torrentielles de l'été... en attendant que les autorités communales biffent net, dans les rues, tout moyen de transport soulevant de la poussière. On ne doit pas reculer, sous le nom fallacieux de progrès, en matière de prophylaxie et d'hygiène.

La désinfection des locaux, des meubles et des ustensiles scolaires, des livres, cartes et cahiers est un problème assez compliqué. Les agents chimiques les plus usités sont le chlorure mercurique (1 : 1000), certains phénols (phényliques 2 à 5 %, l'eau de chaux, le fer, le permanganate de potasse, le formol, le savon.

Seulement on doit pouvoir les employer suivant les circonstances. Pour les W. C. la tourbe mêlée de sulfate ferreux paraît excellente dans les cas d'infection intestinale (typhus, choléra). Pour les classes, la désinfection par la vapeur de formaldéhyde (formol) est très en faveur. Pour les objets classiques (livres, etc.) une chaleur sèche de 120° jusqu'ici est un moyen des plus recommandables. Il en est de même de l'ébullition de certains objets dans une solution aqueuse diluée de carbonate de soude. Le mélange de Pictet (anhydride sulfureux et acide carbonique) est préférable au formol pour les livres parce que celui-ci ne pénètre pas entre les feuilles.

Il est utile encore de montrer l'influence des saisons sur la propagation des maladies en général. Burgerstein a fait à ce sujet une statistique curieuse.

LES DÉVIATIONS DE LA COLONNE VERTÉBRALE ET SES CONSÉQUENCES (

BIBLIOGRAPHIE

610. ALBERT. Vienne, 1890 (B. N. 879). — 611. BADALONI (Dr. J.). *Trans.* 2ᵈ *intern. Congr. School Hyg.* 1907 ; I, 187. — 612. BRUNNER (Dr.), KLAUSSNER (Prof. Dr.), SEYDEL (Dr.). K. VI, 1893, 153 (Referat). — 613. BURGERSTEIN (Dr. L.). K. IX, 1896, 646. — 614. EWER (L.). K. VIII, 1895, 344, 408, 471, 537, 596, 677 (Référats). — 615. KRUG (Dr. W.). K. VII, 1894, 292 (Référat. — 616. LORENZ. Vienne, 1886 (B. N. 879). — 617. K. V, 327 (Référat). — 618. SCHULTHESS. *Ztschr. f. orthop. Chirurgie, I,* 1891 (B. N. 879). — 619. SCHULTHERS (Dr. W.). K. XV, 1902, 11, 71.

On comprendra aisément que toute déviation anormale de la colonne vertébrale est capable de produire des troubles dans la respiration. Par répercussion la circulation sanguine se trouve modifiée, l'entretien des tissus est entravée et l'organisme entier devient inférieur. Pour l'enfant ces phénomènes peuvent devenir très grave. La première question qui doit être élucidée est celle de savoir s'ils se présentent fréquemment en âge scolaire. Les recherches à ce sujet sont assez abondantes.

A Munich on a pû constater avec toutes les garanties d'une parfaite certitude ce que le tableau suivant nous montre :

	Rachitisme %/o	Dos plats %/o	Scoliose %/o	Kyphose %/o	Torsion des hanches %/o
10 1ʳᵉˢ classes de garç. (500)	36.6	10 0	1 0	0 4	5 8
11 1ʳᵉˢ classes de filles (581)	30 6	11 8	1.6	1 0	4 5
12 2ᵈᵉˢ classes de garç. (552)	30 4	10 0	0 8	0.2	6.0
11 2ᵈᵉˢ classes de filles (491)	25.4	10.0	2.4	0 2	3 0
Somme (2124 élèves)	30.7	10.0	1.4	0.4	5.0

Une situation pareille ne peut pas passer inaperçu d'autant plus qu'elle est facilement évitable : il suffit de mettre dans les classes des bancs convenables, de ne pas prolonger le séjour dans les locaux et de bien surveiller, sans répit, la station assise et debout des enfants. Nous n'allons pas prétendre que toutes ces anomalies de croissance sont dues à l'école ; un certain nombre d'entre elles ont été contractées en bas-âge on sont encore provoquées journellement à la maison même des enfants où la surveillance est quasi nulle. Mais ce qui demeure incontestable c'est que l'école est un lieu qui peut énormément favoriser les anomalies susdites.

On a fait des statistiques dans ce sens un peu partout. Les résultats sont très variables. En effet la surveillance exercée n'est pas également bonne partout et les villes n'ont pas toutes des bancs scolaires adaptés aux corps des élèves.

Je veux encore citer des résultats communiqués par Eulenburg (B. N. 876) parce qu'ils donnent une idée de la fréquence de la scoliose aux âges successifs :

Sur 1000 enfants scoliotiques, avant l'âge de 2 ans 2.1 % ; entre 2 et 3 ans 0.5 % ; entre 3 et 4 ans 0.9 % ; entre 4 et 5 ans 1.0 % ; entre 5 et 6 ans 3.8 % ; entre 6 et 7 ans 21.6 % ; entre 7 et 10 ans 56.4 % ; entre 10 et 14 ans 10.7 % ; entre 15 et 20 ans 2.7 % ; entre 20 et 30 ans 0.7 %.

C'est donc entre 7 et 10 ans que le danger est le plus grand. Il est bon d'y réfléchir.

CHAPITRE XII

Revues. Inspection médicale. Questions générales Synthèses (livres, brochures, etc..) Rapports administratifs

BIBLIOGRAPHIE

690. ALTSCHUL. *Prag*, 1890 (B. N. 963). — 691. ALTSCHUL (Th.). *Int. Arch. Schulhyg.* II, 1906, 153. — 692. AKBROIT. *Ber. I intern. Kongr. f. Schulhyg.* 1904 ; II, 394. — 693. BADALONI (G.). I. *Int. Arch. Schulhyg.* 1905, 35. *Per l'ano* 1905, Ibid. III, 1907, 1. — 694. BADALONI (G.). *Int. Arch. Schulhyg.* IV, 1908, 14. — 695. BAGINSKY. Stuttgart, 1900 (B. N. 838). — 696. BARAT (Cervera). *Int. Arch. Schulhyg.* I, 1905, 271. — 697. BERGSTROM

(John A.). *Int. Arch. Schulhyg.* I, 1905, 25. — 698. BLATINS (R.) u. WERNICKE (Alex.). *Int. Arch. Schulhyg.* II, 1906, 13. Ibid III, 1907, 121. Ibid. IV, 1908, 82. — 699. BONOFF (P.). *Intern. Arch. Schulhyg.* IV, 1908, 32. — 700. BONOFF (P.). *Intern. Arch. Schulhyg.* II, 1906, 178. — 701. BOUGIER (L.). et DINET (R.). *Int. Arch. Schu'hyg.* II, 1906, 95. — 702. BRANDES et LEY (les Drs.). *Ann. soc. méd. d'Anvers.* 1898. — 703. BRUCKE (I.). Vienne et Leipzig, 1892 (B. N. 652). — 704. BURGERSTEIN (Dr. L.) und NETO-LITZKY (Dr. Aug.). Jena, 1902. — 705. BURGERSTEIN (Dr. L.). *Wiener klin. Wochenschr.* 1890, n° 50. — 706. BURGER-STEIN (Dr. L.). *Rein's Encyklop. Handbuch der Pädagogik.* 2e Edition. — 707, 708, 709. BURGERSTEIN (Dr. L.). *Traduit de l'allemand par* M. C. Schuyten. Anvers, 1907. — 710. BUNEL. (M.). *Conseil d'hyg. et de Salubrité du Département de la Seine.* 1893 (B. N. 253). — 711. CHAL-MERS (A. K.). *Ber. I intern. Kongr. f. Schulhyg.* 1904; III, 377. — 712. COHN (Prof. Dr.). *Ber. I intern. Kongress, f. Schulhyg.* 1904; I, 134. — 713. COHN (H.). et RUBENCAMP (R.). Brunswick, 1903. — 714. COHN. Vienne, Leipzig, 1892 (B. N. 843). — 715. COMBE. *Rapports annuels* (B. N. 930). — 716. COLLINEAU (Dr. A.). Paris, Baillière, 1889 (B. N. 704). — 717. CONI. Paris, 1897 (B. N. 963). — 718. CONTON 2me *Congr. Hyg. Scol.* Paris, 1905; 220. — 719. DA COSTA SACADURA (S. C.). *Int. Arch. Schulhyg.* II, 1906, 171. — 720. DA COSTA SACADURA (S. C.). *Trans.* 2d *intern. Congr. School Hyg.* 1907; II, 568. — 721. DE BRUYCKER (Dr.). *B. A. P. G.* (Bull. Sté Génér. de Pédol.) IV, 1903. — 722. DELVAILLE (Dr. C.). Paris, Société des éditions scientif., 1895, 191 (B. N. 538). — 723. DESGUIN (Dr. V.). K. I, 1888, 287. — 724. DOLÉRIS (le Dr.).. *Trans. of the* 2d *intern. Congr. on School Hyg.* 1907; I, 21. — 725. DORN-BLUTH. Stuttgart, 1892 (B. N. 963). — 726. DOUGLAS-HOGG (Dr. W.). *Rev. d'Hyg. 14,* 1892, 217 (B. N. 454). — 727. EULENBURG (Dr. H.). Berlin, 1900. — 728. FEILCHENFELD. *Samml. Klin. Vorträge,* N° 76. Leipzig, 1893 (B. N. 962). — 729. FELTGEN (Ernst). *int. Arch. Schulhyg.* I, 1905, 10; II, 1906, 198; III, 1908, 1. — 730. FELTGEN (Ernst), *Intern. Arch. Schulhyg.* II, 1906, 190. — 731. FÉRET (A.). Paris, 1890. — 732. FERRERI (G.). *Trans.* 2d *intern. Congr. School Hyg.* 1907; II, 806. — 733. FISK (W.). (Résumé). 2me *Congr. Hyg. Scol.* Paris, 1905; 136. — 734. FITCH (Dr. W.). *The Chicago Medical Recorder,* 1904 (Août). — 735. FLACHS (Dr. Alb.). *Ber. I intern. Kongr. f. Schulhyg.* 1904; II, 447.

BESCHAFT (Dr. A.). *Ibid.* 453. — 736. FLACHS (Dr. R.). *Ber. I intern. Kongr. f. Schulhyg.* 1904 ; II, 315. — 737. FLACHS (R.). *Int. Arch. Schulhyg.* III, 1907, 51. — 738. FRAUDON. 2me *Congr. Hyg. Scol.* Paris, 1905 ; 214. — 739. FURST (Dr. M.). et PFEIFFER (Dr. E.). Leipzig, 1907. — 740. GESTE (Mme). *Trans.* 2d *intern. Congr. School Hyg.* 1907 ; II, 481. — 741. GENKEN (Dr. H. C.). Amsterdam, 1904. 742. GRABOWSKY (Dr. N.). Leipzig, 1900. — 743. GRIESBACH (H.). Hambourg, 1899. — 744. GRIESBACH (H.). Leipzig, 1902. — 745. GRIESBACH (H.). Leipzig, 1904. — 746. GUTZMANN (Dr.). *Ber. I intern. Kongr. f. Schulhyg.* 1900 ; II, 494. — 747. HALL (G. St.). *Ped. Sem.* XII, 1905, 454. — 748. HARTMANN (Prof. Dr. A.). *Ber. I intern. Kongr. f. Schulhyg.* 1904 ; II, 396. — 749. HARTMANN (Dr. A.). Berlin, 1905. — 750. HAYWARD (Dr. J. A.) et SYKES (M. A.). *Trans.* 2d *intern. Congr. School Hyg.* 1907 ; II, 469, 475. — 751. HEINE (C.). *Intern. Arch. Schulhyg.* IV, 1908, 56. — 752. HERTEL (Axel.). *Intern. Arch. Schulhyg.* II, 1906, 331. 753. HINTRÄGER (K.). *Ber. I intern. Kongr. f. Schulhyg.* 1904, I ,428. — 754. HIRSCHLAFF (Léo). *Zeitschr. Pädag. Psych.* V, 1903, 298. - 755. HÖPFNER. Heymans, Berlin. (*Zeitschr. Pädag. Psych.* I, 1899, 108). — 756. HULBERT (H. H.). *Trans.* 2d *intern. Congr. School Hyg.* 1907 ; III, 865. — 757. INGERSLEV (F.). *Int. Arch. Schulhyg.* I, 1905, 1. III, 1907, 87. — 758. JANCKE (O.). Hambourg, 1890. — 759. JANUSCHKE (H.). *Zeitschr. f. Realschulwesen,* XIX, 1896, 11 (E. XVII, 1898, 277). — 760. JANELE (Dr. j.). and MONCKA (Dr. C). *Trans.* 2d *intern. Congr. School Hyg.* 1907 ; II, 546. — 761. JOHANNESSEN (Prof. Dr,). *Ber. I, intern. Kongr. f. Schulhyg.* 1904 ; I, 145. — 762. JONKMANN (H. F,). en VERHOEF (Th. A.). Utrecht, 1980. — 763. JÖRNELL (Dr. G.). *Trans.* 2d *intern. Congr. School Hyg.* 1907 ; II, 490. — 764. KALLE. *Viertej. f. öff. Ges.* 1898, 433 (B. N. 963). — 765. KOLLMANN. Freiburg, 1890 (B. N. 963). — 766. KORNIG. Berlin, 1893 (B. N. 934). — 767. KOTELMANN (L..) K. XIII, 1900, 14. *Gegenbericht von Herberich (G.). Ibid.* 226. Erwiderung, *Ibid.* 459. — 768. LANS (L. J.). *Int. Arch. Schulhyg.* II, 1906, 1. — 769. LAY (Dr. W. A.). Wiesbaden, 1904. — 770. LENTZ (Dr. E.). *Pädag. Arch.* 38, 1896, 337 (B. N. 704). — 771. LEY. *Int. Arch. Schulhyg.* I, 1905, 16 ; II, 1906, 198. — 772. LEUBUSCHUR (Prof. Dr. G.). *Z. v.,* 2, 1902. — 773. LIEBERMANN (Prof. Dr.). *Ber. I intern. Kongr. f. Schulhyg.* 1904 ; I, 224. — 774. LOEWENTHAL (W.). *D. Zeit. u. Streitfragen,* Heft 33.

Hamburg, 1888 (B. N. 751). — 775. LUSTIG (Al.). *Int. Arch. Schulhyg.* III, 1907, 104. — 776. LUSTIG (Alessandro). *Int. Arch. Schulhyg.* III, 1907, 243. — 777. MADEUF (Dr.). Ier *Congrès Hyg. Scol.* Paris, 1903, 244. — 778. MANN *Int. Arch. Schulhyg.* II, 1906, 213. — 779. MAZANEK (Dr. Jos.). *Trans. 2[d] intern. Congr. School Hyg.* 1907 ; III, 858. — 780. MEDEM (Dr. B. G.). K. III, 1890, 95). — 781. MÉRY (Dr.), MACKENSIE (L. W.), KOKALL (Dr. H.). *Trans. 2[d] intern. Congr. School Hyg.* 1907 ; II, 431, 445, 457. — 783. MOSES (Julius). *Intern. Arch. Schulhyg.* II, 1906, 351. — 784. MOSES (Dr. J.). *Trans. 2[d] intern. Congr. School Hyg.* 1907, I, 201. — 785. OSBORNE (Caroline)). *Ped. Sem.* XIV, 1907, 439. — 786. PANYREK (Dr. D.). *Trans. 2[d] intern. Congr. School Hyg.* 1907 ; III, 862. — 787. PATON (J. L.). *Trans. 2[d] intern. Congr. School Hyg.* 1907 ; III, 974. — 788. PATRIKIOS (B.). *Int. Arch. Schulhyg.* II, 1906, 175. — 789. PRAUSSNITZ. München, 1901, 482 (B. N. 839). — 790. PRESSLAND (Dr. A. J.). *Trans. 2[d] intern. Congr. School Hyg.* 1907 ; I, 391. — 791. RÉGNIER (Dr. L. R.). *Rev. d'Hyg.* 17, 1895, 605 (B. N. 453). — 792. RIANT (A.). Paris, 1898. — 793. RIVIÈRE (Dr. J. A.). 2me *Congr. Hyg. Scol.* Paris, 1905 ; 121. — 794. ROLLER (K.). *Ber. I intern. Kongr. f. Schulhyg.* 1904 ; III, 276. — 795. SAKAKI (Y.). *Int. Arch. Schulhyg.* III, 1907, 69. — 796. SCHILLER (Herman). Z. III, n° 1, 1899. — 797. SCHMID-MONNARD. K. VIII, 1895, 657. — 798. SCHUBERT (Dr. Paul). Hamburg, 1905. — 797. SCHUSCHNY. *Allg. Med. Centralz.* 1893, 16. *Viertelj. f. öff. Ges.* 1897, 530 (B. N. 963). — 800. SCHUSCHNY (H.). *Int. Arch. Schulhyg.* II, 1906, 225. — 801. SELTER. *Int. Arch. Schulhyg.* IV, 1908, 304. — 802. SEPP (P. B.). Augsburg, Kranzfelder, 1896 (B. N. 752). — 803. SLANSKY (J.). *Ber. I intern. Kongr. f. Schulhyg.* 1904 ; II, 463. — 804. STACKLER (Dr.). *Trans. 2[d] intern. Congr. School Hyg.* 1907 ; II, 483. — 805. STAFFEL. Wiesbaden, 1889 (B. N. 879). — 806. STÉENHOFF (G.). *Int. Arch. Schulhyg.* II, 1906, 189 ; IV, 1908, 69. — 807. THOMAS (C. J.). *Int. Arch. Schulhyg.* I, 1905, 59 ; 1907, 39. — 808. VAN TUSSENBROEK (Dr. C.). BLOK (Dr. J.). en DE JONG (C. H.). Haarlem, 1897. — 809. VARGAS (M.). *Intern. Arch. Schulhyg.* III, 1907, 73. — 810. WARNER. *Réf. Hyg. Rundsch.* I, 266 (B. N. 963). — 811. WEYL. Jena, 1899 (B. N. 853). — 812. WERNBACHER (Rud.). *Trans. 2[d] intern. Congr. School Hyg.* 1907 ; III, 851. — 813. ZIRNGAST (Dr. K.). 21. *Jahresber. des Kaiser Franz*

Joseph-Gymn. 1900 (B. N. 718). — 814. ZOLLINGER (F.). *Intern. Arch. Schulhyg.* I, 1905, 505. — 815. ZOLLINGER (Fr.). *Intern. arch. Schulhyg.* II, 1906, 108 ; IV, 1908, 18.

Dans ce chapitre j'ai réuni les principales questions générales qui s'agitent en hygiène scolaire pour autant qu'elles soient présentées sous une forme synthétique (la question des médecins scolaires, etc.). On y trouve des rapports sur l'état du mouvement hygiénique dans tous les pays civilisés, des rapports sur le service de l'inspection scolaire, sur son organisation, ses résultats, ses désidérata. Les congrès régionaux ayant lieu dans les différents pays, les écrits populaires, l'éducation physique des femmes, l'hygiène spéciale de la vue y trouvent une mention détaillée et quasi complète. Comme il n'est pas possible de résumer dans un court espace tous ces écrits, je dois me contenter de les mentionner, simplement pour permettre au lecteur intéressé de se documenter aux sources mêmes.

LIVRE DEUXIEME

—

Anthropométrie

—

CHAPITRE Iᵉʳ

Poids et Taille

BIBLIOGRAPHIE

816. ANONYMUS. K. V, 1892, 81 (Référat). — 817. ANO-
NYMUS. K. X, 1897, 226 (Référat). — 818. BINET (A.) et
VASCHIDE (N.). A. Ps. IV, 1898, 133. — 819. BOAS (F.).
Rep. Comm. Educ. for 1896-97, II, 1541 (B. N. 698). —
820. BOWDITCH (Dr. H. P.). VIII *annual Report of the State
Board of Massachusetts, Boston*, 1877, 275. Ibid. XXII ann.
Rep. 1891, 479 (B. N. 697). — 821. BURK (F.). *Amer. Journ.
of Psych.* IX, 1897-98, 253 (B. N. 698). — 822.
BURK (F.). *The Amer. Journ. of Psych.* 9, 1898, 253. (E.
XXI, 1899, 273). — 823. CAMERER (Dr. W.). *Jahrb. f. Kin-
derheilk. u. phys. Erz.* (Leipzig), *36*, 1893, 276 (B. N. 718).
— 824. CAMINADE. Paris, 1897, (A. Ps. IV, 1898, 435). —
825. CARSTADT (Dr. Fr). K. I, 1888. — 826. CHRISTOPHER
(W. S.). *Amer. Pediatr. Society.* Mai, 1900. — 827. COGHILL-
HAWKES (Dr. Mary). *Trans.* 2ᵈ *intern. Congr. School Hyg.*
1907 ; II, 493. — 828. COMBE. K. IX, 1896, 569. — 829.
DUFESTEL (Dr. L.). Paris, 1907. — 830. DUKER (Dr. Clém.).
Trans. 2ᵈ *intern. Congr. School Hyg.* 1907 ; I, 325. — 831.
GEISSLER (Dr. A.). K. V, 1892, 249. — 832. GODIN (Dr. P.).
Paris, 1903. — 833. HINTZ (O). K. X, 1897, 353. — 834.
KEY (Axel). *Traduit du suédois par* L. Burgerstein. Hambourg,
1889. — 835. KOCH-HESSE (Dr. Al.). K. XVIII, 1905, 293,
400, 457. — 836. KOTELMANN (Dr. L.). *Ztschr. d. kgl. preuss.
stat. Bureaux*, 1879 (B. N. 697). — 837. KOSMOWSKI (Dr.
W.). *Jahrb. f. Kinderheilk. u. phys. Erziehung 39*, 1895, 70
(B. N. 698). — 838. MALLING-HANSEN (R.). (Résumé). K.
I, 1888, 509. — 839. PECKHAM. *Rep. of the Wisconsin Board
of Health 8*, 1882, 28 (B. N. 697). — 840. PASQUALE (Mari-

one). *Intern. Arch. Schulhyg.* II, 1906, 270. — 841. QUIRS-FELD (Dr. E.). *Trans. 2d intern. Congr. School Hyg.* 1907 ; I, 214. — 842. RANKE (Dr. O.). K. XVIII, 1905, 719, 816. — 843. REPORT *on the scientific Study of the mental and physical conditions of childhood.* London, 1895 (Parkes Museum). — 844. RIETZ (Dr.). K. XVII, 1904, 155. (Ref.). — 845. SACK (Dr. N.). K. VI, 1893. — 846. SALOMON (G.). Diss. Jena, 1898. — 847. SAMOSCH (Dr.). K. XVII, 1904, 389. — 848. SANTORI (Saverio). *Int. Arch. Schulhyg.* III, 1907, 225. — 849. SCHLITZ (Dr.). K. XII, 1899, 736. (Référat). — 850. SCHMIDT (E.). *Arch. f. Anthrop.* 21, 1892, 385 (B. N. 698). — 851. SCHMID-MONNARD. K. IX, 1896, 317. — 852. SCHMID-MONNARD. K. XIV, 1901, 339 (Ref.). — 853. SCHMID-MONNARD (Dr. C.). *Corresp. Blatt der Deutschen anthropol. Gesellsch.* 1900, Nos 11 et 12. — 854. SCHMID-MONNARD. *Jahrb. f. Kinderheilk.* XL. 1895, 84. (A. Ps. II, 829). — 855. SCHMID-MONNARD (Dr.). K. VII, 1894, 626 (Référat). — 856. SHRUBSALL (Dr. F. C.). *Trans. 2d intern. Congr. School Hyg.* 1907 ; II, 572. — 857. SIMON (Th.). *An. Ps.* VI, 1900, 191. — 858. STEPANOFF (N.). Thèse, Lausanne, 1903. — 859. STEPHANI (Dr.). *Das Schulzimmer,* 1907. — 860. TREITEL (L.). *Zeitschr. Pädag. Psych.* VI, 1904, 135. — 861. WARNER (Fr. M. D.). *Royal Statistical Society : Parkes Museum.* London, 1895. — 862. WEST (Dr. G. M.). *Arch. f. Anthropol.* 22, 1894, 13 (B. N. 698). — 863. WINOGRADOFF-LOUKIRSKAJA (Mme Dr.). *Résumé de Broido dans Rev. d'hyg. 16,* 1894, 988 (B. N. 698).

Ce que l'on a mesuré et pesé d'écoliers des deux sexes est vraiment fantastique. Dans tous les pays du monde on s'est attaché à trouver le degré du développemnt physique des enfants pris aux différents âges, mais, il faut bien le reconnaître, sans résultats pratiques très appréciables. Cela provient du fait qu'il n'existe pas de chiffres absolus pour chaque âge et qu'on ne peut pas comparer le poids ou la taille d'un enfant avec une table fixe qui indiquerait les valeurs normales. On pourrait ainsi déterminer le degré de retard ou de précocité de croissance et on aurait un facteur d'appréciation pédagogique inestimable. Mais il n'en est pas ainsi malheureusement. Le degré normal de croissance — en poids et en longueur — dépend d'un certain nombre de facteurs dont nous en ignorons un certain nombre, mais parmi lesquels on peut citer avec certitude la race et le climat. Les Tables de croissance publiées jusqu'ici montrent, même pour des villes pas trop éloignées les unes des autres, des divergences remarquables ; il est même intéressant de constater que pour une même ville (Lausanne) deux expérimentateurs dressaient, à peu d'années de distance, des Tables qui étaient loin de concorder. Ainsi donc la personne de celui qui prend les mesures entre également en ligne de compte.

Mais il serait téméraire de conclure de ces réflexions que tout le travail fait a été inutile. Il en est résulté au contraire certaines généralités qu'il est utile de retenir. J'en cite quelques unes :

Pour les garçons on observe trois périodes de développement coporel : à 7 et à 8 ans les courbes d'accroissement montent, de 9 à 13 elles baissent, à partir de 14 ans elles remontent à nouveau jusqu'à 18. L'âge de 10 ans paraît constituer la période la plus faible, l'âge de 15 ans la plus élevée. L'accroissement en poids est le plus fort à 16 et 17 ans. Chez les filles se déclarent les mêmes phénomènes mais à des âges moins avancés. La période faible précédant la puberté est peu marquée pour la taille, plus nette pour le poids jurqu'à 12 ans (la plus forte). Pour les deux sexes c'est l'accroissement en hauteur qui domine au début de la période pubertaire, à la fin de cette même période c'est le poids du corps qui prend le dessus.

Au point de vue des tailles et poids absolus on observe que jusqu'à l'âge de 11 ans les garçons sont plus longs et plus lourds que les filles ; de 12 à 16 ans l'inverse a lieu ; à partir de 17 ans c'est de nouveau le premier rapport qui domine. La supériorité temporaire des filles est à mettre sur le compte de la période pubertaire qui chez elles se declare plus tôt que chez les garçons. Toutes ces conclusions, vraies pour les enfants de Suède et de Danemark, sont également véritables pour les enfants des autres pays, sous réserve des distinctions spécifiques locales inhérentes au régimes examinés.

Un certain nombre de facteurs peuvent influer sur le développement normal régulier. Ainsi l'état social des enfants (taille et poids moins élevés, période pubertaire plus courte chez les pauvres), l'école (qui déprime), les saisons (accusant une variabilité saisonnière très curieuse mises en lumière par Malling-Hansen).

La question s'il existe une relation entre le degré d'intelligence et l'état physique des enfants a été résolue de façon affirmative ; les plus développés sont aussi les plus intelligents.

CHAPITRE II

La Tête

BIBLIOGRAPHIE

864. BINET (A.). *A. Ps.* VII, 1901, 314. — 865. BINET (A.). *A. Ps.* VIII, 1902, 341. — 866. BINET (A.). *A. Ps.* VIII, 1902, 345. — 867. BINET (A.). *A. Ps.* VIII, 1902, 363. — 868. MANOUVRIER (L.). *A. Ps.* V, 1899, 558. — 869. MOBIUS (Dr. P. J.). *Halle u. s.* 1903. — 870. SCHLE-SINGER (Eugen). Diss. Breslau, 1902. (E. *31*, 1903, 151.). — 871. SIMON (Th.). *A. Ps.* VII, 1901, 430. — MARAGE. *L'année psych.* V, 243. — BAYERTHAL. *Die Exper. Pädag.* II, 247 ; III, 238.

La tête d'un très grand nombre d'écoliers a été l'objet de nombreuses mensurations en fonction de la normalité intellectuelle. Les résultats obtenus ont prouvé que constamment les anormaux, surtout ceux du degré le plus inférieur de l'intelligence, ont les chiffres les plus bas à tout âge (de 6 à 18 ans). Les exceptions sont plutôt rares. Le problème est cependant beaucoup moins net dans ses conclusions quand il s'agit d'enfants dont la différence d'intelligence est relativement peu marquée, comme par exemple, pour la grande masse des « moyennement » développés.

Même quand, dans une classe, un élève montre dans tout ce qu'il fait, des aptitudes un peu inaccoutumées, cet élève ne présente pas nécessairement des dimensions crâniennes supérieures à celles de ses condisciples. Mais certains auteurs affirment que, pris en nombre suffisant et toutes conditions égales, les élèves intelligents ont plus fréquemment la tête plus grosse que les inintelligents ; cette relation, qui est prise dans les moyennes, doit être reconnue comme fait acquis. La céphalométrie, comme procédé d'examen individuel, demeure encore insuffisante, uniquement je pense, parce que la technique des mensurations, quelqu'avancée qu'elle soit déjà, est encore loin d'atteindre le degré de perfection requis.

La forme de la tête, prise également en général, est aussi en relation avec l'intelligence, la partie antérieure de la tête comprenant toute la région crânienne située en avant d'un plan vertical et transversal passant par les conduits auditifs (Marage-

Manouvrier). Ce serait cette partie antérieure qui rendrait la circonférence de la tête plus grande chez les intelligents.

On s'est basé sur cette particularité pour comparer les enfants pauvres aux enfants riches, étant donné que ces derniers sont reconnus généralement mieux développés. Et on a trouvé qu'en effet ils présentent les plus grandes circonférences de la tête. (Niceforo). C'est encore un point très important à noter pour la classification pédagogique des élèves.

Les enfants pauvres présenteraient aussi le plus grand nombre d'anomalies de la face et de la tête. Parmi ces anomalies il faut citer surtout la plagiocéphalie (forme de travers), le front fayant, le prognatisme (machoires allongées en avant), l'asymétrie de la face, les bizarreries structurales des oreilles, une machoire énorme, etc.

Il est probable que la régularité des dents et de la forme du palais mérite encore de fixer l'attention. La couleur des cheveux dans ses rapports avec l'intelligence parait fournir également des indices utiles : les élèves à cheveux noirs sont plus intelligents que les blonds ; ceux-ci se retrouvent presqu'exclusivement dans les classes pauvres.

—

CHAPITRE III

La Droiterie

BIBLIOGRAPHIE

872. LUEDDECKENS (Dr. Fr.). Leipzig, 1900. — 873. PUFFER (Ethel D.). *Psych. Rev. Monogr. Suppl. 4*, 1903, 467 (E. 40, 1906, 215). — 874. SCHUYTEN (M. C.). *Paedol. Jaarb.* VII, 1908-09. — 875. SCHUYTEN (M. C.). *Paedol. Jaarb.* VII, 1908-09. — 876. SCHUYTEN (M. C.). *Paedol. Jaarb.* V, 1904, 156. — 877. VAN BIERVLIET (J. J.). *Rev. philos.* 1901. (A. Ps. VIII, 1902, 396). — 878. VAN BIERVLIET (J. J.). *Bull. Acad. Roy. de Belgique.* 3me s., t. XXXIV, 1897. — 879. WILSON (D.). London, 1891 (E. IV, 1893, 385). — 880. WEBER (Dr. E.). Halle a/S. 1905.

La question de la droiterie est importante à ce point de vue qu'en Pédagogie on poursuit en général le développement symétrique de toutes les parties du corps et des fonctions. Le principe est-il exact ? On peut le demander quand on songe que

tous ceux qui se distinguent réellement — anormaux et surnor-
maux —, sont asymétriques d'une façon quelconque. Auraient-
ils atteint cette même distinction s'ils s'étaient évertués à rester
impeccablement symétriques ? La probabilité indique que non,
parce que le symétrique est surtout homme moyen. Or, la Pédagogie n'a pas seulement pour mission de favoriser la culture de
la moyenne, elle doit encore éduquer les déshérités de la nature
et les super-types qui, forcés tous deux à se plier aux exigences plutôt routinières d'un art éducatif empirique, lentement
se perdent : les premiers n'acquièrent pas l'intégrité de développement des seules facultés qui leur restent ; chez les derniers la
puissance extraordinaire de certaines facultés est atrophiée par
le manque de culture et d'exercice en faveur des facultés
restantes dont la valeur intrinsèque ne saurait jamais dépasser
la moyenne.

On voit que le sujet mérite d'être étudié.

Un assez grand nombre de savants s'en sont occupés, mais
pas précisément dans un but éducatif. Les matériaux qu'ils ont
déjà accumulés peuvent cependant être utilisés par les pédagogues.

Diverses opinions ont cours sur l'origine de l'asymétrie
qui à la naissance n'existe pas. Elle n'apparaît que lentement,
à partir du troisième mois en général, pour progresser ensuite,
dans n'importe quelle direction, malgré tout, même malgré la
science éducative qui est incapable de l'enrayer. Si elle obtient
quelque résultat, il est surement amoindri ou annihilé aussitôt
que cesse son action. A l'âge adulte personne n'est symétrique
parfait ; personne ne *peut* l'être. L'asymétrie est une propriété
naturelle, propre aux êtres vivants et d'autant plus proponcée
que la culture est plus élevée, l'évolution plus avancée.

Dès lors la base de l'analyse infantile — indispensable à
toute éducation scientifiquement conduite — doit être la connaissance et la mesure des asymétries (force musculaire, organes
des sens et de la peau, cerveaux gauche et droite, etc).

—

CHAPITRE IV

Synthèses Généralités et Revues

BIBLIOGRAPHIE

881. ALBITZKI. K. I, 1888, 430 (*Auszug*). — 8 2.
CUMBO (Enrico). *Int. Arch. Schulhyg.* IV, 1908, 373. —

883. DENIKER (J.). *A. Ps.* X, 1904, 296 ; XI, 1905, 515 ; XII, 1906, 477. — 884. DUFESTEL (Dr. L.). *Trans.* 2ᵈ *intern. Congr. School Hyg.* 1907 ; I, 250. — 885. GALTON (Fr.). et BOWDITCH *Nature*, 1878. Mac Clures Magaz. 1894 (K. VIII, 1895, 35). — 886. GALTON. *Proc. Roy. Soc.* 1897. — 887. GARSON (G.). et READ (Ch. H.). Londres, 1892. (A. Ps. IV, 1898, 693). — 888. GIROUD (G.). Paris, 1902. — 889. GILBERT (J. A.). *Stud. Yale Psych. Labor.* II, 1894, 40. — 890. GRAY (J.). *Trans.* 2ᵈ *intern. Congr. School Hyg.* 1907 ; II, 574. — 891. JASTROW. *A. Ps.* I, 1895, 522. — 892. LACASSAGNE et MARTIN. (Revue). *A. Ps.* XI, 1905, 446. — 893 MAC DONALD (A.). Washington, 1902. — 894. MAWBEY (H. F.). *Trans.* 2ᵈ *Intern. Congr. School Hyg.* 1907 ; I, 290. — 895. MELZI (C.). Arona, 1899. — 896. NICEFORO (A.). *Scuola Positiva*, XIII, fasc. 5-8. Rome 1903. — 897. PIZZOLI (Dr. U.). Siena, 1902. — 898. QUETELET. Bruxelles. C. Muquardt, 1870. — 899. THIERSCH (Dr.). *Trans.* 2ᵈ *int. Congr. School. Hyg.* 1907 : II, 532. — 900. TOPINARD (Dr. Paul). Paris, 1895.

Les auteurs qui traitent en général de l'importance des mesures anthropométriques sont d'accord pour reconnaître qu'il manque de l'unité dans la technique ; il faudrait des instruments et des méthodes généralement vérifiés et adoptés, des tableaux régionaux permettant la comparaison des chiffres obtenus avec les valeurs moyennes normales. C'est ainsi que l'Anthropométrie deviendrait vraiment un instrument social utile, voire indispensable, permettant de découvrir les tares de croissance, les résidus de l'humanité. Pour l'école elle serait d'un aide des plus précieux. Malheureusement nous n'en sommes pas encore là. Nous avons bien pû tirer déjà des conclusions importantes — par exemple au point de vue de l'influence de l'école sur la croissance et la capacité vitale, sous le rapport de l'influence heureuse des exercices gymnastiques sur la force musculaire, certaines fonctions physiologiques, etc. — Mais prétendre que nous ne nous laissons jamais entraîner, après une série de recherches anthropométriques, à des conclusions trop souvent hâtives ou prématurées, serait aller à l'encontre de la vérité. Seul le côté mathématique — c'est-à-dire le calcul des moyennes vraies — paraît bien avancé et à point désiré pour rendre les services attendus. (Voir n° 890).

LIVRE TROISIÈME

—

Physiologie

—

CHAPITRE Ier

Nutrition

BIBLIOGRAPHIE

901. ALBER (A.). *Berträge z. psychiatr. Klinik I*, 1902, 23. (E. *30*, 1902, 461). — 902. ASCHAFFENBURG (G.). *Psych. Arb.* I, 1895, 608. — 903. BAYR (Em.). K. XII, 1899, 487. — 904. BINET (A.). *A. Ps.* IV, 1898, 337. — 905. BINET (A.), *A. Ps.* VI, 1900, 1. — 906. BRESLER (Dr. J.). Halle ß/S. 1902. — 907. DEMME (Prof. Dr. R.). Stuttgart, 1891. — 907[1] DUCLAUX (E.). *Ann. de l'institut Pasteur*, 1902, 857. *Paedol. Jrb.* V, 199. — 908. FRICK (Dr. A.). Leipzig. — 909. HAENEL (Hans). *Psych. Arb.* II, 1899, 326. — 910. HENRI (V.). *A. Ps.* V, 1899, 179. — 911. HOCH (Aug.). u. KRAEPELIN (Emil). *Psych. Arb.* I, 1895, 378. — 912. HORNUNG. *Beiträge z. psychiatr. Klinik I* (2). (E. *34*, 1904, 61). — 913. JOTEYKO (le Dr. J.). et KIPIANI (V.). Bruxelles, 1907. — 914. LE GENDRE (P.). *Int. Arch. Schulhyg.* IV, 1908, 202. — 915. MAYER (Martin). *Psych. Arb.* III, 1901, 535. — 916. NEUMANN (Dr. R. O.). *Archiv f. Hygiene.* XLV. — 917. PARTRIDGE (G. E.). *Amer. Journ. Psych.* XI, 1899-00, 318. — 918. PCKELHARING (Dr. C. A.). *Nederl. Tydschr. v. Geneesk.* 1902, I, n° 16. — 919. REISS (Eduard). *Psych. Arb.* V, 190, 371. — 920. RIBAUT (H.). Diss. Toulouse, 1901. — 921. SCHONESEIFFEN (O.). Diss. Greifswald, 1899. — 921[1] SCHUYTEN (M. C.). *Paedol. Jaarb.* VII, 1. — 922. SPECK (Dr.). *Arch. f. experim. Path. u. Pharmak.* XV, 1882, 195 (B. N. 270). — 923. VAN EMDEN (A.). *Journ. médical de Brux.* 1902. — 924. WEYGANDT (Wilh.). *Psych. Arb.* I, 1899, 695. — 925. WEYGANDT (Wilh.). *Psych. Arb.* IV, 1904, 45.

La nutrition des enfants est fort bien étudiée. C'est à dire qu'on sait actuellement d'une manière exacte comment elle doit être dosée dès la naissance, tant au point de vue de la qualité que de la quantité. Mais il existe un certain nombre de problèmes d'ordre général sur lesquels on n'est pas tout à fait d'accord et qui forment surtout l'objet de la littérature de ce chapitre.

D'abord l'alcool. Il paraît bien, après les expériences sensationnelles d'Atwater et ses collaborateurs, résumées avec tant de bon sens par Duclaux, l'alcool est vraiment un aliment de premier ordre. Il remplace sans inconvénients le régime d'alimentation normale ordinaire. Il a le seul inconvénient de produire l'ivresse quand il est pris sans discernement. C'est sans doute à cause de cette particularité qu'il est tombé en discrédit, car quand on en abuse — ce qui est trop souvent le cas, hélas ! — il produit des ravages physiologiques réels. Certaines statistiques, faites par des médecins-sociologues, sont effrayantes et expliquent l'acharnement impitoyable avec lequel l'alcool est attaqué. Cela ne doit cependant pas nous empêcher d'être impartiaux et de voir clair. Usons de ce magnifique aliment *sans en abuser*, et tout est dit.

Donnera-t-on aussi l'alcool aux enfants ? Je crois que non, primo parce que la nourriture ordinaire peut largement suffire à leurs besoins quand elle est bien choisie, ce qui n'est pas toujours le cas pour l'adulte ; secondo parce que leur système nerveux est trop mou encore pour résister sainement à l'excitation alcoolique et que la répétition de celle-ci produirait donc, après un temps variable, un affaiblissement qui aurait le plus fâcheux retentissement sur la croissance normale. Bien entendu ce n'est là qu'une présomption, très justifiée d'ailleurs, mais ici plus qu'ailleurs mieux vaut s'abstenir dans le doute. N'a-t-on pas constaté chez les écoliers une différence d'application et d'intelligence profonde entre ceux qui s'abstenaient et ceux qui usaient régulièrement d'alcool aux repas ?

Le végétarisme. Faut-il suivre un régime exclusivement végétarien ou doit-il être mixte ? Il y a, pour chacune des deux écoles, des théories et une argumentation, à première vue très solide, militant en faveur de chacune d'elles. Le peu de progrès que semble faire la première indique cependant que la seconde est plus généralement acceptée, ou mieux, *maintenue*, car n'oublions pas qu'elle résulte de l'évolution séculaire, empirique, de l'alimentation des peuples qui se sont en outre constamment inspirés des progrès de l'Hygiène. On a vanté et même démontré les avantages du régime végétarien pour le travail musculaire soutenu, mais il est incontestable, d'autre part, que l'intensité momentanée de l'énergie déployée est constamment supérieure quand il s'agit d'individus à régîme mixte ou même franchement carné, ce qui est démontré aussi par la comparaison des courbes ergographiques respectives : ce que le régime végétarien gagne en longueur de la courbe, il le perd en hauteur du régime mixte. Il en résulte qu'encore une fois il est nuisible d'être exclusif pour les cas normaux ; les estomacs malades, les foies détraqués et peut être aussi les cerveaux surmenés ont réellement avantage à réduire au minimum le travail des organes digestifs. Et quand il s'agit d'enfants il est tout indiqué que le régime ordinaire de l'adulte ne peut être appliqué que par transitions douces bien calculées et sans hâte aucune.

On s'est occupé encore de l'influence des saisons sur la consommation des divers aliments et surtout du pain. Il n'en est pas résulté des données absolument certaines, sauf qu'il existe une certaine variabilité parallèle aux fluctuations de l'intensité du rayonnement solaire : en été les échanges nutritifs seraient plus vigoureux qu'en hiver. Il est également à retenir que l'école briserait ce parallélisme, en ce sens que la courbe de la consommation du pain aux mois chauds, au lieu de monter avec la courbe de la température atmosphérique, baisse de manière soutenue pour remonter ensuite à l'encontre de cette dernière et reprendre son parallélisme dans la descente de l'automne.

On a souvent observé d'ailleurs que l'école entrave, surtout après le repas du midi, la digestion normale des élèves.

CHAPITRE II

Sang. Respiration

BIBLIOGRAPHIE

926. BINET (A.). et COURTIER (J.). *A. Ps.* II. 1896, 87.
927. BINET (A.). et COURTIER (J.). *A. Ps.* III. 1897, 10.
928. BINET (A.). et COURTIER (J.). *A. Ps.* III. 1897, 30.
929. BINET (A.). et COURTIER (J.). *A. Ps.* III. 1897, 42.
930. BINET (A.). et COURTIER (J.). *A. Ps.* III. 1897, 65.
931. BINET (A.) et VASCHIDE (N.). *A. Ps.* III. 1897, 127.
932. BINET (A.). et VASCHIDE (N.). *A. Ps.* IV, 1898, 99.
933. BINET (A.) et VASCHIDE (N.). *A. Ps.* IV, 1898, 225.
934. BINET (A.) et VASCHIDE (N.). *A. Ps.* IV, 1898, 280.
935. BINET (A.). *A. Ps.* IV, 1898, 316. — 936. BINET (A.).

A. Ps. IV, 1898, 327. — 937. KAYSER (R.). *Zeitschr. f. Ohrenheilk.* XX, 1889 (E. I, 1890, 222). — 938. KOFLER Leipzig, 1901. — 939. LANDMANN (S.). E. VIII, 1895, 423. — 940. LÖHE (H.). *Diss.* Bonn. — 941. MOUTIER (Dr. A.). Ier *Congr. Hyg. Scol.* Paris, 1903: Rapports, p. 215.

Nous savons de façon certaine qu'il existe un rapport intime entre la circulation du sang (mouvements du cœur) et la respiration. Toutes les fluctuations qui se produisent dans l'une ont instantanément leur répercussion dans l'autre. Aussi est-ce avec raison qu'on soigne très bien les organes respiratoires en élargissant, par des exercices musculaires appropriés, la cage thoraciques et les poumons, en veillant à ce que l'air inspiré soit constamment aussi pur que possible, en évitant, aux jeunes enfants surtout, les émotions pénibles. Nous savons tous que l'école manque trop souvent à ses devoirs sous ce rapport. Nous avons vu dans le premier Livre de cette Synthèse avec quelle rapidité l'air des classes se vicie, et, d'autre part, nous voyons journellement combien peu de cas on a coutume de faire de la vie émotionnelle des élèves qui, au lieu de se voir entourer de gaieté et de joie, sont trop souvent dans l'impossibilité de rire et ne récoltent que tristesses et soucis. Ici encore nous voyons qu'une réforme s'impose. Qui trouvera la formule pratique de l'air abondant et de la joie ininterrompue sans mélange ?

CHAPITRE III

Force. Travail musculaire

BIBLIOGRAPHIE

942. BERGSTRÖM (J. A.). *Amer. Journ. Psych.* XIIII, 1903, 510. — 943. BINET (A.) et VASCHIDE (N.). *A. Ps.* IV, 1898, 15. — 944. BINET (A.) et VASCHIDE (N.). *A. Ps.* IV, 1898, 64. — 945. BINET (A.) et VASCHIDE (N.). *A. Ps.* IV, 1898, 173. — 946. BINET (A.) et VASCHIDE (N.). *A. Ps.* IV, 1898, 200. — 947. BINET (A.) et VASCHIDE (N.). *A. Ps.* IV, 1898, 236. — 948. BINET (A.) et VASCHIDE (N.). *A. Ps.* IV, 1898, 253. — 949. BINET (A.) et VASCHIDE (N.). *A. Ps.* IV, 1898, 267. — 950. BINET (A.) et VASCHIDE (N.). *A. Ps.* IV, 1898, 303. — 951. CASTEX (E.). *Journ. de phys.*

et de pathol. génér. 1904, 417. (*A. Ps.* XI, 1905, 608). — 952. CASTEX (E.). *Journ. de phys. et de path. génér.* 1904, 443. (*A. Ps.* XI, 1905, 613). — 953. DE BOECK (Dr.) et GUNZBURG (Is.). *Bull. Soc. de Médecine ment. de Belg.* 1899. — 954. FÉRÉ (Ch.). *A. Ps.* VII, 1901, 130. — 955. FÉRÉ (Ch.). *A. Ps.* VIII, 1902, 151. — 956. GRIGORESCU (G.). *Compte r. de la Soc. de Biol.* 1891 (K. V, 1892, 126). — 957. HANCOCK. *Pedag. Semin.* III, 1894, 9. (*A. Ps.* I, 1895, 470). — 958. HENRI (V.). *A. Ps.* V, 1899, 399, 514. — 959. HIRSCHLAFF (L.). *Zeitschr. Pädag. Psych.* III, 1901, 184. — 960. JOTEYKO (Mlle le dr. J.). *Mem. Soc. d'Anthropologie de Brux.* XXII, 1903-04. — 961. JOTEYKO (Dr. J.). *Soc. des Sciences méd. et natur. de Brux.* 1904 (Février). — 962. JOTEYKO (le Dr. J.) et KIPIANI (V.). *Rev. de la Soc. scientif. d'Hyg. alimentaire*, 1905. — 963. JOTEYKO (Dr. J.). *Bull. Acad. roy. de Belgique (classe des Sciences)*, 1906, n° 4. — 964. KRASCHEWSKY (S.). K. XII, 1899, 27. (Référat). — 965. KIPIANI (V.). Bruxelles, 1905. — 966. LARGUIER DES BANCELS (J.). *A. Ps.* V, 1899, 337. — 967. MULLER (R.). *Philos. Stud.* 17, 1901, 1. (E. XXVII, 1902, 108). — 968. SCHOUTEDEN (H.). *Ann. Soc. roy. des Sc. méd. et Natur. de Brux.* XIII, 1904. — 969. SCHUYTEN (M. C.). *Paedol. Jaarb.* I, 1900. (*Ztschr. f. Psych. u. Phys. d. Sinnesorg.* 23). *Paedol. Jaarb.* V, 1904. (2me *communication*). — 970. SCHUYTEN (M. C.). *Paedol. Jaarb.* II, 1901. — 971. SCHUYTEN (M. C.). *Paedol. Jaarb.* III-IV, 1, 1903. — 972. SCHUYTEN (M. C.). *Paedol. Jaarb.* III-IV, 54, 1903. — 973. STOREY (Thos. A.). *Americ. physical education Review.* VII, n° 4, 1902. (*Lit. Arch. ges. Psych.* III, 1904, 240). — 974. TREVES. *Pflüger's Archiv.* LXXXVIII, 1901, 7. (*A. Ps.* VIII, 1902, 424).

A partir de Quételet on a déterminé à plusieurs reprises la force musculaire (dynamométrique) des mains aux âges successifs et on a établi des moyennes fixes correspondantes. Celles-ci ne peuvent avoir que la valeur ordinaire de toutes les moyennes, c'est-à-dire qu'elles représentent chacune quelque chose comme un noyau autour duquel les chiffres obtenus gravitent à des distances variables. Ces distances devraient être marquées en même temps que les moyennes elles-mêmes, ce que l'on ne fait pour ainsi dire jamais.

L'instrument le plus pratique pour mesurer la force musculaire demeure le dynamomètre elliptique, mais il faut apprendre à le connaître et à le diriger car il présente de multiples imperfections.

L'ergographe est moins commode et ne permet pas les recherches de masse ; c'est un instrument très personnel mais plus exact que le dynamomètre. Si celui-ci, en effet, met en mouvement tous les muscles fléchisseurs de la main, le premier ne fait fonctionner que ceux du seul médius, circonstance qui diminue de beaucoup les causes d'erreur. Aussi est-il le plus propre à mesurer les phénomènes de fatigue.

Le côté le plus intéressant dans l'étude de la force musculaire est sans conteste la variabilité de celle-ci. Les facteurs qui ont une influence dominante sont les suivants :

La race, qui n'a qu'un intérêt ethnique.

Le sexe, fort bien étudié. On sait qu'en toutes circonstances l'homme est plus fort que la femme, le garçon plus vigoureux que la jeune fille.

Les saisons. Il existe une baisse au mois de mars dans la courbe ascendante de la force musculaire des enfants à travers l'année ; c'est-à-dire qu'un groupe déterminé d'élèves dans l'accroissement de leur énergie physique, au lieu de monter en force de mois en mois, en mars sont moins vigoureux qu'en février. Indépendamment de ce facteur accroissement il existe encore une influence saisonnière qui fait baisser la force musculaire de janvier à mars de juillet à septembre, et monter d'avril à juin, d'octobre à décembre. Ce sont des périodes fort nettes qui contribuer à prouver que l'enfant, n'étant pas le même pendant toute une année scolaire, ne peut être soumis à un traitement éducatif constamment identique.

Les conditions sociales. Il est bien établi que les enfants de parents socialement bien situés sont plus forts que ceux de parents pauvres.

L'intelligence. Les plus intelligents sont aussi musculairement les plus développés.

Il va sans dire que ces faits établis, qu'on peut sans doute ériger en lois, ne sont applicables qu'aux enfaits pris en groupes comme je l'ai dit au début de ce chapitre ; mais ils permettent, de concert avec d'autres données positives, d'orienter l'innovateur hardi dans ses efforts pour chercher un nouveau système éducatif plus naturel, plus conforme aux exigences de l'être en croissance.

CHAPITRE III

Système nerveux. Cerveau

BIBLIOGRAPHIE

975. BECHTEREW (W. V.). Traduit du russe en allemand par Weinberg (J.). 1894. (*A. Ps.* I, 1895, 280). — 976. BISCHOFF. K. VII, 1894, 690 (Référat). — 977. BOCCI. *Moleschott's Unters.* XIV, 1894, 1 (*A. Ps.* I, 1895, 273). — 978. BROWN-SÉGUARD.*Arch. de Physiol. norm. et pathol.* 1890, 762 (E. II, 1891, 386). — 979. CAJAL (S. R.). Traduit de l'espagnol par Azoulay (Dr. L.). Paris, 1894 (*A. Ps.* I, 1895, 257). — 980. DOLLEY (Charles S) et CATELL (J. Mc Keen). *Psych. Rev.* I, 1894, 159 (E. IX, 1896, 50). — 981. DONALDSON (Henry Herbert). Londres, 1895 (*A. Ps.* II, 1896, 566. Réf.). — 982. EDINGER (L.). E. XXIV, 1900, 445. — 983. FÉRÉ (Ch.). *A. Ps.* VII, 1901, 143. — 984. FÉRÉ (Ch.). *A. Ps.* VIII, 1902, 107. — 985. FLECHSIG (F.). Leipzig, 1896 (E. XIV, 1897, 297). — 986. FRÉDÉRICQ (L.). (Revue). *A. Ps.* XII, 1906, 337. — 987. FRÉDÉRICQ (L.). *A. Ps.* XIII, 1907, 308. — 988. GRASSET (J.). *A. Ps.* XI, 1905, 434. — 989. HEUBNER (O.). *Zeitschr. Pädag. Psych.* II, 1900, 73. — 990. KELLOG. *Journ. of the Americ. Med. Assoc.* 1898, 356. — 991. MOSSO (A.). Leipzig, 1894, (E. IX, 1896, 127). — 992. NUEL. *A. Ps.* XII, 1906, 361. — 993. PATRIZI (M.). *Arch. di Psichiatr., Scienze penali, etc.* 1896 (*A. Ps.* III, 1897, 359). — 994. SOURY (J.). *Rev. philos.* 43, 1897, 388. — 995. STEFANOWSKA (Dr. M.). *Revue de l'Université de Bruxelles*, VI, 1901. — 996. VAN GEHUCHTEN. *A. Ps.* XII, 1906, 319. — 997. VAN GEHUCHTEN (A.). *A. Ps.* XIII, 1907, 400. — 998. VON LEUHOSSEK. *Fortschritte der Medizin.* 1892 (*A. Ps.* I, 1895, 274). — 999. WINKLER (C.). Petrus Camper. I.

On verra dans le livre suivant, qui traite de la Psychologie normale, l'étendue immense des phénomènes dont le délicat et mystérieux système nerveux est le siège. Il ne peut être question ici que de son mécanisme élémentaire, sa structure intime et de quelques faits généraux en rapport avec l'art éducatif. Je relate quelques-uns de ces derniers dans le seul but de montrer leur importance. Le travail qui me semble le plus complet sous ce rapport est une espèce de Revue de la question dont un travail de Donaldson forme en quelque sorte la base. (N° 989).

Quel rapport existe-t-il entre la croissance du cerveau et celle du reste du corps ?

La croissance du corps entier — mesurée surtout par son poids — est extrêmement rapide depuis la fécondation jusqu'à la naissance ; pendant la première année qui suit celle-ci l'enfant augmente de 240 %, la seconde l'augmentation n'est plus que de 28 % et jusque vers 12 ans elle reste entre 10 et 20 % : il y a une légère recrudescence au moment de la puberté — qui s'annonce comme on sait, plus tôt chez la jeune fille que chez le garçon.

— D'après les tableaux de Vierordt qui a comparé entre eux l'accroissement en poids des différents organes et du corps lui-même, on constate que la proportion du squelette, de la peau et de la graisse est à peu près la même chez l'enfant et l'adulte. La proportion des viscères est deux fois plus forte chez l'enfant que chez l'adulte, la proportion du cerveau est *huit* fois plus forte, celle des muscles est une demi-fois plus faible. Cette croissance se fait par hypertrophie (augmentation de volume des cellules) et hyperplaxie (augmentation du nombre). Il est remarquable et d'une importance pédagogique très grande que la formation de cellules nerveuses nouvelles cesse quelques mois avant la naissance. Ainsi l'enfant naît avec un capital de substance nerveuse qui n'augmente plus d'une seule cellule pendant toute la vie. Et les variations de poids du cerveau, dues surtout aux fluctuations de sa teneur en eau, méritent notre attention d'une façon toute spéciale. Voici le tableau de Vierordt : (1)

Age	Hommes	Femmes	Age	Hommes	Femmes
Naissance	381 gr	384 gr.	7 ans	1348 gr.	1295 gr.
1 an	995 "	872 "	8 "	1377 "	1150 "
2 ans	1025 "	961 "	9 "	1425 "	1213 "
3 "	1108 "	1040 "	10 "	1408 "	1284 "
4 "	1330 "	1139 "	11 "	1360 "	1238 "
5 "	1263 "	1221 "	12 "	1416 "	1245 "
6 "	1359 "	1265 "	13 "	1487 "	1256 "

(1) Anat. Physiol. u. Physik. Daten u. Tabellen. Jena, 1906.

Age	Hommes	Femmes	Age	Hommes	Femmes
14 ans	1289 gr.	1345 gr.	20 ans	1445 gr.	1228 gr
15 "	1490 "	1238 "	21 "	1412 "	1320 "
16 "	1435 "	1273 "	22 "	1348 "	1283 "
17 "	1409 "	1237 "	23 "	1397 "	1278 "
18 "	1421 "	1325 "	24 "	1424 "	1249 "
19 "	1397 "	1234 "	25 "	1431 "	1224 "

Ainsi donc le poids maximum du cerveau est atteint par les garçons à 15 ans, par les filles à 14 ; la croissance elle-même n'est réellement importante que jusqu'à l'âge de 8 ou de 9 ans. Observons cependant que les pésées ont été faites sur des enfants morts, qu'il s'est donc constamment agi de cas pathologiques. Mais tout de même les chiffres susmentionnés indiquent bien que l'arrêt de développement du cerveau s'opère à un âge — au beau milieu du développement définitif général — auquel les pédagogues ne s'attendent guère et qui ne les préoccupe d'ailleurs pas outre mesure. La détermination du volume des cellules est en harmonie avec les pesées du tableau précédent :

Sujet :	Volume des cellules :
Fœtus de 4 semaines	1 (unité) (1)
" 20 "	17 "
" 24 "	31 "
" 28 "	67 "
" 36 "	81 "
Naissance	124 "
15 ans	124 "
Adulte	160 "

Donc dès la naissance la cellule nerveuse a déjà atteint son volume maximum. La supériorité des cellules de l'adulte sur celles de l'enfant de 15 ans est due à la richesse de leurs arborisations. En outre on trouve après la naissance des cellules *destinées à fonctionner plus tard* et à s'accroître en conséquence : elles sont petites, avec un seul prolongement et un noyau volumineux ; elles semblent constituer une espèce de réserve que l'éducation serait capable d'utiliser.

---

(1) En réalité 700 μ^3 (le μ étant l'unité de mesure microscopique ou 1000ᵉ de mm.)

On a pu constater que la forme naturellement large (brachycéphalie) ou longue (dolycocéphalie) du crâne a une certaine importance, car la forme large augmentant la capacité crânienne augmente aussi le poids du cerveau.

Il n'est pas possible de dire lequel des deux hémisphères, du droit ou du gauche, est le plus lourd à cause des difficultés de la section exacte. Quant aux circonvolutions, on pense que leur nombre dépend d'une grande quantité de facteurs peu connus dont plusieurs seraient d'ordre purement mécanique.

Le cerveau commence à diminuer de poids vers 45 ans pour les femmes, vers 55 pour les hommes ; les grands hommes ne subissent ce déchet que vers 65 ans. La diminution de poids se localise surtout dans les régions frontale et temporo-pariétale.

Donaldson émet deux conclusions qu'il importe de noter : 1° le cerveau a un développement qui devance de beaucoup l'époque de l'éducation scolaire, d'où il résulterait que le rôle de celle-ci ne serait pas considérable ; 2° les races civilisées n'ont pas nécessairement un poids cérébral supérieur aux autres races ; leur prépondérance intellectuelle résulterait moins d'une augmentation d'intelligence individuelle que de la sommation des résultats acquis par les générations antérieures et qui se ferait surtout par l'écriture.

CHAPITRE IV

Vision

BIBLIOGRAPHIE

1000. BOLTUNOW (Alex.). E. *42*, II, 359. — 1001. BOURDON (B.). *A. Ps.* IX, 1903, 41. — 1002. BOURDON (B.). *A. Ps.* XII, 1906, 84. — 1003. CARL (A.). *Arch. f. Augenheilk* XXIV, 41. (E. III, 1892, 209). — 1004. DODGE (Raym.). *Psych. Rev.* 6, 1899, 477 (E. XXIII, 1900, 138). — 1005. GIERING (H.). E. *39*, 1905, 42. — 1008. GUILLERY. *Knapp und Schweiggers Arch. f. Augenhk.* XXVI, 1892, 79 (E. V, 1893, 294). — 1006. GUILLERY. Wiesbaden, 1891 (E. IV, 1893, 424). — 1007. GUILLERY. *Knapp. u. Schweiggers Arch f. Augenhk.* XXIII, 1891, 323 (E. IV, 1893, 424). 1009. GRIESBACH (H.). *Arch. f. d. ges. Physiol. d. Menschen u. Tiere (Pflüger)*, 74, 1899, 588 ; 75, 532 (B. N. 473).

1010. *Institut ophtalmique de St-Petersbourg.* St-Petersbourg, 1893. (E. IX, 1896, 57). — 1011. KERU (B.). und SCHOLZ (R.). Berlin, 1904. (E. *37*, 1904, 460). — 1012. LARGUIER DES BANCELS (J.). (*Etude bibliographique*). A. Ps. XI, 1905, 573. — 1013. LIEBRECHT. *Knapp u. Schweiggers Arch. f. Aug.* XXV, 1892, 37. (E. IV, 1893, 424). — 1014. NEUSSELL (Ludwig). *Psych. Arb.* V, 190, 408. — 1015. RAEHLMANN (E.). E. II, 1891, 53. — 1016. SCHIRMER (O.). *Gräfes Archv f. Ophth. 36*, 1890, 121. (E. III, 1892, 215). — 1017. SCHNELLER. *Danzig (sans date).* (E. III, 1892, 417). — 1018. SCHUYTEN (M. C.). *Belgique médicale*, II, 1893, n° 38. *Reédité dans Die Experimentelle Pädag.* III, 1906). — 1019. SNELLEN (H.). *Optotypi.* Paris, 1898. — 1020. STILLING (Dr. J.). Leipzig, 1900. — 1021. VAN MARLE (F. G.). Diss. Amsterdam, 1904. (E. *38*, 1905, 363). — 1022. VIALET. Paris, 1893. (*A. Ps.* I, 1895, 283).

L'hygiène de la vision a été traitée précédemment (Livre premier, chap. XI). On y trouvera indiquées les principales expériences scolaires sur la myopie et les phénomènes de fatigue. Ce chapitre, d'ordre physiologique, doit embrasser l'étude de tous les faits oculaires normaux et s'occuper, pour le but que nous poursuivons, de la mesure de l'acuité visuelle. On doit, avant tout, pouvoir répartir dans un local quelconque les élèves de telle façon que tous puissent voir ce qui se passe devant eux et au tableau sans efforts spéciaux. Ce n'est pas toujours chose bien facile. Généralement on fait lire, à une distance de 5 m., des caractères imprimés noirs de 7 mm. de dimension sur fond blanc ; les traits des lettres ou dessins doivent avoir une épaisseur de $7/5$ mes de mm. On est convenu d'accepter comme normale la vue qui se tire bien d'affaire dans ces conditions (donc sous un angle visuel de 1'.) Dans la méthode de Snellen — la plus ancienne je pense, mais pas la moins recommandable — on fait usage d'une série de petits carrés à trois côtés, ouverts alternativement dans les quatre directions. La personne examinée répond si les caractères successivement désignés sont ouverts par en haut, par en bas, à gauche, à droite. Cette méthode est supérieure à celles qui emploient les caractères de l'alphabet parce qu'elle permet de mesurer l'acuité visuelle de n'importe qui, même de ceux — les enfants par exemple — qui ne savent pas lire. Vient ensuite l'appréciation du résultat. Que conclure d'un élève qui, sur 25 crochets présentés, en a exactement dénommé 12 ? Comme pour la dénomination exacte le facteur « pouvoir visuel » n'entre pas toujours seul en jeu —

inattention, distraction, etc. — il faut d'abord répéter l'expérience à plusieurs jours d'intervalle ; on admet ensuite que la normalité visuelle existe quand 3 caractères sur 7 ont été reconnus sans hésitation.

On ne peut pas négliger d'examiner *chaque* œil et de faire l'expérience d'abord à l'air libre (la cour de l'école) *puis en classe*. On aura ainsi l'acuité visuelle physiologique — normale dans les conditions normales — et celle déterminée dans les conditions anormales de la classe.

Tous ceux que la chose intéresse trouveront facilement des méthodes qui permettent de mesurer avec rapidité un grand nombre d'élèves. Sous ce rapport je recommande surtout la méthode de travail de Binet. (1)

CHAPITRE V

Ouïe

BIBLIOGRAPHIE

1023. ANDREWS (B. R.). *Amer. Journ. Psych.* XV, 1904 14 ; XVI, 1905, 302. — 1024. BARR (Th.). K. III, 1890, 113. (Référat). — 1025. BEZOLD (Fr.) et EDELMANN. *Zetschr. f. Ohrenhk* XXXIII, 1898, 174. (E. XX, 1899, 45). — 1026. BEZOLD (Dr. Fred.). Wiesbaden, 1885. — 1027. CHAMBERLAIN (A. F.). *Amer. Journ. Psych.* XVI, 1905, 119. — 1028. CHARPENTIER (A.). *Arch. de physiol. norm. et pathol.* 1890, 496. (E. I, 1890, 352). — 1029. CORRADI (C.). *Arch. f. Ohrenheilk.* XXX, 1890, 175. (E. II, 1891, 124). — 1030. DECROLY (Dr. O.). Gand, 1905. — 1031. GELLÉ. *Soc. Biol.* 1894. (A. *Ps.* I, 1895, 333). — 1032. HENRY (Charles). C. R. *122*, 1896, 1283. (E. XII, 1896, 298). — 1033. MAC MILLAN (Dr. P.). Medecine, 1902. Chicago. — 1034. MARAGE. A. *Ps.* VIII, 1902, 257. — 1035. MENTZ (P.). *Philos. Stud.* XI, 61, 371, 563. (A. *Ps.* III, 1897, 390). — 1036. QUIX (F. H.). *Zeitschr. f. Ohrenheilk.* 45, 1. (E. 36, 1904, 224). — 1037. SCHWABACH und MAGNUS. *Archiv. f. Ohrenheilk.* XXXI, 1891, 81. (E. II, 1891, 397). — 1038. STRUYCKEN (H. J. L.). *Nederl. Tydschr. v. Geneesk.* 1902, I, n° 12.

---

(1) L'Année psychol. XII, 233.

(E. *36*, 1904, 222). — 1039. ZIMMERMAN (G.). Wiesbaden, 1900. (E. *28*, 1902, 284). — 1040. ZWAARDEMAKER (H.). E. VII, 1894, 12. — 1041. ZWAARDEMAKER (H.). K. VII, 1894, 416. (Referat dans E.). — 1042. ZWAARDEMAKER (H.). *A. Ps.* X, 1904, 161.

En physiologie on mesure l'acuité auditive avec des appareils trop délicats pour être employés dans la pratique scolaire. Il est d'usage de considérer comme normaux les enfants qui entendent au moins à une distance de 4 m. des sons nettement articulés et prononcés à voix chuchotée (basse). Il faut un endroit silencieux pour cela, et le sujet ne doit pas voir l'opérateur ; il doit répéter ce qu'il a entendu. On examinera chaque oreille à part. — L'examen à la montre consiste à déterminer la distance à laquelle le tic-tac demeure nettement perceptible. Ici surtout l'attention joue un rôle énorme. On a pû constater que le nombre d'anormaux auditifs dans les écoles est assez considérable (il peut aller jusqu'à 25-30 %). Il est donc nécessaire de s'occuper sérieusement de l'acuité auditive. Le tout consiste à trouver la méthode bonne et pratique. En Amérique on a construit un appareil à première vue fort commode dont je m'occupe en ce moment et dont je parlerai un jour s'il y a lieu. S'il donne ce qu'il promet — par exemple le silence absolu autour du sujet eximané n'est pas strictement nécessaire — il fera un pas énorme à l'étude scolaire de l'ouïe.

CHAPITRE VI

Gout

BIBLIOGRAPHIE

1043. HAEMELINCK (M.). *A. Ps.* XI, 1905, 116. — 1044. KIESOW (F.). E. *36*, 1904, 90. — 1045. SCHREIBER. Moscou, 1893. (*A. Ps.* III, 1897, 442). — 1046. SHORE (L. E.). *Journ. of Physiology*. XIII, 1892, 191 (E. V, 1893, 411). — 1047. ZELIONY (G.). (D'après les travaux de Pawlow et de ses élèves). *A. Ps.* XIII, 1907, 80. — 1048. ZWAARDEMAKER (H.). *Ergebnisse d. Physiologie*. II *Jahrg.* II *Abt.* 1903, 669-725. (Sep.). Wiesbaden, Bergmann.

Les bourgeons gustatifs sont parsemés un peu partout dans la bouche. La langue, surtout le bout, en est le véhicule principal ; le milieu ne participe pas à la gustation. L'étude du sens du goût n'est pas, pour la Pédologie, d'une importance énorme, mais elle est vraiment trop négligée.

Généralement on humecte, à l'aide d'un pinceau trempé dans une solution convenable, le bout de la langue du sujet examiné. Pour l'examen qualitatif on prend le sucre (sensation du doux), le chlorhydrate ou le sulfate de quinine (amer), l'acide tartrique (acide), le sel marin (salé). Pour l'examen quantitatif on prend, pour une même espèce de sensation, une solution de titre progressivement ascendant et descendant. J'ai indiqué ailleurs(1) qu'on doit constamment comparer entr'elles des solutions *équimoléculaires* et non celles qui ont cours (au 10me, 20me, 30me, etc.). On déterminera le sens du goût, pour les deux moitiés de la langue, qualitativement et quantativement. Le goût, comme n'importe quel sens, est susceptible d'éducation par l'exercice approprié.

CHAPITRE VII

Odorat

BIBLIOGRAPHIE

1049. BIRCH. *Amer. J. of Psych.* IX, 45 (*A. Ps.* IV, 1898, 579). — 1050. GARBINI (A.). Florence, 1897 (*A. Ps.* IV, 1898, 532). — 1051. GEYNS (G). *Engelmann's Arch. f. Physiol.* 1906, 509 (E. 45, 1907, 134). — 1052. HEYWOOD (Alice) and VORTRIEDE (Helen). *Amer. J. Psych.* XVI, 1905, 537. — 1053. ONODI. *Arch. f. Laryng. 14*, 185. (E. 35, 1904, 283). — 1054. PASSY (J.). *A. Ps.* II, 1896, 363. — 1055. REUTER. *Zeits. f. klin. Medicin.* 1893, 114 (E. VI, 1894, 68). — 1056. TOULOUSE et VASCHIDE. *Soc. de Biol.* 1899. (*A. Ps.* VI, 1900, 548). — 1057. TOULOUSE et VASCHIDE. *Soc. de Biol.* 1899 (*A. Ps.* VI, 1900, 548). — 1058. TOULOUSE (E.) et VASCHIDE (H.). *Rev. phil. 49*, 1900, 176 (E. XXIV, 1900, 376. — 1059. VASCHIDE (N.). *Travail du Labor. de Psych. expér. de l'école des Hautes-Etudes.* Villejuif, 1902 (E. 32,

____

(1) L'Education de la Femme. Doin, Paris, 1908.

1903, 440). — 1060. Zwaardermaker (H.). *Arch. f. Laryngol.* III, 1895, 367 (E. XII, 1896, 73). — 1063. Zwaardermaker (H.) et Reuter (C.). *Arch. f. Laryngol.* IV, 1896, 55. (E. XII, 1896, 74). — 1061. Zwaardemaker (H.) et Reuter (C.). Leipzig, 1895. (E. X, 1896. 450). — 1062. Zwaardemaker (H.). et Reuter (C.). *A. Ps.* V, 1899, 202. — 1063. Zwaardemaker (H.) et Reuter (C.). *Arch. f. Anat. u. Physiol.* 1903, 43. (E. *34*, 1904, 66 ; *35*, 1904, 283. — 1064. Zwaardemaker (H.). *Ergebnisse der Physiologie*, I, 1902, 896-909. Wiesbaden, Bergmann.

Au point de vue de la détermination de l'acuité olfactive il est nécessaire de se rappeler quelques particularités physiologiques de l'organe même de l'olfaction, le nez.

1° Il ne sent plus rien par l'action prolongée d'une odeur quelconque ; le nerf olfactif s'émousse, sans doute à cause de la fatigue. 2° Mais au même moment il est capable de percevoir une autre odeur, comme si chaque genre d'odeurs avait son siège spécial. 3° Le mélange de deux parfums produit le plus souvent une sensation nouvelle en apparence indépendante de ses constituants.

Malgré l'ingéniosité des types d'olfactomètres — en général composés d'une éprouvette contenant la substance odoriférante glissant exactement sur un tube ouvert aux deux bouts dont l'une extrémité porte un bouchon percé d'un trou qui livre passage à un tube de verre recourbé à angle droit destiné a être introduit dans l'une des narines — je préfère, pour des motifs d'Hygiène, la méthode dite « des flaçons ». Ce sont de petits véhicules contenant des solutions alcooliques d'essence de girofle en concentration ascendante, par exemple 1.50000, 1.100000, etc. On prolonge la série comme on le juge nécessaire. L'acuité olfactive est alors exprimée par le degré de la concentration. Pour éliminer l'action secondaire de l'alcool on peut aussi employer l'eau camphrée ou toute autre solution aqueuse suffisamment odoriférante.

CHAPITRE VIII

Sensibilité de la peau

BIBLIOGRAPHIE

1066. BINET (A.). *A. Ps.* VII, 1901, 231. — 1067. BINET (A.). *A. Ps.* VII, 1901, 240. — 1068. BOURDON (B.). *A. Ps.* XIII, 1907, 133. — 1069. DESSOIR (Max). *Arch. f. Anat. u. Phys.* 1892, 175. (E. V, 1893, 117). — 1070. DRESSLAR (F. B.). *Amer. Journ. of Psychol.* VI, 1894, 313. (E. VIII, 1895, 444). — 1071. FUNKE (R.). Berlin, 1891. (E. II, 1891, 399). — 1072. FÉRÉ (Ch.). *C. R. Soc. de Biol.* 1895, 657. (*A. Ps.* II, 1896, 671. Ref.). — 1073. FÉRÉ (Ch.). Paris, 1900. — 1074. GRAHAM BROWN (J. J.). *Journ. of Physiol.* 27, 1901, 85. (E. 29, 1902, 138). — 1075. HENRI (V.). *Arch. de Physiol. norm. et pathol.* V, 1893, 619. (E. VII, 1894, 406). — 1076. HENRI (V.). *A. Ps.* II, 1896, 168. — 1077. HENRI (V.). Berlin, 1897. (*A. Ps.* IV, 1898, 514). — 1078. HENRI (V.). *A. Ps.* II, 1896, 295. — 1079. IWANSFF (A.). E. *31*, 1903, 266. — 1080. KROHN (O.). *Journ. of Nerv. and Mental Disease* 1893. (E. VII, 1894, 219). — 1081. LEVY (Sigm.). Diss. Munich, 1891. (E. IV 1893, 231). — 1082. MESSENGER (J. F.). *Harvard psych. Stud. I*, 1903, 123. (E. 35, 1904, 72). — 1083. MICHOTTE (A.). Paris, 1905. (E. *41*, 1906, 63). — 1084. PARRISH. *Amer. Journ. of Psych.* VIII, 250. (*A. Ps.* IV, 1898, 514). — 1085. PILLSBURY. *Amer. Journ. Psych.* VII, 42. (*A. Ps.* IV, 1898, 514). — 1086. SALOMONS (Léon M.). *Psych. Rev.* IV, 1897, 246. (E. XVII, 1898, 153). — 1087. SERGI (G.). E. III, 1892, 175. — 1088. SCHWANER (Rob.). Diss. Marburg, 1890. (E. II, 1891, 398). — 1089. TAWNEY (Guy). *Psych. Rev.* 1895, 585. (*A. Ps.* II, 1896, 675. Ref.). — 1090. TAWNEY. *Philos. Stud.* XIII, 163. (*A. Ps.* IV, 1898, 513). — 1091. TAWNEY and HODGE. *Psych. Rev.* 1897, 591. (*A. Ps.* IV, 1898, 513). — 1092. VON FREY (M.). *Ber. d. Kön. Sachs. Gesellsch. d. Wissensch. zù Leipzig.* 1895, 166. (*A. Ps.* II, 1896, 665. Ref.). — 1093. VON FREY (M.). *Ber. d. Mathem. phys. Classe d. Königl. Sächs. Ges. d. Wiss.* 1897, 462. (*A. Ps.* IV, 1898, 509). — 1094. VON FREY (M.). (2. *Mitteilung*). *Sitzùngsber. der physikal. med. Gesellsch. in Würzb.* 1902, 54. (E. *34*, 1904, 150). — 1095. VON FREY (M.). et METZNER (R.). E. 29, 1902, 161. — 1096. VAN BIERVLIET (J.). *A. Ps.* XIII, 1907, 114. (1).

---

(1) Voir plus loin de Chapitre sur l'esthésiométrie.

Il s'agit ici des sensations superficielles (tactiles et de température), les plus profondes (sensations de douleur, de l'équilibre musculaire, etc.) étant traitées dans les deux chapitres suivants.

Les sensations tactiles proprement dites nous communiquent la présence d'un corps étranger ainsi que le degré de pression qu'il exerce en un endroit déterminé de la peau. Cette propriété ne se manifeste pas de la même façon sur les différents points des téguments externes ; elle est la plus fine sur le front, la tempe et l'avant-bras (pression minimum de 0.002 g.) La sensation de contact est produite par l'excitation de points déterminés à contour net (extrémités périphériques des fibres nerveuses tactiles) entre lesquels il y a des bandes ou zônes ne produisant pas de telles sensations. Ces points sont naturellement les plus nombreux aux endroits les plus sensibles. Là où la peau est garnie de poils ils se concentrent à la base de ceux-ci, pénètrent même dans leurs follicules. Bien que la sensibilité tactile est surtout développée aux endroits dégarnis de la peau, l'extrême délicatesse du front serait due à la présence de poils très fins.

Nous possédons aussi la faculté de distinguer deux impressions tactiles voisines. Dans ces dernières années on s'est surtout occupé de celles-ci parce qu'elles donnent des renseignements précieux sur l'état de fatigue générale du corps. Le seuil de la sensibilité — c'est-à-dire la distance minimum à laquelle les deux pointes d'un compas peuvent être distinguées encore — pour un même endroit augmente avec l'accroissement du degré de fatigue. En dehors de cette particularité, fréquemment utilisée dans les recherches scolaires, il y a un certain nombre d'agents de variabilité que je résume de la façon suivante :

1° Le seuil discriminatif de la peau est le plus développé aux parties les plus mobiles du corps (voir à ce sujet le tableau de Weber dont voici quelques chiffres : Pointe de la langue 1.1 mm. ; bord rouge des lèvres 4.5 ; bout du nez 6.7 ; ligne médiane du dos 9.0 ; dos de la main 31.0 ; genou 36.0 ; sternum 45.4, etc.).

2° Pour les membres il augmente de l'extrémité vers la racine.

3° L'exercice musculaire d'un endroit de la peau est favorable au développement de la sensibilité normale de cet endroit.

4° Les chiffres qu'on détermine sont *individuels*, ne sont valables que pour un individu déterminé.

5° Les endroits symétriques du corps ont des sensibilités différentes. (Pour la mesure esthésiométrique de la fatigue ce 5° est très important attendu qu'il permet de suivre l'état d'épuisement des deux hémisphères du cerveau.)

Les sensations de température nous renseignent sur les variations de température de notre peau. Les différentes parties du corps, dans l'ordre décroissant de la sensibilité, se succèdent comme suit : le mamelon, la poitrine, les ailes du nez, la face antérieure du bras, les paupières le ventre ; les muqueuses et les organes viscéraux en sont dépourvus, sauf la pointe de la langue. On voit donc que cette espèce de sensibilité n'est pas parallèle à la précédente. Pour donner la sensation de froid ou de chaud, l'excitation ne doit pas être nécessairement thermique. Il existe pour ces sensations des points (centres) spéciaux où toutes les excitations (thermique, mécanique, électrique) donnent la sensation thermique ; il y a aussi des points *chauds* (sensation de chaleur) et des points *froids*, preuve que les terminaisons nerveuses des premiers ne sont pas de la même spécificité que celles des derniers. La sensation thermique est d'autant plus intense que le corps de contact est meilleur conducteur de la chaleur ; elle donne aussi une idée de distance par la double excitation.

—

CHAPITRE IX

Douleur

BIBLIOGRAPHIE

1097. HESS. *Deutsche mediz. Wochenschr.* 1892, 210. (E. IV, 1893, 122). 1098. JOTEYKO (Dr. J.). et STEFA-NOVSKA (Dr. M.). *Bull. de l'Ac. roy. de Belg.* (*Classe des Sc.*). 1903, n° 2. 1099. MOEZVTKOWSKI. *Nouv. Iconogr. de la Salpétrière.* 1895. (*A. Ps.* II, 1896, 701. Ref.). 1100. HOSSLIN. *Münch. Med. Wochenschr.* 1903, 250. (E. *36*, 1904, 124). 1101. WERTHEIMER (E.). *A. Ps.* XIII, 1907, 370.

On a la sensation de douleur chaque fois qu'un nerf sensible — ceux de la peau, les centripètes des organes viscéraux, les nerfs de température, etc. — est fortement excité. Les sensations douleureuses ont une utilité très grande, en ce sens qu'elles fixent notre attention sur une foule de circonstances nuisibles capables de mettre en danger l'intégrité des organes ou la conservation de l'individu en général. Une même excitation ne produit pas toujours sur le même point de la peau la même sensation dolorifique : une blessure inattendue est moins douloureuse que celle à laquelle nous nous attendions d'avance ; par la force de la volonté nous pouvons diminuer, voire supprimer la sensation de douleur. Le phénomène purement physiologique, disons organique, a donc un côté psychique dont le mécanisme objectif parait cependant peu clair.

On mesure la douleur provoquée — le degré de résistance à la douleur — à l'aide d'algésimètres (par exemple une aiguille sur ressort qui par la pression sur la peau montre sur un petit cadran le nombre de grammes de pression excercée). On a fait la topographie dolorifique du corps humain, on connaît les asymétries (le côté gauche est toujours le plus sensible). On a trouvé encore que les enfants intelligents sont les plus sensibles et que les anormaux sont les plus résistants à la douleur. On n'est pas entièrement d'accord sur les différences de sexe.

—

CHAPITRE X

Fonctions générales

BIBLIOGRAPHIE

1102. ADA (Max). *Diss.* Tübingen, 1876. — 1103. CHARPENTIER (A.). *Arch. de Physiol.* 1891, 122 (E. III, 1892, 70). — 1104. EGGER (E.). *Rev. phil.* XLI, 1896, 26 (E. XII, 1896, 308). XLII, 1896, 337 (E. XIII. 1897, 380). — 1105. EYKMAN (Dr. C.). *Nederl. Tijdschr. v. Geneeskunde,* 1898, I, n° 1. — 1106. FÉRÉ (Ch.). *Rev. phil.* 45, 1898, 296 (E. XVIII, 1898, 461). — 1107. FÉRÉ (Ch.). *A. Ps.* VII, 1901, 82. — 1108. GRUNENWALD (Th.). *Diss. Tübingen,* 1901. — 1109. LANCASTER (A.). *Ann. Observ. Belg.* 1899. 1110. MAC DONALD (M. A.). *Rev. scientif.* 12. 1899, 70 (E. XXIII. 1900, 128). — MARRO (A.). Paris, 1901 (*A. Ps.* VIII, 1902, 516). — 1112. MICHELSON (Ed.). *Psych. Arb.* II, 1899, 84. — 1113. MUMFORD (A. A.). Brain, **20,** 1897, 289 (E. XVIII, 1898, 156). — 1114. PARTRIDGE (G. E.) *Ped. Sem.* XII, 1905, 505. — 1115. PATRICK (G. T. W.) et GILBERT (Allen). *Psych. Rev.* 1896, 470 (*A. Ps.* III, 1897, 684). — 1116. PEMBREY (M. S.) et NICOL (B. A.). *The journ. of Physiol.* XXIII, 386 (*A. Ps.* VI, 1900, 509). — 1117. ROEMER. *Münch. Med. Woch.* 43. 1896, 114 (B. N. 736). — 1118. RÖMER (Aug.). *Diss. Tübingen.* 1881. — 1119. ROSENBAUM (E.). *Diss.* Berlin, 1892 (E. V, 1893, 360). — 1120. SCHUYTEN (M. C.). I° *Congr. flam. de Sciences et de*

Médec. Gand, 1897. — 1121. SCHUYTEN (M. C.). VIe *Congr. flam. de Sciences et de Médec.* Courtrai, 1902. — 1122. SCHUYTEN (M. C.). *Revue de Psych.* I (1908). — 1123. SUNKEL (R.). *Diss.* 1890 (E. II, 1891, 234). — 1124. SOLLIER, MOULIN, KELLER. *Rev. phil.* 41, 1896, 303 (E. XIII, 1897, 380). — 1125. STEVENS (H. C.). *Amer. Journ. Psych.* XIV, 1903, 13. — 1126. — TUCKER. *Amer. Journ. of Psych.* VIII, 394 (A. Ps. IV, 1898, 596). — 1127. VASCHIDE (N.) et VURPAS (Cl.). *C. R.* 1902. — 1128. VERWOON (Max). Jena, 1903 (E. 32, 1903, 291). — 1129. WALLER (A. D.). Traduction de l'anglais par R. du Bois-Raymond. Berlin, 1905 (E. 41, 1906, 441. — 1130. ZWAARDEMAKER (H.). *Ergebnisse der Physiol.* V, 1906.

J'ai réuni dans ce chapitre quelques questions générales dont l'étude, quoiqu'en apparence assez avancée déjà, ne semble cependant qu'esquissée à peine. Je dirai quelques mots sur les points suivants parce qu'ils intéressent très sensiblement les hommes d'école.

L'énergie vitale. — Elle est saisonnière. Elle suit la courbe de la température atmosphérique à travers l'année, semble donc dépendante de l'énergie solaire. L'être vivant est donc plus énergique en été ; l'enfant surtout est très influencé par les fluctuations thermiques extérieures.

Le rayonnement calorifique du corps, en intime connection avec l'énergie vitale, décrit à travers l'année une courbe présentant des minima en hiver et en été, des maxima (identiques) au printemps et en automne.

Ces deux faits représentent une contribution physiologique fondamentale à l'étude de la variabilité naturelle de l'enfant, et de l'être vivant en général.

L'âge de la puberté. — On a beaucoup écrit là-dessus, on est d'accord pour reconnaître que cette période de la vie de l'enfant est décisive pour le développement physique et l'orientation psychique ultérieurs.

Elle doit être étudiée chez les élèves, individuellement, d'une façon particulière. Ils ont alors besoin de beaucoup de direction prudente, avisée ; leur curiosité intense doit être délicatement satisfaite ; ils ne peuvent pas se sentir abandonnés ; ils ont besoin de beaucoup d'affection. Fréquemment le médecin, par ses conseils, pourra rendre à l'éducateur de précieux services.

Le sommeil. — La tendance des écoliers de dormir pendant les heures de classe est trop souvent prise pour de la paresse, alors que le plus souvent elle est la manifestation d'un besoin physiologique qu'on doit satisfaire au lieu de l'enrayer par la violence. Le besoin de dormir apparaît le plus souvent au commencement de l'après-dîner, alors que la digestion bat son plein. C'est une preuve en plus de la nocivité de l'enseignement ordinaire pendant la deuxième partie de la journée. J'ai vu une institution éducative où les pensionnaires faisaient la sieste en plein air ; le travail ne commençait qu'à trois heures et était surtout manuel. La direction, qui pratiquait la méthode à titre d'essai, était très satisfaite des résultats et se proposait de la maintenir. Quand ferons nous, les officiels, un essai à notre tour ?

CHAPITRE XI

Généralités

BIBLIOGRAPHIE

1131. CLASSEN (Johannes). *Jahrb. d. Hamburgschen Wissenchaftl. Anstalten. 18.* 1901, 1. (E. *30*, 1902, 134). — 1132. DINET (Dr.). 1ᵉ *Congr. Hyg. scol.* Paris, 1903, 271. — 1133. DÜNGES (A.). *Vierteljahrsschr. f. wissensch. Philos.* 25, 1901, 1, 171. (E. *29*, 1902 58). 1134. EXNER (Siegmund). Leipzig, 1894 (E. X, 1896, 109). — 1135. FEER (Prof. Dr. E.). Berlin, 1907. 1136. FRÜHLING (J.). *Zeitschr. Pädag. Psych.* IX, 1907, 257. — 1137. GAULE (J.). *Amer. Journ. Psych.* XIIII, 1903, 1. — 1138. GOBLOT (E.). *Rev. philos.* 46, 1898, 487. (E. XXII, 1900 72). — 1139. LOEB (J.) Leipzig, 1906. (E. *44*, 1907, 286). — 1140. NUEL. *A. Ps.* XI, 1905, 390. 1141. NYSTROM (Dr. ANTON). Berlin, 1904. 1142. QUIRSFELD (Dr. Ed.). K. XVIII, 1905, 127. 1143. RETZINS (G.). Stockholm, 1890, 1892, 1893. (A. Ps. I, 1895, 274). 1144. SWOBODA (Dr. H.). Leipzig, 1904. 1145. VERNON (H. M.). London, 1903. 1146. WALLER (A. D.). Brain. LXX, 1895, 200 : LXXI, 1895, 216. (E. XII 1896, 282). 1147. WIESNER (J.). Vienne, 1892, (E. IV, 1893, 90). 1148. WOODWORTH (R. S.). *Traduit de l'Anglais par Samfiresco* (Mⁱˡᵉ le dr. Elvire). Paris. 1903.

On peut trouver dans ce chapitre, en consultant les originaux, des synthèses intéressantes sur le problème de la dynamique de la vie et de la mort, la variabilité biologique ; sur l'explication physiologique des phénomènes psychologiques ; des éclaircissements importants au sujet de la loi. Weber-Fechner ; sur l'hérédité, la vie sexuelle et ses lois, l'importance biologique de la Météorologie.

LIVRE QUATRIEME

—

Psychologie normale

—

CHAPITRE 1er

La Mémoire. — L'Association.

BIBLIOGRAPHIE

1149. ASCHAFFENBURG (G.). *Psych. Arb.* I, 1895, 209 ; II. 1899, 1. — 1150. BELL (C.), HATCH (Gr.). and OHR (L.). *Amer. Journ. Psych.* XIX, 1908, 504. — 1151. BERGSON. Paris, 1896. (E. XVI, 1897, 228). — *Amer. Journ. Psych.* XIX, 1908, 504. — 1152. BERGSON (Henri). *Rev. philos. 41*, 1896, 225, 380. (E. XIII, 1897, 229). — 1153. BERGSTROM (John A.). *Amer. Journ. of Psych.* V, 1893, 3. (E. IX, 1896, 413). — 1154. BERGSTROM (J. A.). *Amer. Journ. Psych.* XVIII, 1907, 206. — 1155. BERNSTEIN et BOGDANOFF. (en russe). I^r *Congr. Psychol. Pédag.* St-Petersbourg, 1906 ; 125. — 1156. BIGHAM. *Psych. Rev.* I, 453. (*A. Ps.* I, 1895, 398). — 1157. BINET (A.) et HENRI (V.). *Rev. génér. des Sc.* 1894. (*A. Ps.* I, 1895, 402). — 1158. BINET (A.). et HENRI (V.). *A. Ps.* I, 1895, 1. — 1159. BINET (A.) et HENRI (V.). *A. Ps.* I, 1895, 24. — 1160. BINET (A.) et HENRI (V.). *Rev. scient.* 1894, I. (*A. Ps.* I, 1895, 401). — 1161. BLEULER, JUNG (C. G.) und RIKLIN, WEHRLIN. *Journ. f. Psychol. u. Neurol.* 3, 1904, 49, 55, 145, 193. 283 ; *4*, 1904, 24. 109 ; *4*, 1905, 129 (E. 40, 1906, 213). — 1162. BOLGER (E. M.). *Amer. Journ. Psych.* XVIII, 1907, 326. — 1163. BOLTON (Th. L.). *Amer. J. of Psych.* IV, 1892, n° 3. (B. N. 531). — 1164. BOURDON (B.). *Rev. phil.* 1894, (*A. Ps.* I, 1895, 406). — 1165. CALKINS (M. W.). *Psych. Rev.* I, 476 (*A. Ps.* I, 1895, 392). — 1166. CALKINS (M. W.). *Psych. Rev.* 5, 1898, 451. (E. XXI, 1899, 293). — 1167. CATTELL (J. Mc. Keen). *Philos. Studien, 2.* 1885, 647 (Leipzig). — 1168. CLAPARÈDE. Paris, Doin, 1903. — 1169. COLEGROVE (F. W.). *Amer. Journ. of Psych. 10.* 1899, 228 (E. XXI, 1899, 460). — 1170. CORDES (G.). *Philos. Stud. 17*, 1901, 30 (E. XXVII, 1902, 125). — 1171. DECROLY (O.) et DEGAND (J.). *A. Ps.* XIII, 1907, 122

— 1172. EBERT (E.) und MEUMANN (E.). *Arch. ges. Psych.* IV, 1905, 1. — 1173. EPHRUSSI (P.). E. *37*, 1904, 56. 161. — 1174. FAUTH (Fr.). K. IV, 1891, 733. — 1175. FAUTH (Dr. Fr.). Z. I, nᵒ 5, 1898. — 1176. GERWERT (A.). *Zeitschr. f. Psychiatr.* 1899. (E. XXIII, 1900, 232). — 1177. GORDON (Kate). *Arch. ges. Psych.* IV, 1905, 437. — 1178. GRASSI (Leonardo). *Rev. sper. di fren.* 30, 1904, 143. (E. *39*, 1905, 373). — 1179. HALL (St. G.). *Ped. Sem.* VI, 1898-99, 485. — 1180. HAWKINS (Ch. J.). *Rev.* IV, 1897, 289. (*A. Ps.* IV, 1898, 572). — 1181. HAYDEN (E. A.). *Amer. Journ. Psych.* XVII, 1906, 497. — 1182. HENDERSON (E. N.). *Psych. Rev. Mon. Sup.* 5, 1903. (E. 38, 1905, 326). — 1183. HENRI (V.). *A. Ps.* VIII, 1902, 1. — 1184. HOFFDING (H.). *Vierteljahrsschr. f. wiss. Phil.* XIII, 420 ; XIV, 27 ; XV, 167. (E. I, 1890, 358). XIV. 191, 293. (E. I, 1890, 511). — 1185. HOLBROOK (A. S.). *Stud. Educ.* I, 1896-97, 18 ; II, 58. — 1186. HOWE. *Amer. Journ. of Psych.* VI, 1894, 239. (*Amer. Psych.* I, 1895. 395. — 1187. JOST (Ad.). E. XIV, 1897, 436. — 1188. JUNG (C. G.). *Zentralb. f. Nervenhk. u. Psychiatr.* 28, 1905, 653. (E. *43*, 1906, 128). — 1189. KELLER (F. A.). *Päd. Sem.* VIII, 1901, 341. — 1190. KENNEDY (F.). *Psych. Rev.* 5, 1898, 477. (E. XXI, 1899. 150). — 1191. KIESOW (F.). *Philos. Stud.* X, 1894, 329. (E. VIII. 1895. 392). — 1192. KIRKPATRICK (E. A.). *Psych. Rev.* I, 1894. (*A. Ps.* I, 1895, 408). — 1193. KUHLMANN (F.). *Amer. Journ. Psych.* XVI, 1905, 337. — 1194. LARGUIER DES BANCELS (J.). *A. Ps.* VIII, 1902, 185. — 1195. LARGUIER DES BANCELS (J.). *A. Ps.* X, 1904, 131. — 1196. LAY (Dr. W.). Wiesbaden, 1908. — 1197. LEHMANN (A.). *Philos. Stud.* VI, 169. (E. IV, 1893, 234). — 1198. LEWY (Waldemar). *Diss. Jena,* 1895. — 1199. LIPMANN. *Zeitschrift Pädagogischen Psychologie* V, 1903, 399. — 1200. LIPMANN (O.). E. 35, 1904, 195. — 1201. LOEWERTON (E.). *Diss. Dorpal,* 1893. (E. VIII, 1895, 142). — 1202. LOBSIEN (M.). *Langensalza,* 1902. — 1203. LOBSIEN (Marx). E. XXVII, 1902, 34. — 1204. LOBSIEN (Marx). *Zeitschr. Pädag. Psych.* IV, 1902, 293. — 1205. LOBSIEN (Marx). *Zeitschr. Pädag. Psych.* VIII, 1906, 329. — 1206. LOBSIEN (Marx). *Beitr. Psych. Auss.* II, (1905-06), 17, 147. — 1207. LOBSIEN (Marx). *Zeitschr. Pädag. Psych.* IX, 1907, 161. — 1208. LOBSIEN (Marx). *Die Exp. Pädag.* III, 1906, 151 ; IV, 1907, 129. — 1209. MEYER (S.). *Grenzfr. des Nerven-und Seelenlebens. Heft* 30. Wiesbaden 1904. (*Arch. ges. Psych.* X, 1905, 133. E. 42, 1906,

351). — 1210. MULLER (G. E.) et SCHUMANN (F.). E. VI, 1894, 81, 257. — 1211. MULLER (Joseph). *Zeitschr. f. Phil. u. phil. Kr. 107*, 1896, 232. (E. XIII, 1897, 129). — 1212. MULLER (G. E.) et PILZECKER (A.). E. 1900. *Exgänzungsband* 1. — MUNSTERBERG (H.). E. I, 1890, 99. — 1214. MUNSTERBERG (H.) et BIGHAM. *Psych. Rev.* I. 34 (*A. Ps.* I, 1895, 411). — 1215. NEUMANN (Günther). *Die Exp. Pädag.* IV, 1907, 63, 155. — 1216. NETSCHAJEFF (Ale). E. XXIV, 1900, 321. — 1217. NETSCHAJEFF (Dr. A.). K. XIV, 1901, 35. — 1218. NETSCHAJEFF (Alex.). Z. V, n° 5, 1902. — 1219. OGDEN (R. M.). *Psychol. Bulletin* I, 1904, 177 (E. *39*, 1905, 466). — 1220. OGDEN (R. M.). *Diss.* Wurzbourg, 1903 (*A. Ps.* XI, 1905, 637). — 1221. PANETH (J.). *Centralbl. f. Physiol.* IV, 1890 (E. I, 1890, 224). — 1222. PEDERSEN (B. H.). *Arch. ges. Psych.* IV, 1905, 520. — 1223. PEUTSCHEW (Christo). *Arch. ges. Psych.* I, 1903, 417. — 1224. POHLMANN (Adolf). Berlin, 1905. — 1225. POTWIN (E. B.). *Psych. Rev.* VIII, 1901, 596 (*A. Ps.* VIII, 1902, 515). — 1226. RADOSSAWIJEWITSCH (Dr. Paul R.). *Pädagogische Monographien von E. Meumann. I. Band.* Leipzig, 1907. — 1227. RANSCHBURG (P.). *Journ. f. Psychol. u. Neurol.* 5, 1905, 93. (E. *41*, 1906, 459). — 1228. REUTHER (F.). *Psych. Stud.* I, 1905, 4 (*A. Ps.* XII, 1906, 649). — 1229. REUTHER (F.). *Wundt's Psychol. Stud.* 2, 1906, 89 (E. *45*, 1907, 135). — 1230. RIBOT (Th.). *Rev. philos.* 1894 (*A. Ps.* I, 1895, 431). — 1231. ROWE (Lucy). *Amer. J. Psych.* XIX, 1908, 243. — 1232. SCHAFER (G. Alex.). (E. *40*, 1906, 55). — 1233. SCHMIDT (F.). E. 28, 1902, 65. — 1234. SCHNEIDER (Th). *Diss.* Juriew, 1894 (*A. Ps.* I, 1895, 412). — 1235. SCHUMANN (F.). E. I, 1890, 75. — 1236. SCHUYTEN (M. C.). *Paedol. Jrb.* III-IV, 1903. Suite: *Ibid.* VI, 1906-07. (Résumés français). — 1237. SCRIPTURE (E. W.), COOKE (W. C. and WARREN (C. M.). *Stud Yale Psych. Labor.* V, 1897, 90. — 1238. SCRIPTURE. *Philos. Stud.* VII, 50. — 1239. SEVERANCE (Eliz.) and FLOY WASHURN (Marg.). *Amer. J. Psych.* XVIII, 1907, 182. — 1240. SMITH (W.). *Diss.* Leipzig, 1894. (*A. Ps.* I, 1895, 397). — 1241. SMITH (W. G.). *Psych. Rev.* III, 1896, 21. (E. XIII, 1897, 128). — 1242. SMITH (Th. L.). *Amer. Journ. of Psych.* VI, 1896, 453. (*A. Ps.* III, 1897, 458). — 1243. SMITH (Marg.). *Amer. J. Psych.* XVIII, 1907, 504. — 1244. SOKOLOW (B. E.). 1er *Congr. Psy h. Pédag.* St. Petersbourg 1906, 113. — 1245. SPEARMAN (C.). *Amer. Journ. Psych.* XV, 1904, 72. — 1246. STETSON (George R.). *Psych. Rev.* IV

(3), 1897, 285. (E. XVIII, 1898, 164). (A. Ps. IV, 1898, 575). — 1247. SWIFT (E. J.). Amer. J. Psych. XVI, 1905, 131. — 1248. TANNERY (P.). Rev. phil. 45, 1898, 636. (E. XIX, 1899, 308). — 1249. TITCHENER (E. B.) and BOLGER (E. M.). Amer. J. Psych. XVIII, 1907, 326. — 1250. TSCHISCH. Rev. de Psychiatr. de Neurol. et de Psych. exp. I, 1896, 20. (A. Ps. III, 1897, 462). — 1251. TZELIKOFF. Bull. du Labor. psych. de Moscou. I, 1896. (A. Ps. III, 1897, 671). — 1252. VAN BIERVLIET (J. J.). Paris, 1902. — 1253. VAN BIERVLIET (J. J.). Rev. phil. 57, 1904, 569. (E. 40, 1906, 210). — 1254. VAN DER PLAATS (Nic.). Diss. Amsterdam, 1898. — 1255. VASCHIDE (N.). A. Ps. III, 1897, 199. — 1256. VASCHIDE (N.) et VURPAS (Cl.). Rev. de Psychiatrie 7, 1903, 13. 57. (E. 35, 1904, 73). — 1257. WATT (Henry). Lit. Arch. ges. Psych. VII, 1906 ; I, IX, 1907, 1. — 1258. WESSELY (R.). Neue Jahrb. f. klass. Altertum u. f. Pädag. II Abt. 16, 1905, 279, 373. (E. 42, 1906, 390). — 1259. WHITCHEAD (L. G.). Psych. Rev. III, 1896, 258. (A. Ps. III, 1897, 462). — 1260. WINCH (Wi H.). The British Journ. of Psychology, 1, 1904, 127 (E. 39, 1905, 232). — 1261. WITASEK (St.). E. 44, 1907, 161, 246. — 1262. XILLIEZ (P.). A. Ps. II, 1896, 193. — 1263. ZABORSKI (C.). Diss. Juriew, 1894. (A. Ps. I, 1895, 413). — 1264. ZIEHEN (Prof. Dr. Th.). I, Z. I, n\u02b3 6, 1898 ; II, Z. III, n\u02b3 4, 1900.

La mémoire est pour ainsi dire la base unique de toute notre activité intellectuelle. C'est la faculté de l'esprit par laquelle nous sommes capables de reproduire, avec plus ou moins de fidélité, après des espaces de temps variables, des impressions reçues soit à l'aide de nos organes des sens, soit par genèse associative mentale. Cela est dû aux *traces* qu'ont laissé ces impressions, non pas sous forme de modifications sensibles produites dans les cellules cervicales, mais bien plutôt sous forme de *dispositions* aptes à renouveler, sous l'excitation appropriée, un procès mental vécu. On comprend que *conserver* un souvenir, dans le sens propre du mot, est une impossibilité, exactement comme il ne nous est pas donné de conserver n'importe quel phénomène naturel.

On distingue deux espèces de mémoire : la mémoire *immédiate*, celle capable de reproduire à l'instant même une impression reçue ; la mémoire *médiate* ou proprement dite, celle capable de reproduire après de longs intervalles. La première a pour caractère essentiel d'exiger une concentration plus ou moins intense de l'attention et de présenter le phénomène intéressant de la continuité de l'impression sensorielle, c'est-à-dire que quand celle-ci a cessé matériellement, le cerveau continue quand même à la percevoir (After-image, Nachbild). Elle a une très grosse importance en Pédagogie, attendu qu'on a trouvé qu'elle est en général très faible chez l'enfant et que l'instituteur a une tendance nette à la surestimer ; des heures durant il ne fait qu'accumuler des notions...

La seconde est susceptible de plusieurs espèces de divisions ; celle préconisée par Meumann dans son livre (1377) m'a paru la plus pratique ; je la donne comme il la présente :

Mémoire proprement dite
1. Mémoire sensorielle
A. des sons, des couleurs ; du goût, de l'odorat ; du sens musculaire ; des phénomènes de température.
B. des phénomènes visuels : objets et mouvements du monde extérieur.
C. des impressions d'espace et de temps.
2. Mémoire des signes ou symboles non réprésentés (noms, nombres, abstractions diverses.)
3. Mémoire pour les produits de la Phantasie.
4. Mémoire pour les sensations de la vie émotive.

Cette classification est motivée par l'expérimentation et on en tient compte, poussé par les faits, dans les recherches.

Le premier problème qui s'impose est celui-ci : les différentes espèces de mémoire se développent-elles également bien chez l'écolier ? Nous savons, à priori, que non ; mais l'expérience méthodique a révélé ce fait intéressant que ce développement présente une certaine variabilité *périodique* à travers les âges qui se caractérise par des accélérations, des ralentissements, des reculs successifs réguliers. La période la plus désavantageuse est l'âge de 14-15 ans ; la plus favorable serait l'âge de 10-12 ans. On a encore trouvé qu'il existe des *types* de mémoire (basés essentiellement sur l'aptitude réceptive des différents organes des sens) qu'on ne peut d'ailleurs jamais se représenter purs. Chaque âge aurait aussi sa spécialité : chez les garçons au début c'est la mémoire des objets qui domine, puis vient celle des *mots* à contenance visuelle, puis celle des *mots* à contenance acoustique ; puis celle pour les sons de toute nature ; enfin la mémoire des nombres et des abstractions et seulement en tout dernier lieu celle basée sur l'émotivité. Chez les filles la marche du développement est un peu autre : avant toutes les autres se place la mémoire des mots visuels, puis viennent successivement celles des objets, des sons, des nombres et notions abstractes, des mots à sens acoustique, des représentations de mouvement et de sensibilité musculaire, des sensations émotives.

La connaissance de cette succession a certainement une grande valeur pédagogique. Remarquez déjà que la mémoire des nombres marche de pair avec celle des abstractions et que toutes deux viennent relativement tard ; observez encore que les phénomènes de l'émotivité n'arrivent qu'en tout dernier lieu ; jusqu'à 13 ans ils sont d'une faiblesse extraordinaire !

D'autres résultats importants ont apparu : les filles ont une meilleure mémoire visuelle que les garçons, mais, ceux-ci sont beaucoup plus forts pour les abstractions et plus sensibles aux *stimulations* ; les enfants les mieux développés et dont les parents occupent les meilleurs positions sociales ont aussi la plus belle mémoire ; la mémoire est une bonne base d'appréciation de la valeur intellectuelle générale d'un individu ; les arriérés (peu développés) donnent le plus de résultats fantaisistes de mémorisation ; dans une série de notions *homogènes* confiées à la mémoire immédiate, les premières et les dernières ont fait l'impression la plus fortes et les premières leur sont supérieures ; la périodicité saisonnière de l'intensité mémorative n'est pas encore tirée suffisamment au clair.

Enfin un dernier point expérimental que je livre spécialemnet à la méditation des intéressés : l'exercice ininterrompu de la mémoire pour un même objet — les répétitions sans fin — n'a pas pour résultat de développer de plus en plus cette mémoire ; à un moment donné il y a *recul progessif*. J'ai déjà relevé cette particularité avec insistance, en plus d'une occasion (1). Et c'est en elle que réside toute l'économie de la technique de l'enseignement.

CHAPITRE II

Le Témoignage

BIBLIOGRAPHIE

1265. BERNSTEIN (A.) u. BOGDANOFF (T.). *Beitr. z. Psych. d. Aussage* 2, 1905, 115 (E. 42, 1906, 391). — 1266. BINET (A.). *A. Ps.* XI, 1905, 128. — 1267. BORST (M.). *Arch. de Psych.* III, 1904, 233. — 1238. CLAPARÈDE (Ed.).

(1) Voir en dernier lieu Paedol. Jrb. VII. 1909, p. 172. La conclusion est résumée ainsi : " Combien de temps faut-il pour mettre en terre une fève ? Une minute, et puis on attend... „

A. Ps. XII, 1906, 275. — 1269. CLAPARÈDE (Ed.). *Arch. de Psych.* V, 1906, 344. — 1270. DÜRR-BORST (Marie). *Die exp. Päd.* III, 1906, 1. — 1271. KEMSIES (F.), PIPER (H.), VIEMANN (W.), LIPMANN (O.), POPPELREUTER (W.). *Zeitschr. Pädag. Psych.* VII, 1905, 177. *Ibid.* VIII, 1906, 1, 81, 85, 89, 97, 104, 118. — 1272. LARGUIER DES BANCELS. *A. Ps.* XII, 1906. — 1273. LIPMANN (Otto). *Beitr. Psych. Auss.* II, (1905-06), 198. — 1274. LIPMANN (O.) u. WENDRINER (E.). *Ibid.* II (1905-06), 418. — 1275. LIPMANN (O.). *Philos. Wochenschr. und Literaturzeitung. Bd.* 2. (Avec une littérature très complète jusqu'au 1ᵉʳ Mars 1906). — 1276. LOBSIEN (M.). *Zeitschr. Päd. Psych.* VI, 1904, 161. — 1277. LOBSIEN *Beitr. Psych. Auss.* I, *Heft* 2, 26. — 1278. MINNEMANN (C.). *Beitr. Psych. Auss.* I, *Heft* 4, 60 (1904). — 1279. MÜLLER (Robert). *Journ. f. Psych. u. Neurol. 3,* 1904, 112 (E. 39, 1905, 377). — 1280. OPPENHEIM (Rosa). *Beitr. Psych. Auss.* II (1905-06) 338. — 1281. SCHNEICKERT (H.). *Beitr. Psych. Auss.* I, *Heft* 4, 1 (1904). — 1282. SCHNEICKERT (Dr. H.). *Beitr. Psych. Auss.* II (1905-06), 596. — 1283. STERN (L. W.). Berlin, 1902 (*A. Ps.* IX, 1903, 331). — 1284. STERN (L. W.). *Beiträge 3, Psych. der Aussage 3,* 1904. — 1285. STERN (W.). *Beitr. Psych. Auss.* II (1905-06), 1. — 1286. STERN (Clara u. W.). *Beitr. 3. Psych. d. Aussage.* II Folge, 1905, 31. — 1286. STERN (W.). *Beitr. 3, Psych. d. Auss.* 2, 1905, 73. — 1288. STERN (Clara u. W.). *Beitr. Psych. Auss.* II (1905-06), 161. — 1289. T' KINDT (E.). *B. A. P. G.* (Bull. Sᵗᵉ génér. de Pédol.) III, 1907. — 1290. URSTEIN (M.). *Arch. ges. Psych.* IX, 1907, 71. — 1291. WRESCHNER (A.). *Arch. ges. Psych.* I, 1903, 148. — 1292. ZAVADSKIJ (A. V.). *Beitr. Psych. Auss.* II (1905-06), 211, 285.

Le problème essentiel que cette partie de la Psychologie tend à résoudre est celui-ci : quels sont les facteurs qui influent sur la reproduction plus ou moins fidèle des souvenirs ? Il est sous-entendu que la personne interrogée a le désir d'être exacte. C'est une forme de la mémoire. En réalité les phénomènes qui y ont trait appartiennent à l'étude de la mémoire en général. Si j'en réunis les principaux dans un chapitre spécial c'est qu'on a parlé de la science du témoignage, voulant indiquer ainsi la haute importance de la discipline. De fait cette importance existe surtout en matière juridique où l'interrogatoire, sous tous ses aspects, est la base de toute action judiciaire. Et même l'Histoire y trouvera un regain de positivisme. En matière éducative elle n'a pas plus d'importance que n'importe quelle autre partie de la psychologie infantile ; elle est en effet du domaine de la mémoire.

Les faits expérimentaux se sont accumulés avec rapidité. La littérature en tête de ce chapitre n'est qu'une partie de ce qu'on pourrait réunir.

Les objets présentés au souvenir pendant des temps variables étaient de nature très diverse : objets usuels de toutes sortes, des images imprimés en noir et en couleur ; des histoires lues à haute voix devant les élèves ; des scènes de tribunal arrangées exprès. Et on a examiné aussi bien des adultes que des enfants des deux sexes. Cependant ces expériences ne sont pas si simples qu'on pourrait le croire à première vue, car si leur exécution ne dépend que de l'habileté professionnelle de l'expérimentateur, leur interprétation exacte constitue dans certaines cas une difficulté très sérieuse. Il est évident que quand je présente à un groupe d'enfants une image, les différents objets qu'elle symbolise non seulement sont par eux-mêmes d'importance psychologique inégale, mais ils font encore sur chaque élève une impression différente. Si le petit bonhomme a surtout excité la curiosité de l'un, c'est précisément la maisonnette de l'arrière plan qui a paru énorme à l'autre. Il s'agissait donc d'arriver à une interprétation numérique des résultats exempte de tout arbitraire et suffisamment exacte. On est alors arrivé à exprimer le *degré du savoir* par $\frac{e}{e+f+i}$, *la fidélité de la reproduction* (ou du témoignage) par $\frac{e}{e+f}$, formules dans lequelles e représente le nombre de réponses exactes, f les réponses fausses, i les réponses incertaines (1). Les affirmations positives sont représentées par 1 e et 1 f, celles accompagnées de restrictions par 1/2 e et 1/2 f.

Voici quelques résultats généraux que j'emprunte au n° 1275 :

Les reproductions du domaine de l'objectivité sont plus certaines que celle de la subjectivité ; les objets qui frappent sont d'abord reproduits, puis les détails ; les personnes frappent plus que les choses, les faits et les circonstances plus que les paroles ; la suite logique d'une succession de faits est généralement très primitive ; les premiers faits d'une série sont mieux retenus que les derniers (2) ; les chiffres sont très mal rendus, ainsi que les dates, les distances. Les suggestions auditives avaient le moins de prise sur les personnes dont l'acuité était faible ; idem pour les suggestions visuelles par rapport aux myopes ; les malades (alcooliques et intellectuellement inférieurs) restent en dessous des personnes présumées saines ; la

---

(1) En Allemagne e = r (richtig), f = (falsch), i = u (unterstimmt).

(2) J'ai trouvé dans le temps pour la mémoire des nombres: les *premiers* et les *derniers* de la série présentée mieux qui ceux du milieu (Paedol. Jb. III. IV, 246).

subjectivité augmente avec l'âge. Les différences sexuelles trouvées sont assez contradictoires et cela se comprend relativement bien quand on songe qu'il est toujours très difficile de retrouver *à la fin* des expériences qui peuvent être de longue haleine, un nombre suffisant de garçons et de filles et que cette condition *doit* être réalisée pour avoir des conditions expérimentales comparables.

On s'est démandé si la fidélité du témoignage est éducable Il ne saurait y avoir de doute à cet égard. Tous les instituteurs s'ingénuent journellement, par des exercices appropriés, à réaliser chez leurs élèves des reproductions variées aussi exactes que possible ; c'est le fond de la Science et de l'Art de l'enseignement.

Voici maintenant encore quelques conclusions générales du domaine judiciaire que j'emprunte au n° 1272.

1. Dans *tout* témoignage il y a des erreurs.

2. Elles sont beaucoup moins nombreuses dans le récit spontané que dans l'interrogatoire.

3. La valeur d'une réponse dépend de la *forme* de la question qui l'a provoquée.

4. Les questions impliquant une *suggestion* doivent être évitées. (Enfants !).

5. La valeur des renseignements donnés sur quelqu'un est minime ; on se trompe presque toujours sur l'exactitude d'une couleur.

—

CHAPITRE III

L'Attention

BIBLIOGRAPHIE

1293. AARS (K. B. H.). *A. Ps.* VIII, 1902, 215. 1295. *A. Ps.* VI, 1900, 405. — 1294. BINET (A.). *A. Ps.* VI, 1900, 248. — 1296. BLISS (C. B.). *Stud. Yale Psy. h. Labor.* I, 1893, 1. — 1297. BURNHAM (W. H.). *Amer. J. Psych.* XIX. 1908, 14. — 1298. CATIELL. *Phil. Stud.* VIII, 402 (*A. Ps* I, 1895, 458). — 1299. DE SANCTIS (Sante). E. XVII, 1898. 205. — 1300. DREW. *The Amer. Journ. of Psych.* VII, 1896 533 (E. XVI, 1897, 224). — 1301. FERREE (C. E.). *Amer. J. Psych.* XVII, 1906, 81. — 1302. GAMBLE (Eleanor). *Amer J. Psych.* XVI, 1905, 261. — 1303. GEISSLER (L. R).. *Amer*

J. *Psych.* XVIII, 1907, 309. — 1304. GRIFFING (Harold).
Amer. J. of Psych. VII, 1896, 227 (A. Ps. III, 1897, 483).
— 1305. HAMLIN (Alice). *Amer. Journ. of Psych.* VIII, 1897,
3. (E. XVI, 1897, 225). — 1306. HAMMER (Bertil). E. 37,
1904, 363. — 1307. HERRICK (C. L.). *Journ. of Compar.
Neurology*, VI, 1896, 5. (E. XVI, 1897, 225). — 1308. HY-
LAN (J. B.). *Psych. Rev.* III, 1896, 56. (E. XIII, 1897, 126).
— 1309. KERRL (Theod.). *Diss. Greifswald*, 1898. — 1310.
KILLEN (Bertha). *Amer. Journ. Psych.* XV, 1904, 512.
1311. KULPE (Oswald). *Zeitschr. f. Philos. u. philos. Kritik.*
110, 1897, 7. — 1312. LANGE (N.). Odessa. (A. Ps. I, 1895,
376). — 1313. LEHMANN (A.). *Philos. Stud.* IX, 66. (A.
Ps. I, 1895, 384). — 1314. MAC DOUGALL (R.). *Psych. Rev.*
1896, 158. (A. Ps. III, 1897, 467). — 1315. MARTIUS (Götz).
Philos. Stud. VI, 167. (E. II, 1891, 129). — 1316. MOYER.
Amer. J. of Psych. VIII, 405. (A. Ps. IV, 1898, 578). — 1317.
PACE (Ed.). *Philos. Stud.* VIII, 387. (A. Ps. I, 1895, 388).
— 1318. PETERS (W.). *Arch. ges. Psych.* VIII, 1906, 385.
— 1319. RAGEOT (Gaston). *Rev. philos.* 56, 1903, 113. (E.
38, 1905, 58). — 1320. RIBOT (Th.). Paris, 1889. — 1321.
SCHUYTEN (M. C.). 1re *Communication : Bull. Acad. roy. de
Belg. (Cl. des Sciences)*, 8me série. XXXII, 1896. 2me *Com-
munication : Ibid.* XXXIV, 1897. — 1322. SLANGHTER (J. W.).
Amer. J. of Psych. XII, 1901, 313. — 1323. STEVENS (H. C.).
Amer. J. Psych. XVI, 1905, 409. — 1324. SULLY (J.). Brain,
II, 1890, 145. (E. II, 1891, 236). — 1325. TITCHENER.
Philos. Review, III, 429 et IV, 65. (A. Ps. I, 1895, 435).
1326. TSUKAHARA (Masatsugu). Hiroshima (Japon), 1907. —
1327. VASCHIDE. *Riv. sperim. di Fren.* XXIV, 1898, 20. (E.
XIX, 1899, 307). — 1328. VAYRAC. *Rev. scientif.* 5, 1906,
422. (E. 43, 1906, 455). — 1329. WIERSMA (E.). E. 26, 1901,
168 ; 28, 1902, 179 ; 31, 1903, 110. — 1330. ZIEHEN (Th.).
Monatsschr. f. Psychiatr. u. Neurol. 14, 1903, 231. (E. 37,
1904, 277).

Pour tout dire on n'est pas encore arrivé à donner une
définition, satisfaisante pour tout le monde, du phénomène psychique qu'on appelle « attention. »

On sait qu'elle constitue une concentration de l'esprit, *spon-
tanée* ou *volontaire*, sur un objet quelconque, qu'elle a de *l'intensité* et de *la durée*. Elle est aussi extrêmement mobile, d'une
adaptation souvent difficile, surtout chez les enfants. Beaucoup
de psychologues évitent de la définir et s'occupent plutôt à
établir expérimentalement son mécanisme, à scruter ses lois.
Je crois que c'est beaucoup plus sage que de se perdre en

vaines discussions qui, parfois, sont bien profitables à l'art oratoire, mais ne font en rien avancer la Science. Et puis, quand nous aurons établi beaucoup de faits indiscutables, que le phénomène de l'attention — auquel personne ne se trompe et que chacun sait produire à volonté — aura été examiné et analysé sous un nombre suffisant d'aspects, la définition vraie, la seule bonne, s'imposera d'elle-même. D'ici là examinons quelques résultats expérimentaux intéressants.

On s'est efforcé de *mesurer* l'attention en créant des états de concentration spirituelle appropriée. Le tout s'est borné a observer sa variabilité dans des conditions nettement établies. Et comme méthode on a imaginé un nombre très grand de tests qui presque tous sont basés sur l'exécution d'un travail intellectuel homogène, plus ou moins soutenu. (1) C'est ainsi qu'on a pû établir un certain nombre de facteurs internes et externes capables d'affaiblir ou de stimuler l'état attentif, notamment la *fatigue*, la *distraction* qui résulte de la division de l'attention sur deux ou plusieurs objets, *l'adaptation* ou faculté de produire avec aisance le travail entamé, *l'intérêt* ou forme affective de l'effort déployé, *l'attente* en connexion intime avec ce dernier et en proportion directe avec *l'intensité*, qui dépend de la force des impressions sensorielles reçues ou de l'influx volontaire mis en activité ; enfin un certain nombre d'agents physiques extérieurs ont une influence directe, inconsciente la plupart du temps, comme la température et les saisons.

En outre les phénomènes de l'attention sont accompagnés, à partir d'un degré variable d'intensité, de changements dans l'état physiologique ordinaire de l'individu, tels que l'accélération du pouls, des battements du cœur, des mouvements respiratoires, l'augmentation de la température du corps. On a même constaté, dans presque tous les cas, une tendance nette au relâchement musculaire. En enregistrant ces manifestations on constate que la plupart du temps, après la période du commencement (ou d'excitation), il y a recul dans la vitesse accélérée ; la courbe tombe, peut même descendre en dessous de la normale (stade du repos). Inversement l'attention peut-être suffisamment forte pour produire au début un ralentissement notable dans les différentes espèces de vitesses normales, qui au second stade augmenteront et diminueront à nouveau. Le tout dépend du travail effectué qui peut-être purement sensoriel ou mental.

Il est sans doute intéressant d'appuyer sur quelques chiffres que j'emprunte à Mac Dongall :

---

(1) Voir le Chapitre des « Texte et Appareils ».

ATTENTION PENDANT LA PERCEPTION D'UN BRUIT FAIBLE.

Longueur moyenne des phases respiratoires.

Sujets	Inspiration	Pause inspiratoire	Expiration	Pause expiratoire	Durée totale de la respiration	Profondeur

1° Etat normal.

Sujets	Secondes	Secondes	Secondes	Secondes	Secondes	Millim.
A	0,68	0,33	1,08	1,51	3,59	14
B	0 75	0,47	1,41	1,16	3,81	11
C	1 35	1,08	2,59	2,55	7,45	36
D	1,21	0,11	1,08	1,96	4,34	40
E	0,77	0,24	1,03	1,34	3,38	17
F	1,31	0,27	2 07	1,71	5,35	24
G	0,95	0,32	1,31	1,14	3,62	27

2° Pendant l'attention.

Sujets	Secondes	Secondes	Secondes	Secondes	Secondes	Millim.
A	0,83	0,87	1,45	1,25	4,41	19
B	0,73	0,39	1,38	0,43	3,43	15
C	1,12	0,45	2,70	1,08	5,81	13
D	0,74	0,11	1,08	1,38	3,31	28
E	0,94	0,36	1,42	1,76	4,27	24
F	1,34	0,22	2,02	2,09	5,58	22
G	0,69	0,57	0,94	1,05	3,28	15

ATTENTION PENDANT LE CALCUL MENTAL.

Longueur moyenne des phases respiratoires.

Sujets	Inspiration	Pause inspiratoire	Expiration	Pause expiratoire	Durée totale de la respiration.	Profondeur

Etat normal.

Sujets	Secondes	Secondes	Secondes	Secondes	Secondes	Millim.
A	0,72	0,22	1,39	1,35	3,68	29
B	0,76	0,31	1,24	1,12	3,43	34
C	0,67	0,40	1,17	1,35	3,59	20
D	1,26	–	1,89	1,98	5,13	81
E	0,67	0,49	0,85	1,11	3,12	15

Sujets	Inspiration	Pause inspiratoire	Expiration	Pause expiratoire	Durée totale de la respiration	Profondeur
			Calcul.			
A	0,49	0,22	1,12	0,90	2,63	22
B	0 22	0,31	1,12	0,36	2 01	13
C	0,67	0,22	1,26	0,37	2,51	25
D	0,58	0,13	1,62	0,89	4,22	61
E	0,45	0,45	0,85	0,85	2,60	12

En Pédagogie on n'a pas assez compté jusqu'ici avec ces relations qui, quoique très rudimentaires encore, renferment déjà des indications assez précieuses pour jeter quelque clarté sur plus d'un évènement scolaire taxé d'incompréhensible. Il est indéniable que l'instituteur au courant de ces faits saura mettre en œuvre dans son enseignement, le cas échéant, des moyens de rectification et de coërcition dont il ne peut avoir mais pas trace d'idée s'il se contente d'agir, comme cela se fait pour ainsi dire toujours, selon ses impressions fugitives et vagues du moment.

L'influence saisonnière est énorme. L'attention volontaire suit à travers l'année scolaire une courbe ascendante d'octobre à Janvier, puis baisse régulièrement et assez fortement jusque vers Juillet-Août. (n° 1321).

CHAPITRE IV

L'Intelligence et sa Mesure. - L'Analyse infantile

BIBLIOGRAPHIE

1331. (Anonyme). *A. Ps.* V, 1899, 245. — 1332. BAERWALD (Richard). Leipzig, 1896 (E. XIX, 1899, 230). — 1333. BAGLEY (W. Ch.). *Amer. Journ. Psych.* XII, 1900-01, 193. — 1334. BARNES (Earl). *Stud. Educ.* I, 1896-97, 163. — 1335. BAYERTHAL (Dr. med.). *Die Exp. Pädag.* II, 1906, 247. — 1336. BAYERTHAL (Dr. med.). *Die Exp. Pädag.* III, 1906, 238. — 1337. BERGSTRÖM (John A.). *Amer. J. of Psych.* VI, 1894, 247 (E. IX, 1896, 413). — 1338. BINET (A.). *A. Ps.* VII, 1901, 369. — 1339. BINET (A.). *A. Ps.* VII,

1901, 375. — 1340. BINET (A.). *A. Ps.* VII, 1901, 403. — 1341. BINET (A.). *A. Ps.* VII, 1901, 412. — 1342. BINET (A.). Paris, 1903. — 1343. BINET (A.). *A. Ps.* X, 1904, 179. — 1344. BINET et SIMON. *A. Ps.* XIV, 1908, 1. — 1345. BINET (A.). *A. Ps.* XI, 1905, 69. — 1346. BINET et SIMON. *A. Ps.* XI, 1905, 245. — 1347. BOHU (G.). *A. Ps.* XII, 1906, 137. — 1348. BOLTON (T. L.). *Amer. Journ. Psych.* XIIII, 1903, 615. — 1349. BOURDON (B.). *A. Ps.* II, 1896, 54. — 1350. BURK (Caroline). *Ped. Sem.* VII, 1900, 179. — 1351. CARTER (M. H.). *Amer. J. of Psych.* 9, 1898, 534. (E. XX, 1899, 435). — 1352. CARTER (M. H.). *Amer. Journ. Psych.* XI, 1899-00, 101. — 1353. CATTELL (Mac K.). *Philos. Review*, II, 1893, 316 (E. VIII, 1895, 110). — 1354. CATTELL (Mac K.) et FARRAND (Livingston). *Psych. Rev.* III, 1896, 618 (*A. Ps.* III, 1897, 607). — 1355. CREIGHTON (J. E.). *Philos. Rev.* V, 1896, 135 (E. XIII, 1897, 129). — 1356. CRON (Ludw.) u. KRAEPELIN (Emil). *Psych. Arb.* II, 1899, 203. — 1357. DE CROLY (Dr.), BOULENGER (Dr.), SMELTEN (N.). *Trans.* 2d *intern. Congr. School Hyg.* 1907 ; I, 128. — 1358. DE CROLY (O.) et DEGAND (Mlle J.). *Int. Arch. Schulhyg.* IV, 1908, 230. — 1359. EBBINGHAUS (H.). E. XIII, 1897, 401. — 1360. ELSENHAUS (Th.). *Zeitschr. Pädag. Psych.* I, 1899, 233, 334. *Ibid.* II, 1900, 41. — 1361. ELSENHANS (Th.). *Ber. Kongr. Kinderf.* Berlin, 1906, 137. — 1362. ELSENHAUS (Th.). E. XIII, 1897, 460. — 1363. GALTON (Fr.). K. III, 1890, 592 (Communiqué par Prof. Schaaffhausen). — 1364. GALTON (F.) u. BRYANT (S.). *Journ. of Anthrop. Institut* (K. V, 1892, 76). — 1365. GESSELL (A. L.). *Amer. J. Psych.* XVII, 1906, 394. — 1366. GIESSLER (C. M.). *Vierteljahsehr. f. Wissensch. Philos.* 24, 1900, 299 (E. XXVI, 1901, 273). — 1367. GRIESBACH. K. X, 1897, 659. — 1368. HENRY (Ch.). *Publication de l'Institut Sociologie Solvay.* Eruxxelles, 1906. — 1369. KOHNSTAMM (Oskar). *Arch. ges. Psych.* VI, 1906, 132. — 1370. KRAMER (Oskar). *Psych. Arb.* V, 190, 258. — 1371. LAPIC (P.). *Rev. phil.* 1904 (n° 2) *A. Ps.* XI, 1905, 622). — 1372. LARGNIER DES BAUCELS (J.). *A. Ps.* XIII, 1907, 477. — 1373. LEHMANN (Alfr.) und PEDERSEN (R. H.). *Arch. ges. Psch.* X, 1907, 1. — 1374. LIBBY (W.). *Amer. J. Psych.* XIX, 1908, 249. — 1375. MAC MILLAN (D. P.). *Journ. of Proc. and Addresses of the Nation. Educ. Ass. of St-Louis*, 1904. — 1376. MERCANTE (Victor). Buones-Aires, 1904. — 1377. MEUMANN (E.). *Die Exp. Pädagogik*, I, 1905, 35. — 1378. MEUMANN (E.). *Ber. Kongr. Kinderf.* Berlin, 1906, 27. — 1379. MEUMANN (E.). *Die Exp. Pädag.* IV, 1907, 23. — 1380. PAULHAN (Fr.).

Paris, 1896 (E. XIII, 1897, 130). — 1381. RICHE (Dr.). K. IV, 750. (Referat). — 1382. RIETZ (Dr. Med.). K. XIX, 1906, 65. — 1383. RODENWALDT (E.). *Arch. f. Krim.-Anthrop. u. Kriminalistik, 18,* 1905, 235 (E. *41,* 1906, 66). — 1384. ROEMER (K. X.). 1897, 30 (Referat). — 1385. SANFORD (E. C.). *Amer. Journ. Psych.* XIII, 1902, 426. — 1386. SCRIPTURE (E. W.). *Philos. Rev.* II, 1893. (E. VIII, 1895, 111). — 1387. SCHUURMANS-STECKHOVEN (Dr.). *Psychiatr. en Neurol. Bladen.* 1903. — 1388. SCHUYTEN (M. C.). Anvers, 1893. — 1389. SCHUYTEN (M. C.). *Paedol. Jaarb.* II, 1901. — 1390. SCHUYTEN (M. C.). *Paedol. Jaarb.* III-IV, 1903 (Reproduit dans l'éducation de la Femme. Paris, Doin, 1908). — 1391. SCHUYTEN (M. C.). *Paedol. Jaarb.* VII, 1908-09, 73, 118. — 1392. SPEARMAN (C.). *Amer. Journ. Psych.* XV, 1904, 201. — 1393. THORNDIKE (E. L.). New-York, 1904. — 1394. TSCHELPANOFF (M.). *Rev. scient. 13,* 1900, 193, 264 (E. XXV, 1901, 126). — 1395. K. V, 1892, 126 (Referat). — 1396. VAN BIERVLIET (I. J.). *Journ. de Psych. norm. et pathol. 1,* 1904, 225 (E. *39,* 1905, 379). — 1397. VANEY (V.). *A. Ps.* XI, 1905, 146. — 1398. VAN RIJNBERK (Dr. G.). 5me *Cong. intern. de Psych.* Rome, 1905. — 1399. VASCHIDE (N.) et VURPAS (Cl.). *C. R. de la Soc. de Biol.* 1901 (E. *30,* 1902, 232. — 1400. VASCHIDE (N.) et PELLETIER (Mlle M.). *C. R.* 1901 (E. *32,* 1903, 282). — 1401. VASCHIDE (N.) et PELLETIER (M.). *Rev. de Philos.* 1903 (*Lit. Arch. ges. Psych.* VI, 1906, 52). — 1402. VENU (J.). *Monist,* IV, 1893, 5 (*A. Ps.* I, 1895, 479). — 1403. WECK (Wolfgang). *Diss.* Berlin, 1905. — 1404. WHIPPLE (G. M.). *Amer. Journ. Psych.* XV, 1904, 489. — 1405. WIERSMA (E.). E. *30,* 1902, 196. — 1406. WINTELER (Dr. J.). *Die Exp. Pädag.* II, 1906, 1, 147. — 1407. WISSLER (Clark). *Psychol. Rev. Monograph.* Supplé-3, 1901 (E. *30,* 1902, 159). — 1408. WOLODKEWITSCH (N.). *Zeitschr. Pädag. Psych.* VIII, 1906, 344, 409. *Ibid.* IX, 1907, 32. (Paru séparément à Berlin, 1907).

Quand on dit de quelqu'un qu'il est « intelligent » on entend par là que ce quelqu'un possède à un degré supérieur, un ou plusieurs dons très développés qui le distinguent du commun des mortels. « Très bien doué », « talentueux », « vive intelligence » sont des expressions qui marquent un « degré de développement » de l'esprit très élevé et plutôt rare. Mais en employant ces expressions nous ne savons pas d'une façon bien définie ce que nous voulons dire ; nous désignons un état mental vague que nous sommes généralement incapables d'attacher à un genre de processus bien observés. Quel est le caractère typique d'un esprit appelé intelligent ? Les uns disent que c'est celui qui a la faculté de produire, à l'aide de notions existantes, des *combinaisons* nouvelles, inattendues ; les autres que c'est surtout la faculté critique ou *analytique* qui est une mesure de l'intelligence. D'après d'autres encore l'état intelligent général serait à chercher dans le degré d'acuité d'un organe des sens quelconque. Mettons donc qu'il y ait trois espèces de définition de l'intelligence. Chacune d'elles est incomplète, ne représente qu'une partie de la vérité. Je pense qu'il faut dire que l'intelligence comporte à la fois l'esprit d'analyse et de combinaison et qu'à la base peut se trouver un ou plusieurs organes des sens plus ou moins développés. Mais il me semble qu'il n'est pas absolument nécessaire de présenter la situation d'une façon aussi compliquée. Elle est plus simple : l'esprit *assimile* et *crée* (ceci à l'aide de données existantes ou nouvelles) ; chacune de ces facultés n'est jamais seule mais peut dominer l'autre en intensité ; le degré d'intelligence sera marqué par le degré de développement des deux. D'où il résulte que l'être bien doué, intelligent, sera essentiellement *assimilateur* ou *créateur*. A un degré très bas il sera inintelligent, arriéré ou faible d'esprit sous une forme quelconque. Je me borne à signaler cette idée que je compte développer ailleurs quand j'aurai réuni les faits expérimentaux nécessaires.

Entretemps voyons comment on a essayé de déterminer les différents degrés de l'intelligence. Tout d'abord les signes extérieurs, physiques, ont attiré l'attention des chercheurs. On a trouvé que les enfants corporellement les plus développés — taille, poids, force musculaire, envergure, capacité vitale — sont aussi intellectuellement les mieux doués. Les recherches sur grande échelle exécutées dans ce sens ne laissent aucun doute à cet égard. Puis on s'est adressé aux mesures de la tête et les plus grosses dimensions du crâne revenaient encore une fois aux plus intelligents. On a essayé aussi les déterminations esthésiométriques, parce que la constatation que le seuil de la sensibilité cutanée est le plus petit chez les intelligents est indéniable. Au point de vue psychologique les élèves faibles seraient caractérisés : par une acuité des organes des sens en dessous de la moyenne, par une assimilation générale inexacte, une attention variable, mobile, de courte durée, une adaptation lente aux travaux de l'esprit, par peu de spontanéité et d'acuité ; la mémoire est faible ou unilatérale, le témoignage et la reproduction de choses vécues incertains ; les abstractions sont difficiles, parfois impossibles ; les activités originale et synthétique sont très faibles.

Ces différentes espèces de facultés n'ont jamais été examinées ensemble pour un même groupe d'enfants ; on en a pris une ou plusieurs pour conclure à la corrélation entre elles. Binet et Simon ont essayé de construire une *échelle métrique* de l'intelligence pour les âges successifs (de 3 à 13 ans) en posant des questions appropriées à chacun d'eux ou en faisant exécuter des exercices caractéristiques choisis avec beaucoup de soin. Ces auteurs ont fait tout ce qui pouvait être fait pour mettre en valeur les différentes facultés. Ils ont pu déterminer ainsi les normaux (moyens), les retardés, les sur-normaux intellectuels.

De toutes ces investigations est résultée la notion de « type intellectuel » indépendante du degré d'intelligence. On parle d'un côté de types *descriptif, synthétique, émotif, érudit* ; de l'autre de types *visuel, auditif, moteur* ayant pour caractéristique de retenir successivement surtout les images optiques, acoustiques, motrices. On voit l'opposition des psychologues pûrs aux psycho- physiologues. Peu importe d'ailleurs. Tous ces types existent. Mais qu'on ne s'imagine jamais qu'on les rencontre communément tels quels à l'état de pureté parfaite. On ne voit que des mélanges de toutes les espèces imaginables ; tout ce qu'on peut inventer de combinaisons en fait est tout à fait possible. La dénomination du type ne dépend que de la *faculté dominante.*

En relation intime avec cette idée de type est celle « d'analyse infantile » resultant de la nécessité inéluctable pour le pédagogue de pouvoir déterminer d'avance les caractéristiques physiques et spirituels des enfants confiés à ses soins. Quand le petit homme arrive à l'école il est inconnu complètement par celui qui a le plus d'intérêt à le connaître : l'instituteur. Ce n'est qu'à la longue que celui-ci acquiert lentement et de façon subjective encore quelques notions, plusieurs fois contredites par des faits inattendus, sur la nature intime et les capacités assimilatrices et créatrices de ses élèves, si encore, bien entendu, il en arrive là. Car communément il n'a pas le temps de s'occuper de ces détails sans utilité pratique immédiate : il a trop d'élèves, il change trop souvent de classe, il doit finir avant tout le programme imposé.

J'ai esquissé moi-même un plan d'analyse (1) que j'étudie toujours et dont j'espère corriger petit à petit les imperfections. I. Anthropométrie (les principales mesures usuelles). II.

---

(1) Entre autres dans « L'Education de la Femme », Paris, Dion, 1908, (page 268 et suivantes.)

Psycho- physiologie : force musculaire, équilibre des mouvements (auquel il faut attacher une grande importance), sensibilité (de la peau, musculaire), les organes des sens (vue, ouïe, odorat, goût) ; mémoire, force imaginative (créatrice) ; temps de réaction ; ergographie (mesure de la fatigabilité). III. Particularités et caractère (questionnaires appropriés pour scruter la vie intérieure dans une foule de circonstances). IV. Conclusions pédagogiques générales.

Ce plan est individuel. Dans les écoles, où il s'agit de masses d'enfants considérables, l'expérience devra indiquer l'essentiel à noter dans l'analyse, avec élémination provisoire de ce qui *paraît* de moindre importance.

Dans toute œuvre éducative le carnet scolaire ou «dossier» de l'élève s'impose. On y réunira 'es données de l'analyse périodique (deux fois l'an) pour toute la durée de la fréquentation scolaire et on suivra avec intérêt et grand fruit comment les courbes se déroulent avec éloquence.

Le temps à trouver à l'école pour réaliser ce rêve ? On le cherchera difficilement avec les systèmes éducatifs en cours. Il faudra les changer d'abord. Et qu'on commence alors à imiter ce que l'on applique déjà aux écoles spéciales (pour arriérés) où l'on est moins pressé avec les résultats pédagogiques à obtenir, où on applique déjà nombre de données scientifiques aussi utiles qu'inévitables. Je le trouve, comme phénomène, très curieux qu'en ce moment ces progrès se localisent surtout dans les institutions scolaires où on essaye, avec succès d'ailleurs, de rendre inoffensifs les déchets de la société humaine moderne. Faut-il s'en féliciter ? Oui et non. Mais je le déplore que les pouvoirs tardent si longtemps à donner aux enfants normaux — les futurs citoyens et citoyennes indispensables — ce qu'ils distribuent avec largesse, par pûr sentimentalisme, aux anormaux.

CHAPITRE V

La Fatigue et le Surmenage

BIBLIOGRAPHIE

1409. Aars (K. B. R.) et Larginer des Banuls (J.). *A. Ps.* VII, 1901, 187. — 1410. Adsersen (Dr. H.). K. XVII, 1904, 540. — 1411. Altschul (Dr. Th.). *Ber. I intern. Kongr. f. Schulhyg.* 1904 ; II, 225. — 1412. Altschul (Dr.

Th.). *Trans. 2e intern. Congr. School Hyg.* 1907 ; I, 123. — 1413. AMBERG (Emil). *Psych. Arb.* I, 1895, 300. — 1414. ANDREAE (C.). *Zeitschr. Päd. Psych.* I, 1899, 113. — 1415. BARANOWSKY (Dr. M.). *XIIe Congrès intern. de Médecine* Moscou, 1897, VII, 1900, 433. (B. N. 736). — 1416. BAUR (Dr. A.). *Trans. 2e intern. Congr. School Hyg.* 1907 ; I, 177. — 1417. BELLEI. (Dr. J.). K. XIV, 1901, 416. (Ref.). — 1418. BELLEI (Dr. J.). *Revista sperim. di fren.* XXX. 1904, 17. (*A. Ps.* XI, 1905, 669). — 1419. BEUSE (J. F.). 19Arnhem, 1902. — 1420. BETTMANN (S.). *Psych. Arb.* I, 1895, 152. — 1421. BINET (A.). *A. Ps.* IX, 1903, 247. — 1422. BINET (A.). *A. Ps.* IX, 1903, 235. — 1423. BINET (A.). *A. Ps.* IX, 1903, 79. — 1424. BINET (A.). *Arch. de Psych.* IV, 1905, 81. — 1425. BINET (A.). *A. Ps.* XI, 1905, 1. — 1426. BINET (A.). et HENRI (V.). Paris, F. 1898. — 1427. BINET (A.). et VASCHIDE (N.). *A. Ps.* IV, 1898, 295. — 1428. BLAZCK (B.). *Zeitschr. Päd. Psych.* I, 1899, 311. — 1429. BOLTON (Thaddeus L.). *Psych. Arb.* IV, 1904, 175. — 1430. BONOFF. *Int. Arch. Schulhyg.* IV, 1908, 384. — 1431. BUM (Anton). *Wiener med. Presse.* XXXVII. 1896, nº 48. (E. XIV, 1897, 393). — 1432. BURGERSTEIN (L.). K. IV, 1891, 543, 609. — 1433. BURNHAM (W. H.). *Amer. J. Psych.* XIX. 1908, 385. — 1434. CASWELL (A.). and SHIPE (E. and M.). *Amer. Journ. Psych.* XIIII, 1903, 496. — 1435. CHABOT (Ch.). *Revue pédagogique,* XLVI, 1905, nº 3. — 1436. CHARPENTIER (A.). *C. R. Soc. de Biol.* 1893. (*A. Ps. I,* 1895. 293). — 1437. CLAPAREDE (Ed.). *Arch. de Psych.* III, 1904, 390. — 1438. CLAVIERE (J.). *A. Ps.* VII, 1901, 206. — 1439. DAHN (E.), *Pädag. Arch* (Leipzig), *10.* 1898, 735. (B. N. 735). — 1440. DANKWARTH (Dr.). K. XI, 1898, 671. (Referat). — 1441. DELITSCH (J.). K. XIX, 1906, 485. — 1442. DELITSCH (J.). (*Aus The Lancet*). K. II, 1889, 847. — 1443. DUGAS (L.). *Rev. phil. 58,* 1904, 379. (E. *39,* 1905, 233). — 1444. FERE (Ch.). *A. Ps.* VII, 1901, 69. — 1445. FÉRÉ (Ch.). *A. Ps.* VIII, 1902, 49. — 1446. FICK (A. G.) et GURBER (A.). *Gräfes Archv. 36.* 1890, 245 (E. III, 1892, 500. — 1447. FICK (E.). *Eine Entgegnung, Gräfes Archiv.38,* 1892. 118. (E. IV, 1893, 421). — 1448. FINZI (Jakopo). Wiesbaden. 1900. (*Arch. ges. Psych.* II, 1904, 38). — 1449. FRIEDRICH (Joh.). E. XIII, 1897, 1. — 1450. FUCHS (Arno). Gütersloh. 1904. — 1451. GALTON (F.). *Journ. of Anthrop.* Londres. 1888. (B. N. 736). — 1452. GERMANN (G. B.). *Psych Rev.* VI, 1899, 599. (*A. Ps.* VI, 1900, 559). — 1453. GILBERT (J. Allen). *Studies in Psychology,* 1897, 1. (*A. Ps.* IV, 1898.

653). — 1454. GINEFF (Dimitri). *Diss.* Zurich, 1899. — 1455.
HERGEL (Dr. G.). *Ber. I intern. Konger. f. Schulhyg.* 1904 ;
II, 217. — 1456. HERING (E.). *Gräfes Archiv.* **37**, 1891, 1.
(E. III, 1892, 509). — 1457. HERTER D. *Med. Woch.* **21**,
1895, 849 (P. N. 698). — 1458. HEUMAN (Gustuo). *Psych.
Arb.* IV, 1904, 538. — 1459. HÖFFNER (L.). E. VI, 1894, 191.
1460. HOLMES (M. E.). *Pedag. Sem.* 1895, 213 (K. IX,
1896, 112). — 1461. HYLAU (John P.). *Psych. Arb.* IV, 1904,
454. — 1462. IGNATIEFF. Moscou, 1898 (*A. Ps.* V, 1899,
695). — 1463. GRAZIANI (Dr. Alb.). K. XX, 1907, 337. —
1464. GRIESBACH (H.). *Arch. f. Hygiene*, XXIV, 1895 (*A.
Ps.* II, 1896, 672 Ref.). — 1465. GRIESBACH (H.). *Intern.
Arch. Schulhyg.* I, 1905, 317. — 1466. GRIFFING (H.) et
FRANZ (S. J). *Psychol. Rev.* III, 1896, 513 (E. XIV, 1897,
151). — 1467. HECK (K.). *Diss.* Würzbourg, 1899. — 1468.
HEIM (Dr. J.). *Mitteil. d. Wien. Med. Doktorkollegiums.*
Vienne, *13*, 1887, 138 (B. N. 718). — 1469. HENRI (V.). —
A. Ps. III, 1897, 232. — 1470. IGNATIEFF (Dr. W.). K.
XIII, 1900, 102 (Ref). — 1471. JAEGER (Dr. H.). K. VIII,
1895, 33 (Referat). — 1472. JOTEYKO (Mlle Dr. J.). *Arch.
Biol.* XVI, 1899. — 1473. JOTEYKO (Mlle Dr. J.). *Ann. Soc.
roy. des Sc. Méd. et Nat. de Bruxelles.* VIII, 1899, n° 4.
— 1474. JOTEYKO (J.). *A. Ps.* V, 1899, 1. — 1475. JOTEYKO
(Mlle Dr. J.). *Journ. Medic. de Bruxelles*, 1901, n° 36. —
1476. JOTEYKO (Mlle le Dr. J.). *Ann. Soc. roy. des Sciences
Méd. et Nat. de Bruxelles*, X, 1901, n° 2. — 1477. FATIGUE
Dictionnaire de Physiologie de Richet (p. 29-213). Paris, 1903.
— KELLER (Rob.). K. X, 1897, 335, 404 (Referat). —
1479. KEMSIES (Dr. Ferdin.). K. X, 1897, 218 (Referat). —
1480. KEMSIES (Dr. Ferdin.). Z. II, n° 1, 1898. — 1481.
KEMSIES (F.). *Zeitschr. Pädag. Psych.* I, 1899, 265. *Ibid.*
II, 1900, 21, 84. *Ibid.* III, 1901, 171, 281. — 1482.
KRAEPELIN (E.). Fischer, Jena, 1894. (Réponse pédagogique
à cet écrit par Richter (Dr. G.) dans *Lehrproben u. Lehrgänge*,
1895, fascic. 45 (Orphelinat de Halle s/S.) (B. N. 599). —
1483. KRAEPELIN (E.). *Arch. ges. Psych.* I, 1903, 9. —
1484. KRAMER. *Zeitschr. Pädag. Psych.* V, 1903, 396. —
1485. LARGNIER DES BANCELS (J.). *A. Ps.* V, 1899, 190. —
1486. LASER (H.). K. VII, 1894, 2. Observations à ce sujet
p. 207 par L. Burgerstein. — 1487. LEUBA (J. H.). *Psych.
Rev.* VI, 1899, 573 (*A. Ps.* VI, 1900, 559). — 1488. LINDLEY
(Ernest H.). *Psych. Arb.* III, 1901, 482. — 1489. LOBSIEN
(M.). Langensalza, 1899. — 1490. LOBSIEN (Max). *Zeitschr.
Pädag. Psych.* II, 1900, 273, 352. — 1491. LOBSIEN (Max).

Z. V, nr 7, 1902. — 1492. LOMBARD (Warren T.). *Amer. Journ. of Psych.* III, 1890, 24 (E. I, 1890, 187). — 1493. Mc. DONGALL (W.). *British Journ. of Psych. 1*, 1905, 435 (E. 43, 1906, 238). — 1494. Mc. MILLAN (Marg.). *Trans 2d Intern. Congr. School Hyg.* 1907 ; III, 866. — 1495. MAGGIORA (Arn.). *Dubois'Archiv.*, 1890, 191. (E. I, 1890, 187). — 1496. MARFAN (Prof. A. B.). Haarlem, 1897. — 1497. MARTINAK (Dr. E.). *Osterr. Mittelsch.* XIV, 1900. — 1498. MATHIEU (A.). *Int. Arch. Schulhyg.* IV, 1908, 419. 104 (B N. 679). — 1499. MEYERS (Prof. C. S.). *Trans. 2d Intern. Congr. School Hyg.* 1907 ; I, 175. — 1500. MIESEMER (Karl). *Psych. Arb.* IV, 1904, 375. — 1501. MOORE (J. M.). *Stud. Yale Psych. Labor.* III, 1895, 68. — 1502. MOSSO (Aug.). *Dubois'Archiv.* 1890, 89, (E. I, 1890, 187). — 1503. MOSSO (Prof. A.). Traduit de l'italien par Langlois (P.). Paris, 1896. — 1504. MOTCHOULSKY (Adèle). Thèse, Berne, 1900. — 1505. NETSCHAEFF (Dr. A.). K. XIII, 1900, 137. — 1506. NOÏKOW (P. M.). *Int. Arch. Schulhyg.* IV, 1908, 437. — 1507. OORT (Dr. A. H.). *Diss. Leiden*, 1900. — 1508. ORICI (G.). *Rev. sperim. di Frematria*, III-IV, 1901 (*A. Ps.* VIII, 1902, 503). — 1509. OSERETZKOWSKY (Alexis) u. KRAEPELIN (Emil). *Psych. Arb.* III, 1901, 587. — 1510. OVIO (G.). *Archivio di ottalmologia*, IV, 1897, 277, 360 (E. XVI, 1897, 306). — 1511. PIDANCET (Dr.). Thèse, Nancy, 1899 (*A. Ps.* VII, 1901, 694). — 1512. PILLSBURG (W. B.). *Amer. Journ. Psych.* XIV, 1903, 541. — 1513. QUIRSFELD (Edw.). *Trans. 2d intern. Congr. School Hyg.* 1907 ; I, 184. — 1514. RICHTER (Dr. G.). *Lehrproben und Lehrgänge*, 1895. Heft 45 (K. IX, 1896, 293). — 1515. RITTER (C.). E. XXIV, 1900, 401. — 1516. RIVERS (W. H. R.). u. KRAEPELIN (Emil). *Psych. Arb.* I, 1895, 627. — 1517. SAKAKI (Dr. Y.). *Ber. I intern. Kongr. f. Schulhyg.* 1904 ; II, 295. — 1518. SCHUYTEN *Arch. de Psych.* II, 1903, 321. — 1519. SCHUYTEN (M. C.). *Arch. de Psych.* II, 1903. — 1520. SCHUYTEN (M. C.). Ie *Congrès internat. d'Hyg. scol. de Nurenberg*, 1904. — 1521. SCHUYTEN (M. C.). *Paedol. Jaarb.* V, 1904. — 1522. SCHUYTEN (M. C.). *Paedologisch Jaarb.* VII, 54. *Traduction française dans la Revue Psychologie* I, 1908, 143-158, Bruxelles. — 1523. SCHUYTEN (M. C.). (*Avec un résumé française*). *Paedolog. Jaarb.* VII, 119-169. — 1524. SCHUYTEN (M. C.). (*Avec réumé français*). *Paedol. Jaarb.* VI, 1906-07. — 1525. SCHUYTEN (M. C.). *Paedol. Jaarb.* VI, 1906-07. (*Résumé français*). *Espagnol dans Arch. de Pedag. y Ciencias afines*, III). — 1526. SCHUYTEN (M. C.).

Revue de Psychiatr. Avril 1908. (Extrait). — 1527. SCHUYTEN (M. C.). (*Avec un résumé français*). *Paedol. Jaarb.* VII, 1908-09. — 1528. SCHUYTEN (M. C.). (*Résumé français*). *Paedol. Jaarb.* VII, 1908-09. — 1529. SCHROTTER (Dr. L.). et KRISTELLI (K. v.). *Mitteil. d. Wiener medizin. Doktorenkollegiums.* (Vienne, *13*, 1887, 164. (B. N. 736). — 1530. SEASHORE (C. E.). *Univ. of Jowa studies in Psychol. 3*, 1902, 1. (E. *37*, 1904, 297). — 1531. SEASHORE (C. E.). *Psychol. Bulletin, 1*, (E. *39*, 1905, 374). — 1532. SIKORSKI (Dr. J.). *Ann. d'hyg. 2*, 1879, 458. (B. N. 601). — 1533. SPECHT (Wilhelm). *Arch. ges. Psych.* III, 1904, 1. — 1534. SPECHT (Wilhelm). *Arch. ges. Psych.* III, 1904, 245. — 1535. STOREY (Thos. A.). *Amer. Journ. of Physiol.* VIII, n° 4, 1903. (*Lit. Arch. ges. Psych.* III, 1904, 240). — 1536. STRAUB (Dr. M.). Amsterdam, 1902. — 1537. SZENTESY (Bela). *Traduction de l'Hongrois par Löbl et Ehrenhart.* Budapest (sans date). (E. 38, 1905, 318). — 1538. THORNDIKE (Edw.). *Psych. Rev.* VII, 1900, 466. (*A. Ps.* VII, 1901, 696). — 1539. TISSIE. Paris, 1897. (*A. Ps.* IV, 1898, 594). — 1540. TREVES (Z). *A. Ps.* XII, 1906, 34. — 1541. VANNOD (Dr. Théod.). Diss. Berne, 1896. — 1542. VANNOD (Dr. Théod.). *Ber. I intern. Kongr. f. Schulhyg.* 1904 ; II, 244. — 1543. VASCHIDE (N.). *A. Ps.* IV, 1898, 356. — 2544. VERWORN (Max). *Arch. f. Physiol.* (*Suppl. B.*). 1900, 152. (E. XXVI, 1901, 117). — 1545. VON BAYER (Hans). *Zeitschr. f. allem. Physiologie 2*, 169, 180. (E. *34*, 1904, 62). — 1546. VON BECHTEREW (W). *Wiesbaden*, 1902. (*Arch. ges. Psych.* II, 1904, 17). — 1547. VON VOSS (Georges). *Psych. Arb.* II, 1899, 399. — 1548. WAGNER (Dr. L.). *Z.* I, n° 4, 1898. — 1549. WELLS (Fr. L.). *Amer. J. Psych.* XIX, 1908, 345. — 1550. WICHMANN (Dr. R.). *Ber. I intern. Kongr. f. Schulhyg.* 1904 ; III, 363. — 1551. WEYGANDT (Wilh.). *Psych. Arb.* II, 1899, 118. — 1552. YERKES (R. M.). *Psychol. Bulletin 1*, 1904, 137. (E. *39*, 1905, 375).

Quand on fait un travail, musculaire ou purement cervical, on constate qu'après un certain temps il s'exécute avec une certaine difficulté ; on se « fatigue ». Cet état, fort mal défini au point de vue physiologique, ne se localise pas exclusivement à l'endroit du corps où le travail a son siège ; les centres nerveux qui l'on momentanément sous leur dépendance participent jusque dans une certaine mesure, inconnue aussi, à l'épuisement ; même la partie symétrique correspondante se fatigue. Par exemple si, avec le médius de la main droite, je soulève sans discontinuer le poids de l'ergographe, non seulement les forces diminuent progressivement dans les muscles du médius en activité, mais encore le phénomène se produit-t-il dans le centre nerveux qui le commande, ainsi que *dans le médius de la main gauche* d'une façon parfaitement observable.

Je ne dois pas dire qu'on a étudié, et qu'on étudie toujours, la fatigue dans toutes ses manifestations possibles. Généralement on fait exécuter un travail très simple qu'on peut aisément contrôler et on suit la courbe qui représente le rendement pour un temps déterminé. La valeur mathématique de cette courbe est mesure du travail produit et partant de la fatigabilité.

L'étude de sa « marche » — c'est-à-dire des différentes directions qu'elle suit — a permis d'établir des types généraux caractéristiques pour les individus observés : la courbe monte. rapidement ou lentement, atteint un sommet, descend avec plus ou moins de force (la figure représente une montagne à pentes variablement longues) ; la courbe monte, reste à une certaine hauteur pendant quelque temps, puis descend (montagne à plateau) ; la courbe n'a presque pas de montée, elle ne fait que descendre du commencement à la fin ; ou bien elle ne fait que monter pour tomber brusquement à la fin ; ou bien encore elle est irrégulière, c'est-à-dire qu'au point de vue de la direction elle échappe à tout calcul, elle procède par soubresauts.

L'intérêt de ces constatations réside dans la particularité qu'on détermine ainsi le caractère spécifique, l'aptitude au travail du sujet étudié. Dans le premier cas on a affaire à quelqu'un dont l'énergie se développe et s'épuise méthodiquement au travail ; dans le second elle se maintient à son maximum pendant quelque temps ; dans le troisième elle commence (attaque) avec un maximum de vigueur ; dans le quatrième elle s'irrite sans discontinuer jusqu'à épuisement complet ; dans le cinquième on a devant soi une nature nerveuse mal équilibrée, peut-être bien un cas pathologique.

Je parle dans un chapitre spécial des méthodes (tests) employées pour l'établissement de ces courbes. Mais je puis dire ici que la fatigue a été étudiée avec succès en déterminant l'acuité visuelle ou auditive (avant, pendant et après un travail exécuté) le degré d'accomodation (expérience de Scheiner) ou de sensibilité pour les couleurs, la force musculaire (dynamomètre elliptique, ergographe), les variations du rythme de la respiration et de la circulation sanguine, la résistance à la douleur (algésimétrie), la sensibilité cutanée (esthésiomètre), le développement de certains processus psychiques (mémoire, attention, pouvoir associatif, temps de réaction, grossissement de l'écriture, etc.)

On est allé plus loin encore.

On a constaté que dans certains cas, au moment où l'épuisement complet va être atteint et que l'expérience va finir, il y a *recrudescence* d'énergie. Comme si la partie du corps en cause recevait brusquement un nouvel import d'énergie retirée sans doute des réserves localisées ailleurs. On trouvera cette particularité physiologique très curieuse quelque part dans mes écrits.(1) Pour autant que je sache elle n'a pas été révélée avant moi.

Puis on a examiné l'influence des pauses et du repos pendant un travail de longue haleine ; on a trouvé qu'ils ne se manifestent pas *toujours* par un *relèvement* de l'énergie. Pour ne citer qu'un seul exemple : à l'école une récréation a *souvent* pour résultat *d'abaisser* l'aptitude au travail. Ce phénomène est certainement complexe et ne relève pas *uniquement* de la fatigue ; mais il indique une fois de plus le danger, au point de vue pratique surtout, des généralisations déductives trop vite formulées. Dans cet ordre d'idées un facteur mérite une mention toute spéciale : *l'influence des saisons*.

On a pû démontrer, par exemple pour des écoliers, que si, en été, l'énergie musculaire monte d'une façon très forte, l'énergie psychique (l'attention, n° 1321) baisse pour ainsi dire sans cesse de janvier à juillet. Après les grandes vacances la force dynamométrique de pression a considérablement diminué. On a observé nettement quatre périodes de force musculaire durant l'année qui correspondent aux quatre saisons, phénomène naturel qui sans doute n'a rien de commun avec la fatigue proprement dite (n° 971).

Ce qui est plus à retenir c'est que l'esthésiomètre a révélé des états d'épuisement scolaire tels qu'on peut parler dans certains cas de *surmenage*. Le surmenage est un état morbide du système nerveux qui conduit inévitablement à la création de types intellectuels neurasthéniques, d'une race inférieure. J'ai eu l'occasion de traiter ce sujet dans tous ses détails (1522) et je crois bien faire en reproduisant ici les conclusions qui résultent des faits expérimentaux observés :

1° L'enfant astreint à la fréquentation scolaire est bien plus exposée aux maladies que celui qui ne fréquente pas l'école. La fréquence de ces maladies augmente avec la durée de la fréquentation scolaire. --- 2° Dès que l'enfant entre à

---

(1) Surtout dans mes recherches esthésiométriques (nr 1525).

l'école, son évolution physique se trouve retardée. —
3° Les cas de myopie augmentent en nombre et en
intensité. Ils sont surtout nombreux pendant les études
moyennes et supérieures. 4° L'évolution psychique est
entravée et ses facultés intellectuelles gênées dès l'entrée de
l'enfant à l'école. — 5° La plupart des écoliers sont incapables
de poursuivre régulièrement le cours de leurs études. Ils doublent
certaines classes et l'évolution de leur éducation intellectuelle
ne reste plus parallèle à leur âge. — 6° Dans le courant de
chaque année scolaire la fatigue générale suit, chez l'écolier,
une marche ascendante, et il ne réussit plus jamais à se remettre
des suites de la fatigue antérieure (s'il n'y a question *que* de
fatigue). — 7° Durant tout le temps de la fréquentation scolaire
les lobes du cerveau fonctionnent d'une façon anormale.

Il en résulte que le surmenage des écoliers est l'expression
d'un *état scolaire* général qui, en dernière analyse, n'a pas
de rapport direct avec les programmes d'étude plus ou moins
chargés. Il s'agit, dans l'examen de cette question, moins de la
matière à enseigner que *de la façon* dont on l'enseigne. Un
même programme peut être absolument inoffensif ,dans le cas
qui nous occupe. pour un instituteur déterminé, et devenir désastreux pour un autre. Tout dépend de leur tact, de leurs capacités pédagogiques.

CHAPITRE VI

La Suggestion et l'Hypnose

BIBLIOGRAPHIE

1553. LOZINSKY (A.). *Zeitschr. Pädag. Psych.* III, 1901,
97. — 1554. BINET (A.) et HENRI (A.). *Rev. phil.* 1894.
(*A. Ps.* I, 1895, 404). — 1555. BINET (A.). *A. Ps.* IV.
1899, 82. — 1556. BINET (A.). Paris, 1900. — 1557.
BONNET (G.). Paris, 1905. — 1558. GRASSET (le Pr.). Paris.
1903. — 1559. GRASSET (J.). *A. Ps.* XII, 1906, 594. —
1560. HIRSCH (Dr. W.). Berlin, 1896. — 1561. KOSOG (O.).
Beitr. z. Psych. d. Auss. II Folge, 1905, 99 (E. 42, 1906.
393. — 1562. MORAU (Dr. Cam.). Charleroi, 1888. — 1563.
MUSCHIK-DROVNBERG (Em.). Leipzig, 1895. — 1564. PIGEAUD

Thèse, Paris, 1897. — 1565. SCHUYTEN (M. C.), VAN RENTERGHEM, WINKLER (C.). *Mededeelingen v. d. Nederlandschen Bond tot Kinderbescherming*, n° 7, 1902.

Faire naître une image, une pensée chez quelqu'un s'appelle lui « suggérer » cette image ,cette pensée. Cela se fait par l'intermédiaire des organes des sens. Les suggestions peuvent avoir lieu à l'état de veille ; alors on s'adresse à ce que l'on appelle le psychisme supérieur (Grasset) ou conscient (conversation, discours, théâtre, concert, démonstration scientifique, etc.). Elles peuvent se produire aussi à l'état d'hypnose (sommeil artificiel provoqué) ; alors c'est le psychisme « inférieur » qui entre en jeu, celui qui s'est détaché en tout ou en partie de ses centres supérieurs.

Nous ne devons pas nous occuper ici des premières. Elles forment la base de l'art éducatif à l'aide duquel l'individu (l'enfant) se transforme en un être social se rapprochant d'un type convenu, élaboré d'avance. Cette transformation (éducation) n'est possible que par suggestions répétées à l'état de veille. Elle est consciente, raisonnée, adaptée à la volonté, naturelle, c'est-à-dire ne provoquant aucune réaction inaccoutumée (anormale ?) du système nerveux.

Dans le sommeil hypnotique au contraire nous provoquons un état de sub-conscience extraordinaire ayant pour base la désagrégation du psychisme supérieur. La volonté est annihilée et remplacée par l'automatisme. Dans cet état la suggestibilité est formidable, attendu que toutes les barrières de l'assimilation totale des idées (inattention, raisonnement, volonté) ont disparu. La question se pose maintenant si on peut faire usage de ce moyen thérapeutique pour faire « entrer » de force dans la mentalité rebelle de l'enfant des idées qui normalement n'y entreraient jamais ; la Pédagogie peut-elle en faire usage ?

Sans nier les avantages énormes qui peuvent résulter de ce traitement thérapeutique certain, j'avoue que pour les cas normaux comme pédagogue j'en ai peur. Mes sentiments à cet égard n'ont pas varié depuis 1902. Je crains *l'action secondaire*. Quand le sujet est sorti du sommeil hypnotique, le système nerveux est-il revenu à son état normal primitif ou y reviendra-t-il dans un temps plus ou moins court ? On n'en sait rien. Mais dans la négative le pédagogue, qui a pour mission essentielle de « fortifier » toutes les fonctions normales de l'enfant, ne saurait y souscrire. Il a pour mission essentielle d'éduquer la *volonté* et il ne peut admettre une méthode de traitement qui a pour base *l'automatisme*, l'ennemi irréductible de la volonté. Il est clair que quand l'organisme s'habitue à celui-ci, la volonté ne peut que diminuer en importance. Je ne saurais accepter l'intervention du traitement hypnotique — par le médecin toujours s'entend — qu'au cas où le pédagogue se déclare impuissant (perversité sexuelle, mauvaises habitudes indéracinables, défauts organiques graves).

CHAPITRE VII

Les Illusions

BIBLIOGRAPHIE

1566. AUERBACH (F.). E. VII, 1894, 152. — 1567. BENUSSI (Vittorio). E. 29, 1902, 264, 385. — 1568. BERRETTONI (V.). *Ricerche quantitative sull illusione di Mül'.r Lyer*, 92. (E. 45, 1907, 284). — 1569. BINET (A.). *Rev. philos*, 40, 1895, 11. (E. X, 1896, 465). — 1570. BLIX (M.). *Skand. Arch. f. Physiol. 13*, 1902, 193 (E. 31, 1904, 310). — 1571. BOTTI (Luigi). *Arch. ges. Psych.* VI, 1906, 306. — 1572. BRENTANO (F.). E. VI, 1894, 1. — 1573. BURMESTER (Ernst). E. XII, 1896, 355. — 1574. BURMESTER (L.). E. 41, 1906, 321. — 1575. CLAPARÈDE (E.). *Arch. des Sc. phys. et Nat.* 1900 (A. Ps. VII, 1901, 646). — 1576. CLAPARÈDE (Ed.). *Arch. de Psych.* I, 1902, 69. — 1577. DELBOEUF (M. J.). *Rev. scientif. 51*, 1893, 237 (E. VIII, 1895, 393). — 1578. DUPRAT (L.). *Rev. philos. 41*, 1896, 44 (E. XII, 1896, 77). — 1579. FILEHNE (W.). E. XVII, 1898, 15. — 1580. FLOURNOY (Th.). A. Ps. I, 1895, 198. — 1581. FRANKL (W.). E. XXVIII, 1902, 1. — 1582. GUILLAUME (Ch. Ed.). *Bull. de la Soc. française de Physique.* n° 125, 1899. (E. XXI, 1899, 286). — 1583. HEYMANS (G.). E. XIV, 1897, 101. — 1584. JAENSCH (E.). E. 41, 1906, 280, 382. — 1585. JUDD (H.). *Ps. Rev. 6*, 1899, 241. (E. XXVII, 1902, 122). — 1586. JUDD (C. H.). *Psych. Rev. 9*, 1902, 27. (E. 30, 1902, 452). — 1587. KIESOW (F.). *Arch. ges. Ps.* VI, 1906, 289. — 1588. LAUREYS (J.). A. Ps. VII, 1901, 264. — 1589. LEHMANN (A.). *Pfluger's Arch. 103*, 1904, 84. (A. Ps. XI, 1905, 593). — 1590. LEHMANN (A.). *Pflugger's Arch. f. d. ges. Psych. 6*, 1906, 425. (E. 45, 1907, 129). — 1591. LEY (Dr.). *Journ. de Neurol.* 1900. — 1592. LIPPS (Th.).

E. XII, 1896, 39. *Berichtigung Ibid.* 275. — 1593. LIPP (Th.). *Schriften d. Gesellsch. f. psychol. Forschung* 1897. (*A. Ps.* IV, 1898, 538). — 1594. LIPPS (Th.). E. *38*, 1905, 241. — 1595. MULLER (G. E.). E. XXIV, 1900, 142. — 1596. MULLER-LYER. *Du Bois Reymond's Archiv.* 1889. (*A. Ps.* I, 1895, 328). — 1597. MULLER-LYER (F. C.). E. IX, 1896, 1. — 1598. NAGEL (W. A.). E. XXVII, 1902, 277. — 1959. RENAULT D'ALONNES. *A. Ps.* VIII, 1902, 299. — 1600. ROBERTSON (Alice). *Psych. Rev. 9*, 1902, 549. (E. *32*, 1903, 357). — 1601. SEASHORE (C. E.) and WILLIAMS (Mabel C.). *Univ. of Iowa Studies in Psychol. 3*, 1902, 29. (E. *37*, 1904, 150). — 1602. STADEL-MANN (H.). Würzburg, 1899. (E. XXV, 1901, 214). — 1603. SWIFT (E. J.). *Amer. Journ. of Psych. 11*, 1900, 527. (E. XXVII, 1902, 430). — 1604. TELIATNIK *Rev. de Psych. de Neurol. et de Psych. ex.* (en russe), I, 1896, 275, 352. (*A. Ps.* III, 1897, 495). — 1605. THIERY (A.). *Philos. Stud.* XI, 307, 603; XII, 67. (*A. Ps.* II, 1896, 681). — 1606. VAN BIERVLIET (J. J.). *Amer. Psych.* II, 1896, 79. — 1607. VAN BIERVLIET (J. J.). *Rev. philos.* XXI, 1896, 169. (*A. Ps.* III, 1897, 513). — 1608. VON REUSS (A.). E. *42*, II, 101. — 1609. VON ZEHEN-DER (W.). E. XX, 1899, 65. *Nachtrag Ibid.* 353 et VIII. — 1610. WALLER (A. D.). *Proc. of the Physiol. Soc.* 1892, n° 1. (E. IV, 1893, 232). — 1611. WILLIAMS (Mabel C.). *Univ. of Iowa Stud. in Psychol. 3*, 1902, 38. (E. *37*, 1904, 285). — 1612. WITASEK (St.). E. XIX, 1899, 81. — 1613. WUNDT. *Abhandl. d. math-phys. Classe d. Königl. Sächs. Ges.* 1898. (*A. Ps* IV, 1898, 538). — 1614. WYCZOLKOWSKA (W.). *Bull. intern. de l'Acad. des Sc. de Cracovie*, 1900, (E. *29*, 1902, 139).

Chacun de nos sens peut être le siège, dans les conditions normales, d'illusions qui sont identiques pour tout le monde. On dirait que certaines perceptions fausses — de la vue, du toucher, de l'ouïe, du goût, de l'odorat, du sens musculaire — sont « naturelles » chez tous les gens normaux. Les anormaux peuvent faire exception dans certains cas, notamment quand il s'agit du sens musculaire. Pour les illusions optiques — qu'on a étudiées avec ardeur — on a trouvé certaines régularités qu'on n'a pas tardé d'ériger en lois. J'en nomme quelques-unes :

1. Les espaces divisés (simplement par des lignes) paraissent plus grands que ces mêmes espaces non divisés. 2. Les petits angles sont surestimés par rapport aux grands. 3. Une étendue paraît rapetissée par le voisinage d'une autre étendue plus gran-

de, et agrandie par le voisinage d'une autre plus petite. 4. Une direction ou une étendue tendent à s'assimiler à une direction ou à une étendue voisines, etc...

Le seul intérêt que l'étude des illusions peut offrir au pédologue, est celui de fixer son attention, d'une façon un peu spéciale, sur l'enfant qui ne serait pas « illusionné » pour un objet déterminé comme les autres enfants. Si toutes les conditions comparatives sont les mêmes pour tous, et si les causes d'inattention n'ont pas d'influence ou sont absentes, il est certain que l'élève en question est le siège d'une particularité physiologique inaccoutumée qu'il est toujours profitable de connaître. Dès lors il doit être soumis à des essais de contrôle capables d'élucider quelque peu l'anomalie qu'il présente. On n'oubliera pas non plus que les mystifications sont toujours possibles ; mais celles-ci aussi peuvent offrir pour le dossier individuel un intérêt intense.

CHAPITRE VIII

L'Esthétique

BIBLIOGRAPHIE

1615. AARS (K. B.). *Zeitschr. Pädag. Psych.* I, 1899, 173. — 1616. BALTALON (C. P.). Iᵉʳ *Congr. Psych.* St-Petersbourg 1906 ; 60. — 1617. BARNES (Earl). *Stud. Educ.* I. 1896-97, 22. — 1618. BARNES (Earl). *Stud. Educ.* II, 1902. — 1619. BERNSTEIN (A.) u. BOGDAGNOFF (T.). *Beitr. Psych. Auss.* II, (1905-06), 401. — 1620. BINET (A.) et COURTIER (J.). *A. Ps.* II. 1896, 20. — 1621. BROWN (Elmer E.). *Univers. of Calif. Studies* II, 1897. 1. (E. XVII, 1898, 447). — 1622. BURK (Fr.). *Päd. Sem.* IX, 1902, 296. — 1623. CALKINS (M. W.). *Psychol. Rev.* 7, 1900, 580. (E. XXVII, 1902, 131). — 1624. COHN (J.). *Philos. Stud.* X, 562, (A. Ps.* I, 1895, 438). — 1625. DORING (Max). *Die Exp. Pädag.* III, 1906, 65. — 1626. EGGERT (Dr. B.). *Deutsche Blätter f. Zeichen-u. Kunstunterricht,* 1907. — 1627. GILBERT (J. A.). *Stud. Yale Psych. Labor.* I, 1893, 80. — 1628. GUILLERY. *Pfluger's Archiv* LXXV. 466. (A. Ps. VI, 1900, 519). — 1629. HELWIG (P. J.). Amsterdam, 1897. — 1630. HERRICK (M. A.). *Pedag. Seminary,* III, nᵒ 3. (A. Ps. II, 1896, 828).

1631. HIRTH (Georg). Munich et Leipzig, 1891. (E. III, 1892, 345). — 1632. KATZ. E. *41*, 1906, 241. — 1633. KUELPE (O.). *Amer. Journ. Psych.* XIV, 1903, 479. — 1634. LARGUIER DES BANCELS (J.). *A. Ps.* VI, 1900, 144. — 1635. LAY (W. A.). *Die Exp. Päd.* III, 1905, 393. — 1638. LOBSIEN (M.). *Die Exp. Päg.* II, 1906, 256. — 1639. LOBSIEN (M.). E. *34*, 1904, 29. — 1640. LOWENFELD (L.). *Wiesbaden*, 1903. (*Literaturber. Arch. ges. Psych.* III, 1904, 21). — 1641. LUKENS (H. T.). *Die Kinderfehler*, II, 1897. (E. XVII, 1898, 465). — 1642. LUKENS (H. *Proceed. of the National Educat. Ass.* 1900, 945. (E. XXV, 1901, 249). — 1643. MERCANTE (Victor). *Arch. de Psiquiatria, Criminologia y Ciencias afines.* Buones-Aires, 1906. — 1644. MEUMANN (E.). *Die Exp. Pädag.* III, 1906, 74. — 1645. MEYER (Max). *Amer. Journ. Psych.* XIV, 1903, 456. — 1646. MONROE (W S.). *Ped. Sem.* X, 1903, 144. — 1647. NAGEL (W. A.). *Journ. of Comp. Neurol. and Psychol. 16*, 1906, 217. (E. *45*, 1906, 292). — 1648. PAPPENHEIM (K.). *Zeit. Päd. Psych.* I, 1899, 57. — 1649. PARTRIDGE (Lena). *Stud. Educ.* II, 1902, 163. — 1650. PIERCE (E.). *Psych. Rev.* 1894. (*A. Ps.* I, 1895, 443). — 1651. PREYER (W.). E. XIV, 1897, 321. — 1652. PROBST (M.). *Arch. de Psych.* VI, 1907, 131. — 1653. RICHER (P.). Paris, 1895 (*A. Ps.* II, 1896, 731. Ref.). — 1654. RICHET (Ch.). *Ann. des Sc. psych.* 1900, 324. (*A. Ps.* VII, 1901, 657). — 1655. SCHAEFER (Dr. K.). *Ber. Kongr. Kinderf.* Berlin, 1906, 116. — 1656. SCHUYTEN (M. C.). *Paedol. Jaarb.* V, 1904. (Avec un résumé français). — 1657. SCHUYTEN (M. C.). *Die Exp. Pädag.* III, 1906, 102. — 1658. SCHUYTEN (M. C.). *Arch. de Psych.* VI, 1907. — 1659. SCHULZE (Rud.). Leipzig, 1906. — 1660. SOURIAU (P.). *A. Ps.* XII, 1906, 407. — 1661. STAHL (F.), SPOHR (W.), FELD (O.). *Zeitschr. Pädag. Psych.* III, 1901, 120. — 1662. WALLASCHEK (R.). CATTELL (J.), SPENCER (H.). Mind. XVI, 1891, 375, 386, 535. (E. III, 1892, 233). — 1663. WITMER. *Phil. Stud.* IX, 95, 209. (*A. Ps.* I, 1895, 444). — 1664. WOLFE (H. K.). *University Studies* (Nebraska). I, 1890, 205. (E. III, 1892, 514).

Tout le monde est d'accord sur ce point que l'enfant possède des notions esthétiques rudimentaires variables en intensité et étendue suivant l'âge, que ces notions sont généralement laissées sans culture, et que l'éducation a pour devoir de les développer tout comme n'importe quelle autre espèce de faculté mentale.

Seulement quand il s'agit de s'exécuter et de faire quelque chose dans ce sens — on s'en occupe un peu partout — on voit se produire des maladresses éducatives très sérieuses. Cela provient de ce qu'on connaît fort peu de la mentalité artistique de l'enfant et que le petit nombre de faits expérimentaux publiés jusqu'ici sont très peu répandus.

On s'est surtout occupé des dessins spontanés des élèves qu'on a étudiés un peu à tous les points de vue. Pour montrer à quels résultats intéressants on peut aboutir, qu'il me soit permis de prendre comme exemple mes propres recherches sur les petits bonshommes que je faisais exécuter en 1901 par 4000 enfants (garçons et filles) de 3 à 13 ans dans les écoles communales d'Anvers. Je les choisis uniquement parce que le travail qui en est résulté est le plus complet qui existe jusqu'ici et qu'il a été très peu remarqué (n° 1656).

1. Tous les garçons à partir de 5, toutes les filles à partir de 5 ½ ans dessinent « leur » petit bonhomme. Avant ces âges ils font des griffonnages incompréhensibles, irrégulières et variables. (Sauf les enfants particulièrement doués).

2. Ils commencent par dessiner les têtes de *face*, puis ils font des types *mixtes* (de profil et de face en même *temps*), puis les têtes de *profil* qui marquent le plus haut degré de perfectionnement. Bien entendu ces trois espèces de têtes se remarquent un peu dans toutes les séries de 3-13 ans, mais elles se laissent très bien distinguer à travers les séries en masses croissantes et décroissantes qui indiquent sans erreur que les têtes de face constituent la phase inférieure, les têtes mixtes la phase intermédiaire, les têtes de profil la phase supérieure du développement artistique infantile. Les filles restent le plus longtemps dans la première et la deuxième période et n'atteignent pas dans la troisième la perfection des garçons.

3. Les parties secondaires du dessin et la façon primitive dont les parties essentielles (tête, tronc, membres) sont représentées, sont le plus longtemps soutenues par les filles.

4. La grandeur des dessins en hauteur et en largeur augmente avec l'âge. Mais chose remarquable, *au moment où les enfants entrent à l'école primaire la courbe brusquement tombe*. En général les garçons dessinent plus grand en hauteur, les filles en largeur.

Au point de vue anatomique les parties du corps, dans l'ordre de leur grandeur, se succèdent de la façon suivante : Pour la longueur : jambes, bras, tronc, pieds, tête, mains. Pour la largeur : tronc, tête, jambes, mains, bras, pieds. J'ai trouvé pour les dessins ce qui suit :

Longueur : GARÇONS : jambes, tronc, bras, tête, pieds, mains.
     FILLES : jambes, bras, tronc, tête, pieds, mains.
Largeur : GARÇONS : tête, tronc, mains, jambes, pieds, bras.
     FILLES : tête tronc, mains, pieds, jambes, bras.

5. J'ai comparé les proportions entre les parties des dessins avec celles du corps humain telles qu'elles sont généralement prescrites dans les canons. Les garçons se rapprochent le plus de la proportion 1 : 8 (tête : taille) ; les filles dessinent des têtes plus grandes et des tailles plus petites que les garçons. Ceux-ci dessinent également des nez plus grands. La proportion 3 : 8 (bras : taille) est également bien traitée par les deux sexes avec cette restriction que les bras et les tailles des filles sont plus petites. Pour la proportion pied : taille (1 : 6) les garçons dessinent plus correctement que les filles ; pour main : pied (2 : 3) celles-ci s'écartent dix fois plus du quotient idéal que ceux-là. La proportion main : face (1 : 1) est identiquement soutenue par chaque sexe (mais les filles dessinent les mains et les faces plus grandes).

6. *Au moment où les enfants commencent à fréquenter l'école primaire les écarts des quotients idéaux deviennent plus grands.* Donc le sens artistique semble subir également un recul (sous l'influence de l'école ?)

7. Mes tentatives pour établir des *types* de bonshommes caractéristiques de chaque âge ont complètement échoué. On a essayé de le faire ailleurs, mais je dois dire que ce qu'on a présenté dans ce sens est prématuré et inexact.

8. Un certain nombre de garçons arriérés pédagogiques n'ont pas donné dans leurs dessins des différences profondes avec les normaux. Les plus âgés ont semblé être les plus inhabiles. J'ai vu que le capital artistique est le même, ou supérieur à celui des normaux mais *la reproduction est plus lente et plus pénible.*

La Pédagogie peut-elle tirer quelque profit de ces données et d'autres semblables ? Depuis longtemps j'ai fait des réflexions nombreuses à ce sujet ; en voici quelques principales.

Pour éduquer le goût artistique, éveiller au besoin certains talents engourdis des élèves, il ne suffit pas de mettre ceux-ci en présence des produits de l'art vrai. J'ai dans l'idée que la visite des musées ou des grands concerts leur est plutôt nuisible à ce point de vue. Ils ne sont pas en âge de comprendre, heureusement, ce que nous, adultes non spécialistes, sommes à peine capables de saisir et interprétons de mille façons différentes. Comment voulez vous que la mentalité infantile saisisse la valeur d'un Rembrandt, d'un Jef Lambeau ? Il préfère, et de beaucoup, une feuille d'images d'un sou mal dessinées, mal imprimées, mal coloriées, représentant une histoire naïve dont il déguste les péripéties ; son admiration sera sans bornes pour une tête taillée maladroitement dans un navet ou une pomme de terre, par un camarade plus habile que lui. Pourquoi ? parce que ces reproductions sont à la hauteur de son pouvoir d'assimilation. Il ne saurait s'intéresser à ce qu'il ne peut saisir. Il en est de même de la musique et de la poésie. Généralement les chansons de rue sont de sa compétence, ou il croit les comprendre ; ce sont elles qu'il chante de préférence plutôt que les morceaux de choix appris à l'école. Les adultes peu éduqués et sans culture ne se comportent pas autrement. En voici un exemple qui m'a été rapporté : Une société socialiste étant dirigée par quelques hommes de bon goût, ceux-ci imaginèrent de faire exécuter, par une symphonie spécialement engagée pour cela, des concerts Wagnériens. On allait faire l'éducation musicale du peuple d'emblée par les grands maîtres. Au premier concert on n'avait pas terminé le premier morceau — une fantaisie sur « Les Maîtres Chanteurs » — que les ouvriers sifflaient déjà des airs de rue et des danses de cabaret. Au troisième morceau tous quittaient la salle en chantant des vers de leur crue... Et voilà. Conduisez les enfants aux grands concerts ils baillent ; montrez-leur au musée les grands maîtres ils regardent sans voir et s'ennuient.

Ce n'est donc pas en les entourant de chefs-d'œuvres qu'on fera leur éducation artistique. Je connais des classes dont les quatre murs sont ornés de peintures à l'huile exécutées par des lauréats d'Académie, représentant des belles scènes historiques et autres. Un jour j'ai eu la curiosité de questionner les élèves de l'une de ces classes sur les personnages représentés qu'ils avaient sous les yeux tous les jours, depuis des mois. Les questions très simples devaient être traitées par écrit. Les résultats étaient lamentables. On ne savait ni le nombre de tableaux, ni ce qu'ils représentaient ; personne n'avait pu donner le nombre de personnages représentés par la scène très intéressante et belle pourtant, se trouvant au dessus du tableau noir, *devant la classe.* J'en ai conclu que l'impression laissée sur l'esprit par toutes ces belles choses était plutôt médiocre et je me suis affermi dans l'idée qu'elles ne sont pas faites pour des élèves d'école primaire.

A l'aide de certaines méthodes on veut apprendre l'art de faire des rédactions en mettant sous les yeux des écoliers des reproductions artistiques d'œuvres célèbres. Les enfants doivent décrire ce qu'ils voient. Cela également porte à faux en ne donnant pas les résultats attendus.

Que faire donc ? Rien du tout. Attendez que l'enfant tombe en arrêt, plein d'admiration, devant n'importe quoi ; admirez l'objet ostensiblement, vous aussi, et analysez-le *séance tenante*. Vous ferez découvrir des détails que l'élève n'avait pas vus, il admirera davantage, et son sentiment du beau aura gagné en ampleur. Je crois que c'est là le vrai chemin à suivre, en attendant que la Science découvre ce dont l'élève moyen, à chaque âge, est capable de digérer sainement.

CHAPITRE IX

Le Langage et la Lecture

BIBLIOGRAPHIE

1665. AMENT (W.). Leipzig, 1899. — 1666. AMENT (W.). Z. v, n° 4, 1902. — 1667. BAGLEY (W. C.). *Amer Journ. of Phych.* XII, 1900, 80. (*A. Ps.* VII, 1901, 604). — 1668. BECHER (E.). E. 36, 1904, 19. — 1669. BINET (A.) et HENRI (V.). *Rev. phil.* 1894, 608. (*A. Ps.* I, 1895, 446). — 1670. BURNHAM (W. H.). *Ped. Sem.* XIII, 1906, 474. — 1671. CHAMBERLAIN (A. F.). *Amer. Journ. Psych.* XIIII, 1903, 410. — 1672. CHAMBERLAIN (A. F.). *Amer. Journ. Psych.* XVIII, 1907, 442. — 1673. CAZALET (W. W.). *Traduit de l'anglais par Buys* (M.). Zutphen, 1874. — 1674. DEARBORN (Walter Fenno). *Arch. of Philos. Psych. and Scientific Methods, 14.* 1906. (E. 45, 1907, 145. — 1675. DONOVAN (J.). *Mind*, XVI, 1891. (E. III, 1892, 227). — 1676. DORAN (E. W.). *Ped. sem.* XIV, 1907, 401. — 1677. ERDMANN (B.) et DODGE (R.). Halle, 1898. (*A. Ps.* V, 1899, 673). — 1678. GHEORGOV (J. A.). *Arch. ges. Psych.* V, 1905, 329. — 1679. GHEORGOV (J. A.). Leipzig, 1908. — 1680. GOERKE. *Zeitschr. Pädag. Psych.* V, 1903, 398. — 1681. GUTZMANN (H.). *Zeitschr. Päd. Psych.* I, 1899, 28. — 1682. GUTZMANN (H.). *Literaturber. Arch. ges. Psych.* I, 1903, 7. — 1683. HUEY (E. B.). *Amer. Journ. Psych.* XI, 1899-00, 283. *Ibid.* XI, 1900-01, 392. — 1684. IDELBERGER (H.). *Zeitschr. Pädag. Psych.* V, 1903, 241, 425. — 1685. JONES (E.). *Int. Arch. Schulhyg.* IV, 1908, 186. — 1686. LEFEVRE (André). *Rev. Mens. de l'Ecole d'Anthrop. de Paris*, I, 1891, 3. (E. II, 1891, 403). — 1687. LE MAITRE (Aug.). *Arch. de Psych.* IV, 1905, 1. — 1688. LINDNER (G.). Leipzig, 1898. (E. XXI, 1899, 444). — 1689. LINDNER (G.). *Zeitschr. Pädag.*

Psych. VII, 1905, 337. — 1690. MARAGE (Dr.). *A. Ps.* V, 1899, 226. — 1691. MARAGE (Dr.). *Amer. Psych.* VI, 1900, 485. — 1692. MARTY (A.). *Viertelf. schr. f. Wissensch. Philosophie*, VIII à XVI. (E. IV, 1893, 138). — — 1693. MEILLET (A.). *A. Ps.* XI, 1905, 457. — 1694. MEILLET (A.). *A. Ps.* XII, 1906, 424. — 1695. MESSER (Dr. Aug.). *Z.* III, n° 6, 1900. — 1696. MESSMER (Oskar). *Arch. ges. Psych.* II, 1904, 190. — 1697. MEUMANN (Prof. E.). Leipzig, 1902. — 1698. NAUSESSER (W.). *Zeitschr. Pädag. Psych.* VIII, 1906, 214. — 1699. OHLERT (Arnold). *Z.* II, n° 7, 1899. — 1700. OLTUSZEWSKI (W.). *Monatschr. f. d. ges. Sprachheilk.* 1896. *Auss.* : Berlin, 1897. (E. XIV, 1897, 475). — 1701. PICK (A.). E. *44*, 1907, 241. — 1702. QUANTZ (J. O.). *Psych. Rev.* II, 1897. *Monograph Supplement.* (E. XIX, 1899, 77). — 1703. RZESNITZCK (E.). *Diss. Breslau*, 1899. (E. XXV, 1901, 272). — 1704. SANO (F.). *Journ. de Neurol. et d'Hypnologie*, 1898. (E. XIX, 1899, 331). — 1705. SOMMER (E.). E. II, 1891, 143. — 1706. SMITH (Fr. O.). *Ped. Sem.* XIV, 1907, 208. — 1706. STERN (W.). *Ber. über den I Kongress f. experimentelle Psych. Giessen*, 1904. — 1707. STOUT (G. F.). *Mind*, XVI, 1891, 181. (E. III, 1892, 73. — 1708. TRACY. *Amer. Journ. of Psych.* VI, 1893, 107. (E. VIII, 1895, 156). — 1709. TRETTIEN (A. W.). *Ped. Sem.* XI, 1904, 113. — 1710. VAN GINNEKEN, S. J. (Jac.). Lier, 1904-05. (*Lit. Arch. ges. Psych.* VI, 1906, 88). — 1711. VERRIEST (G.). *Rev. Néo-scolast.* I, 39, 112. (E. X, 1896. 471). — 1712. VOSTROVSKY (Clara). *Ped. Sem.* VI, 1898-99, 523. — 1713. WILLIAMS (Lillie). *Päd. Sem.* IX, 1902, 274.

Comment le langage de l'enfant naît et se développe est un problème encore toujours très discuté. Chaque enfant a d'ailleurs au début un langage qui lui est propre et qui dans certaines expressions le caractérise d'une façon très spéciale. Il n'est pas rare qu'il désigne les objets qui l'entourent par des mots tout fabriqués en se laissant guider par une des propriétés de ces objets ou par des mots entendus dont il utilise l'allure générale ou le son particulier. On comprend qu'il doit être difficile de voir clair dans l'origine des premières articulations d'un être incapable de s'expliquer au sujet de ses sensations impulsives. Tout ce qu'on a pû faire jusqu'ici a été d'enregister les premières articulations et de les suivre dans leur développement à travers les âges. On a déjà réuni beaucoup de vocabulaires individuels dont les premières lois tendent à se dégager.

Mais la certitude manque encore sur plus d'un point important. Si c'est vrai que la fonction de la parole est triple — elle *exprime* (articule), *communique* et *désigne* — combien plus compliquée ne paraît-elle pas chez l'enfant qui doit se développer à travers ces trois parties de la fonction totale sans autre guide au début que ses propres perceptions imparfaites, son propre pouvoir d'association rudimentaire ? Ce doit être un véritable chaos, qui peut encore être aggravé par des sensations internes émotionnelles, dont l'analyse procure à l'observateur consciencieux plus d'un mécompte. Avec cela que souvent ce sont des pères ou des mères qui étudient le langage naissant de leurs propres enfants. On peut considérer cette circonstance comme très utile à l'investigation, mais je crois me rappeler qu'il faut être très fort, très résistant aux suggestions inconscientes pour ne pas se laisser aller à des interprétations pouvant être favorables, sous n'importe quel point de vue, à sa propre progéniture.

Les auteurs sont assez bien d'accord pour admettre comme première période de développement du langage les cris et les pleurs qui, petit à petit, commencent à se différencier ; puis vient celle du begaiement qui subit aussi des modifications progressives lentes. Pour les périodes subséquentes les avis diffèrent notablement, ce qui est dû me semble aux différences profondes qui existent entre les individus. Même si on prend deux enfants de souche identique ,des mêmes parents, les différences peuvent être notables. Le professeur bulgare GHEORGOV a noté à quel moment ses deux enfants ont parlé d'eux-mêmes pour la première fois. L'aîné a dit *as* (moi) le 711e jour, *mi* (à moi) le 725e jour, *ne iskam lep* (je ne veux pas de pain) le 733e jour ; *mon* a apparu le 966e jour. Le second fils a dit *iskam* (je veux) le 620e jour, *as* le 621e jour, *mien* le 647e. C'est très bien, mais ces chiffres n'ont qu'une valeur très relative, attendu que quand la capacité de parler ainsi est venue, l'enfant ne s'en sert pas nécessairement de suite, il peut être capable de le faire depuis longtemps avant que les circonstances le poussent à en faire usage. Mais cela encore ne rend que plus difficile l'étude de ces phénomènes.

Pour contribuer à nos connaissances psychologiques de la lecture, en intime connexion avec le langage, on a ingénieusement enregistré le nombre de pauses intercalées par le lecteur entre les mots et les lettres, ainsi que les mouvements des yeux. On a pu établir ainsi une espèce de schème dynamique du processus de la lecture. Encore une fois les différences individuelles sont profondes. A vrai dire les progrès scientifiques réalisés ne sont pas encore très remarquables.

Les méthodes pour enseigner la lecture à l'école ont été perfectionnées par les instituteurs eux-mêmes, par intuition et par voie déductive. Ils n'ont pas trop mal réussi attendu que les enfants apprennent à lire en trois mois. Le principe suivi est de présenter à l'articulation des *mots* et d'en déduire les *lettres*, à l'inverse de ce qu'on faisait avant.

Des recherches ultérieures doivent cependant confirmer la validité de cette méthode pédagogique déjà très répandue.

—

CHAPITRE X

Appareils et Tests

BIBLIOGRAPHIE

1714. BALDROIN (Mark J.). *Psych. Rev.* II, 1895, 259. (*A. Ps.* II, 1896, 766. Ref.). — 1715. BINET (A.). *A. Ps.* II, 1896, 770. — 1716. BINET (A.). *A. Ps.* VII, 1901, 524. — 1717. BINET (A.) et VASCHIDE (N.). *A. Ps.* IV, 1898, 137. — 1718. BINET (A.) et VASCHIDE (N.). *A. Ps.* IV, 1898, 142. — 1719. BINET (A.) et VASCHIDE (N.). *A. Ps.* IV, 1898, 233. — 1720. BINET (A.) et VASCHIDE (N.). *A. Ps.* IV, 1898, 236. — 1721. DOLLEY (Ch. S.) et CATTELL (J. M. K.). *Psych. Rev.* I, 1894, 159. (*A. Ps.* I, 1895, 459). — 1722. FARRAND (Livingston). *Psychol. Rev.* IV, 1897, 297. (E. XVIII, 1898, 156). — 1723. FLOURNOY (Th.). *Arch. des Sc. phys. et nat.* 37, 1892. (E. V, 1892, 406). 1724. FLOURNOY (Th.). *Arch. des Sciences phys. et natur.* 27, 1892, 575. (E. V, 1893, 406). — 1725. FLOURNOY (Th.). Genève, 1896. (E. XIII, 1897, 358). — 1726. FÜRSTENHEIM (Dr. W.). *Ber. Kongr. Kinderf.* Berlin, 1906, 110. — 1727. HILL et WATANABE. *Amer. J. of Psych.* VI, 1894. (*A. Ps.* I, 1895, 460). — 1728. HÖFLER (Dr. A.). Leipzig, 1903. — 1729. KIRKPATRICK (E. A.). *Psych. Rev.* VII, 1900, 274. (*A. Ps.* VII, 1901, 655). — 1730. PHILIPPE (Dr.). Paris, 1899. — 1731. ROEMER (Ernst). *Psych Arb.* I, 1895, 566. — 1732. SCRIPTURE (E. W.). *Stud. Yale Psych. Labor,* IV, 1896, 12. — 1733. SOMMER. *L'interméd. des Biologistes,* 1898, 176, (*A. Ps.* IV, 1898, 617). — 1734. TITCHENER (E. B.). *Amer. Journ. Psych.* XIV, 1903, 439. — 1735. TITCHENER (E. B.). *Mind,* IV, 1895, 506 ; V, 1896, 236. (E. XIII, 1897, 96). — 1736. TOKARSKY. *Bull. du Labor. psych. de Moscou,* I, 1896.

(*A. Ps.* III. 1897, 670). — 1737. TOULOUSE (Dr.) VA-
SCHIDE et PIÉRON. Paris, 1904. — 1738. WARREN (H. C.).
Psych. Rev. IV, 1897, 569. (E. XVIII, 1898, 157). —
1739. WATANABE (R.). *Amer. Journ. of Psych.* 1894,
408. (*Amer. Psych.* I, 1895, 464). — 1740. WISSLER
(Clark) *Monograph Suppléments*, III, 1901. New-York. (*A.
Ps.* VIII, 1902, 506). — 1741. WITMER (L.). *Proceed. of the
Amer. Psych. Association*, 1893, 7. (*A. Ps.* I, 1895, 464). —
1742. WRESCHNER (A.). *Schriften der Gesellsch. f. psychol.
Forschung*, 3. Sammlg. Heft XI, Leipzig, 1898. (E. XX,
1899, 181).

Les appareils et tests inventés et utilisés pour mesurer
l'acuité des organes des sens et des processus de la vie psychique
interne dans leur variabilité, sont extrêmements nombreux et
échappent assez bien à une classification générale satisfaisante.
Je veux dire qu'au point de vue mécanique ils sont tellement
disparates que beaucoup restent isolés. Mais ils se classent fort
bien quand on a en vue la mesure des diverses manifestations
psychiques élémentaires : les *sensations et perceptions* internes
et de relation : musculaires, tactiles, thermiques, dolorifiques,
gustatives, olfactives, acoustiques, visuelles (lumière, couleurs,
formes) ; la *mémoire* [des longueurs, des angles, des formes
et des distances ; des sons, des accords ; des chiffres, des lettres,
des mots (adjectifs, substantifs, verbes de longueur et de sens
variables), des phrases (longues, courtes, faciles, abstraites, etc.
en prose et en vers), des scènes, des idées abstraites, des phrases
musicales] ; *la force associative* (des images, des idées) *ou combinative* ; *l'imagination* et *l'abstraction* ; le *jugement* ; l'*attention*
(pour divers objets, aussi bien auditive que visuelle). On voit
que le champ d'exploration est vaste et que plus d'une expérience
peut donner lieu à des controverses parfois très sérieuses. Et
cela se comprend. Comme je le dis encore au chapitre consacré
à la loi psycho-physique, la variabilité individuelle est considérable ; même les tests en apparence purement physiques —
par exemple la température du corps — varient, ne présentent
pas de constance mathématique. Celle-ci n'est réalisable, pour
chaque opération, que dans certaines limites dont il faut établir
les conditions.

L'appareil dont la validité est la plus discutée jusqu'ici
est l'esthésiomètre. Certains auteurs n'ont rien pu obtenir avec
lui, c'est-à-dire qu'ils ont constamment obtenu des résultats contradictoires. D'autres au contraire en sont très satisfaits et ont
réussi à découvrir des situations scolaires très alarmantes. J'ai
souvent réfléchi à cela et examiné avec minutie mes propres

chiffres que j'ai réunis dans les écoles aussi nombreux que possible. Il y a dans ces expériences esthésiométriques de nombreuses causes d'erreurs — état de fatigue ou de lassitude du sujet, suggestions inconscientes, défectuosité de l'appareil ou du mode opératoire, etc. — dont la principale peut résider dans l'individu examiné lui-même ; il y a des enfants qui sont absolument impropres à l'examen : ils sont ennuyés, hyperesthésiques, incapables de saisir le seuil avec certitude. Les raisonneurs surtout sont très dangeureux. Pour aboutir dans les questions de surmenage, il faut faire, après beaucoup d'expériences préliminaires, *un choix de sujets*. Je n'ai pas eu à me plaindre de la méthode ; elle m'a plutôt stupéfié dans plus d'une circonstance. Mais il faut être *neutre*, sans préférence, sans idée préconçue, armé de beaucoup de patience et de persévérance, se faire aimer un peu par les sujets, susciter leur intérêt dans les expériences (1). (

Voici les appareils et expériences que je recommande pour l'école et qui peuvent être exécutés simplement et rapidement sans trouble ni perturbations :

1° La taille, le poids, l'envergure, la force dynamométrique des mains. Régulièrement exécutées ces mesures donnent une bonne idée de la marche du développement physique.

2° L'acuité visuelle et auditive. Prenez l'échelle de Monnoyer pour la première, la montre pour la dernière. Les indications, quoique sans précision, sont immédiatement applicables en classe.

3° La mémoire. Pour les chiffres je recommande ma méthode. Pour les mots on a le choix.

4° L'attention. Se mesure très bien pas le tableau de Toulouse (voir sa Technique). Le seul inconvénient est que les caractères, n'ayant pas cours en imprimerie, doivent être mis en cliché.

5° La force associative, le mieux par la méthode d'Ebbinghaus.

On aura déterminé ainsi, dans une classe quelconque, les faibles et les forts, les défauts physiques, l'aptitude de suivre, de comprendre une leçon, le degré d'intelligence générale.

L'objection venant des instituteurs qu'on n'a pas le temps de s'occuper de tout cela ne tient pas debout. J'ai des motifs très sérieux pour le dire. Qu'on me permette de ne pas les exposer ici.

---

(1) Voir la loi logarithmique d'Améline dans Journ. de Psych. norm. et pathol. 1911, où la validité de l'esthésiométrie est mathématiquement démontrée.

CHAPITRE XI

La Loi Weber-Fechner

BIBLIOGRAPHIE

1743. CASSLANT (M.). *Rev. scientif.* IX, 1898, 171. (E. XVIII, 1898, 305). — 1744. DELBOEUF. Paris, 1883. — 1745. MEINONG (A.). E. XI, 1896, 81, 230, 353. — 1746. RADAKOVIC (M.). *Vierteljahrsschr. f. wiss. Philos.* XIV, (1890), 1. (E. I, 1890, 128). — 1747. SALOMONS (Leon M.). *Psychol. Rev.* 7, 1900, 234. (E. XXIV, 1900, 365). — 1748. WALLER (A. D.). Brain, 1895, 200. (*A. Ps.* II, 1896, 765. Ref.). — 1749. WEGENER (H.). *Naturwiss. Wochenschr.* XII, 1897, 397. (E. XVII, 1898, 277). — 1750. WERTHEIM SALOMONSON (J. K. A.). en SCHOUTE (G. j.). *Nederl. Tijdschr. van Geneesk.* 1904.

Cette loi psycho-physique qui semble régler l'*intensité de la sensation* par rapport à celle de *l'excitant*, mérite une mention spéciale. En effet elle est l'expression d'une régularité curieuse de certains phénomènes physiologiques et elle continue à faire l'objet de vérifications et de contestations de toutes espèces. Ceci provient probablement de ce que nos organes des sens ne fonctionnent pas toujours de la même façon ; rien n'est plus variable. On a beau établir une norme, auditive par exemple, pour un individu quelconque — si on y arrive ! — quelque temps après elle n'y est plus, elle a changé. Il est clair que dans ces conditions on a quelque droit de contester ou de tirer en doute la validité d'une *loi*, qui, par définition, est stable et se vérifie soit dans tous les cas, soit dans des conditions nettement déterminées. Le côté *qualitatif* de la question est vérifiable dans toutes les circonstances normales. Ainsi on constate toujours que *l'intensité de la sensation croit avec l'intensité de l'excitant.* Mais quand il s'agit de dire dans quelle proportion on n'y est plus, du moins Fechner a établi une espèce de courbe asymptotique qui exprimerait la loi suivante : *pour que la sensation croisse d'une manière appréciable il faut que l'excitant augmente toujours d'une même fraction de son intensité totale.* On a trouvé que lorsque la *sensation* croit en progression arithmétique il faut que *l'excitant* croisse en progression géométrique ; en d'autres termes : les sensations progressent proportionnellement aux logarithmes des excitants. Par exemple : pour des poids que je tiens à la main la différence sensible est constamment $\frac{1}{17}$, c'est-à-dire que je devrai ajouter chaque fois la dix-septième partie du poids que je tiens suspendu pourque je *m'aperçoive* d'une augmentation. Pour l'intensité lumineuse ce rapport est $\frac{1}{150}$; pour les sensations acoustiques il faut $\frac{1}{5}$.

Je dirai immédiatement : *ne contrôle pas cette loi qui veut*, ou mieux peut-être, même si quelqu'un a l'habilité et la conscience scientifique voulues, il n'en fera pas la démonstration quand cela lui plait, en toutes circonstances. Il réussira bien de temps en temps, mais dans *la plupart des cas* il devra se contenter d'une approximation, ou d'un résultat qui n'a rien de commun avec ce qu'on devrait trouver.

C'est que souvent il y a en jeu des facteurs de nature bien diverse qui rendent difficiles ou impossibles, sans qu'on s'en aperçoive, les déterminations exactes successives.

CHAPITRE XII

Généralités et Divers

BIBLIOGRAPHIE

1751. ADAMS (J.). Londres, 1897. — 1752. ADSERSEN (Dr. med. H.). *Discours*, Copenhague 1906. — 1753. ALTENBURG (Dr. Oskar). *Praktische Fragen der Pädagog'schen Psychologie*, Z. II, nᵣ 3, 1898. — 1754. AMENT (Dr. W.). Leipzig, 1906. — 1755. ARMSTRONG et JUDD. *Psych. Rev.* I, 496, (*A. Ps.* I, 1895, 423). — 1756. BALDWIN (M.). *Psych. Review*, I, 1894, 274. (*A. Ps.* I, 1895, 466). — 1757. BARNES (Earl). *Stud. Educ.* II, 1902, 43. — 1758. BECHTEREW (prof.). *Traduit du russe par Kiraval*. Paris, 1907. — 1759. BINET (A.). *A. Ps.* II, 1896, 233. — 1760. BINET (A.). Paris, 1894. (E. X, 1896, 443). — 1761. BINET (A.). *A. Ps.* III, 1897, 296. — 1762. BINET (A.). *A. Ps.* I, 1895, 119. — 1763. BINET (A.). *A. Ps.* VII, 1901, 519. — 1764. BINET (A.). *A. Ps.* XI, 1905, 94. — 1765. BINET (A.). *A. Ps.* IX, 1903, 199. — 1766. BINET (A.). *A. Ps.* IX, 1903, 129. — 1767. BINET (A.). *A. Ps.* IX, 1903, 169. — 1768. BINET (A.) et PASSY (J.). *A. Ps.* I, 1895, 60. — 1769. BOHN (G.). *A. Ps.* XI, 1905, 494 ; XII, 1906, 428. — 1770. BONJOUR *Zeitschr. f. Hypn.* 6, 1897. (E. XVIII, 1898, 174). — 1771. BOURDON (B.). *A. Ps.* VIII, 1902, 327. — 1772. BOURDON (A.). *Rev. philos.* XXXV, 1893, 3. (*A. Ps.* I, 1895, 391). —

1773. BOURDON (B.). *Rev. phil.* 1893, 629. (*A. Ps.* I, 1895, 414). — 1774. BOURDON (B.). *A. Ps.* IV, 1898, 369. — 1775. BRITTAIN (H. L.). *Ped. Sem.* XIV, 1907, 137. — 1776. BROWNE (Ch. E.). *Amer. J. Psych.* XVII, 1906, 1. — 1777. BUSSE (Hans H.). München, 1895. (E. XII, 1896, 159). — 1778. CATTELL (Mac Keen). *Amer. Journ. of Psych.* V, 1893, 285. (*A. Ps.* I, 1895, 457). — 1779. CHALMERS (A. F.). *Ped. Sem.* VII, 1900, 111. — 1780. CANTECOR (G.). *A. Ps.* XIII, 1907, 459. — 1781. COLVIN (S. S.). *Amer. Journ. Psych.* XIII, 1902, 80. — 1782. COMPAYRÉ (G.). *Rev. philos. 61,* 1906, 345. (E. *44,* 1907, 318). — 1783. COOVER (J. E.). and ANGELL (Fr.). *Amer. J. Psych.* XVIII, 1907, 328. — 1784. DELA BARRE (E. B.). *A. Ps.* I, 1895, 209. — 1785. DELA BARRE (E. B.). *The Progress of the World,* 1895, 21. (E. XV, 1897, 323). — 1786. DENIKER (J.). *A. Ps.* XIII, 1907, 292. — 1787. DEWEY (J.). *Psychol. Rev.* 9, 1902, 217. (E. *30,* 1902, 469). — 1788. DEWEY. *Psych. Rev.* 1894, 1895. (*A. Ps.* I, 1895, 436). — 1789. DUGAS (L.). Paris, 1902. (E. *29,* 1902, 454). — 1790. DUGAS. *Rev. philos. 39,* 1895, 285. (E. XI, 1896, 168). — 1791. DUMAS (G.). *Rev. phil. 41,* 1896, 577 ; *42,* 1896, 24, 113. (E. XIII, 1897, 387). — 1792. DWELSHAUWERS (Dr. G.). *Revue de l'Université de Bruxelles,* IV, Décembre. — 1793. EBBINGHAUS (H.). Leipzig, 1908. — 1794. EGER (H.). *Philos. Stud.* XII, 1896, 587. (E. XIV, 1897, 284). — 1795. ELLIS (Havelock). Philadelphia, 1906. — 1796. ELLISON (Louise). *Amer. J. Psych.* XIX, 1908, 253. — 1797. FINZI (Jacopo). *Psych. Arb.* III, 1901, 289. — 1798. FLOURNOY (Th.). *A. Ps.* I, 1895, 180. — 1799. FLOURNOY (Th.). *A. Ps.* II, 1896, 45. — 1800. FLOURNOY (Th.). *A. Ps.* I, 1895, 191. — 1801. FLÜGEL (O.). *Zeitschr. f. exakte Philos.* XVIII (1890), 30. (E. I, 1890, 360). — 1802. FOREL (A.). *A. Ps.* II, 1896, 18. — 1803. FRENCH (F. C.). *Psych. Rev.* IX, 1902, 40. (*A. Ps.* IX, 1903, 344). — 1804. GIESSLER (C. M.). *Vierteljahrsschr. f. Wissenschaftl. Philos* 28, 1904, 255. (E. *39,* 1905, 350). — 1805. GUYER (M. F.). *Ped. Sem.* XII, 1905, 86. — 1806. HAHN (Rudolf). *Psych. Arb.* V, 190 , 163. — 1807. HANIG (D. P.). *Philos. Stud. 17,* 1901, 576. (E. 29, 1902, 134). — 1808. HARTENBERG (Dr.). Paris, 1901. (*A. Ps.* VIII, 1902, 510). — 1809. HARTENBERG (Dr. P.). Paris, 1908. — 1810. HEYMANS (G.) et WIERSMA (E.). E. *42,* 1906, 81, 258 ; *43,* 1906, 321 ;, *45,* 1907, 1. — 1811. HIRSCHLAFF (L.). *Zeitschr. Pädag. Psych.* III, 1901, 296. *Ibid.* IV, 1902, 39, 141. — 1812. HOFFDING (Dr. H.). Traduit du danois par L. POITEVIN. Paris, 1900. — 1813. IRONS. *Mind*. 1894, 77 ; 1895 ; 93. (*A. Ps*. I, 1895, 436). — 1814. JAEGER (Johannes). Langensalza, 1897. (E. XVII, 1898, 466). — 1815. JAMES (W.). *Mind*. 1884, (*A. Ps*. I, 1895, 436). — *Psych. Rev*. I, 1894, 514. (*A. Ps*. I, 1895, 436). — 1816. JANKÉLÉVITSCH (S.). *Rev. philos. 58*, 1904, 353. (E. *39*, 1905, 236). — 1817. JASTROW (J.). *Fact and Theory papers*, n° 6. New-York, 1890. (E. II, 1891, 449). — 1818. JASTROW (J.). *Psych. Rev*. I, 152. (*A. Ps*. I, 1895, 396). — 1819. JOHNSON (W. S.). *Stud. Yale Psych. Labor*. VI, 1898, 51. — 1820. KEMSIES (F.). *Zeitschr. Pädag. Psych*. IV, 1902, 197, 342, 473. — 1821. KLUGE (Dr. Med.). Halle S. 1902. — 1822. KOSOG (O.). *Beitr. Psych. Auss*. II, (1905-06), 385. — 1823. KOWALEWSKI (A.). Wiesbaden, 1904. (E. *41*, 1906, 461). — 1824. KRAEPELIN (E.). Leipzig, 1902. — 1825. LANGE Leipzig, 1887. (*A. Ps*. I, 1895, 436). — AV26. LEHMANN (Alfred). Leipzig, 1899. (E. XXV, 1901, 219). — 1827. LEUBA (H.). *A. Ps*. XII, 1906, 550. — 1828. LEUBA (H.). *A. Ps*. XI, 1905, 482. — 1829. LIPPS (Th.). E. I, 1890, 252. — 1830. LOMBROSO (P.). *Rev. philos. 42*, 1896, 379. (E. XIII, 1897, 353). — 1830*a*. MACH (E.). *A. Ps*. XII, 1906, 303. — 1831. MALAPERT (*P*.). *A. Ps*. XI, 1905, 468 ; XII, 1906, 570. — 1832. MAXWELL. *A. Ps*. XII, 1906, 525. — 1833. MAXWELL (J.). *A. Ps*. XIII, 1907, 100. — 1834. MEINONG (A.). *E. Ergänzungsband* 2, 1902. — 1835. MEINONG (A.). E. XXIV, 1900, 34. — 1836. MERKEL (Julius). *Philos. Stud*. IV, 540 ; V, 245, 498 ; X, 140, 203, 369, 507. (*A. Ps*. II, 1896, 751. Ref.). — 1837. MESSER (Aug.). *Arch. ges. Psych*. VIII, 1906, 1. — 1838. MILHAUD (E.). *Rev. phil*. 1894, 210. (*A. Ps*. I, 1895, 425). — 1839. MILES (Caroline). *Amer. J. of Psych*. VI, 1895, 534. — 1840. MONROE (W. S.). *Ped. Sem*. XI, 1904, 498. — 1841. MONROE (W. S.). *Zeitschr. Päd. Psych*. II, 1900, 30. — 1842. MOSSO (Prof. A.). Traduit de l'italien par HEMENT (Félix). Paris. 1902. — 1843. MÜLLER (Robert). E. *30*, 1902, 340. — 1844. MÜNSTERBERG (H.). Freiburg, 1889. (E. I, 1890, 129) ; *Ibid*. 1892. (E. VI, 1894, 388). — 1845. MÜNSTERBERG (H.) et CAMPBELL (W.). *Psych. Rev*. I, 441 (*A.. Ps*. I, 1895, 426). — 1846. Münz (B.). *Rev. philos, 41*, 1896, 46. (E. XIII, 1897, 354). — 1847. OEHRN (A.). *Psych. Arb*. I, 1895, 92. — 1848. ORTH (Dr. Joh.). *Z*. VI, n° 4, 1903. — 1849. O'SEA (M. V.). *Psychol. Rev. 8*, 1901, 371. (E. *28*, 1902, 289). — 1850. PEREZ (B.). *Rev. phil*. 1895, 449. (E. XII, 1896, 405). — 1851. PIÉRON (H.). *Rev. philos. 55*, 1903, 89. (E. *36*, 1904,

146). — 1852. QUEYRAT (Frédéric). Paris, 1902, (E. *30*,
1902, 466). — 1853. RANSCHBURG UND BALLUT. *Allgem.*
Zeitschr. f. Psychiatrie 57, 1900, 689. (E. XXIV, 1900, 362).
— 1854. SANFORD (Ed. T.). Traduit de l'anglais par SCHINZ
(Alb.). Paris, 1900. — 1855. SCHUYTEN (M. C.). *Paedol.*
Jaarb. VI, 1906-07. — 1856. SCHUYTEN (M. C.). B. A. P. G.
(*Bull. Société génér. de Pédol.*) II, 1906. — 1857. SCHUYTEN
(M. C.). *Zeitschr. f. angew. Psychologie u. psych. Sammel-*
forsch. I, 1907. — 1858. SCRIPTURE (E. W.). *Stud. Yale Psych.*
Labor. IV, 1896, 69. — 1859. SCRIPTURE (E. W.). *Philos.*
Stud. VII, 1891, 213. (E. III, 1892, 221). — 1860. SCRIPTURE
(E. W.). *Psych. Rev.* II, 1895, 376. (*A. Ps.* II, 1896, 764).
— 1861. SERGI (Prof. G.). *Traduit de l'Italien par Mouton*
(M.). Paris, 1888. — 1862 SHAND (A. F.). *Mind.* VI, 1897,
289. (E. XVII, 1898, 311). — 1863. SHARP. *Amer. Journ. of*
Ps. X, 1899, 329. (*A. Ps.* VI, 1900, 583). — 1864. SLAUGH-
TER (J. W.). *Amer. Journ. Psych.* XIII, 1902, 526. —
1865. SLATTERY (M. D.). *Stud. Yale Psych. Labor.* I, 1893,
71. — 1866. SMALL (M. H.). *Ped. Sem.* VII, 1900, 131 —
1867. SMITH (T. L.). *Ped. Sem.* X, 1903, 405. — 1868.
SOLLIER (P.). *Rev. philos.* 1894, 241. (*A. Ps.* I, 1895, 434).
— 1869. SOURIAU (P.). *A. Ps.* XIII, 1907, 51. — 1870. SPEAR-
MAN (C.). *Amer. Journ. Psych.* XVIII, 1907, 161. — 1871.
SPINDLER (Frank N.). *Psych. Rev.* IV (6), 1897, 631. (E.
XVIII, 1898, 162). — 1872. STANLEY HALL. *Amer. Journ.*
of Psych. 10, 1899, 516. (E. XXV, 1901, 156). — 1873.
STERN (W.). *Beitr. Psych. Auss.* II (1905-06), 32. — 1874.
STERN (W.). *Ber. Kongr. Kinderf.* Berlin, 1906, 100. — 1875.
STETSON (Ray H.). *Psychol. Rev.* III, 1896, 398. (E. XIII,
1897, 135). — 1876. STIMPFL (J.). *Zeitschr. Päd. Psych.*
I, 1899, 344. — 1877. SWIFT (Edg. J.). *Amer. Journ. Psych.*
XI, 1899-00, 527. — 1878. SWIFT (E. J.). *Amer. Journ. Psych.*
XIV, 1903, 201. — 1879. SWOBODA (H.). *Vierteljahrsschr. f.*
Wissensch. Philos. u. Sociol. 27, 131, 241. (E. *41*, 1906, 206).
— 1880. TARDIEU. *Rev. philos. 49*, 1900, 1, 144, 237. (E.
XXIV, 1900, 384). — 1881. TAYLOR (Cl. O.). E. *40*, 1906,
225. — 1882. THIEMICH. *Zeitschr. Pädag. Psych.* V, 1903,
395. — 1883. THORNDIKE (E. L.) et WOODWORTH (R. S.).
Psych. Rev. VIII, 1901, 384, 453. (*A. Ps.* VIII, 1902, 423).
— 1884. TITCHENER (E. B.). New-York, 1905. (*A. Ps.* XII,
1906, 666). — 1885. TITCHENER (E. B.). New-York et Londres, 1901. (E. *30*, 1902, 436). — 1886. TITCHENER (E. B.).
New-York, 1902. — 1887. TURKHEIM (Dr. J.). *Wurz-*
burg. (*Zeitsch. Pädag. Psych.* IV, 1902, 264). — 1888. VAN

Biervliet (J. J.). Gand, 1,901. — 1889. Van Biervliet (J. J.). Gand, 1907. — 1890. Vogt (Ragnar). *Psych. Arb*. III, 1901, 62. — 1891. Wahle (R.). E. I, 1890, 310. — 1892. Warner (Fr). Londres, sans date. — 1893. Watt (H. J.). *Diss. Würzbourg*, 1904. (*A. Ps*. XI, 1905, 624). — 1894. Weeks. *A. Ps*. I, 1895, 174. — 1895. Wegener (Herm.). E. XVI, 1898, 190. — 1896. Whipple (G. M.). *Amer. Journ. Psych*. XVIII, 1907, 322. — 1897. Woodworth (R. S.). *The Psycholog. Review*. III. 1899. — 1898. Worcester. *Monist*. VIII, 1893, 285. (*A. Ps*. I, 1895, 436). — — 1899. Wundt (W.). Hambourg, 1897. — 1900. Ziehen (Dr. Th.). *Z*. III, n° 5, 1900.

Voici un ensemble de documents qui, en l'occurence, se prêtent très peu à des généralités. Ce sont eux-mêmes parfois des Revues qui donnent une idée sur l'état d'une question psychologique spéciale à une date déterminée. Ou bien ce sont des systèmes philosophiques, des traités de diverse nature, qui méritent certes d'être commentés et vérifiés ; mais cela ne peut se faire ici. La Psychologie comparée n'y est pas oubliée. Puis en dehors des questions de technique et d'interprétation mathématique des résultats, parfois extrêmement intéressantes, des questions toutes spéciales, méritant une vive attention, y sont exposées judicieusement : la volonté, la pensée, le caractère (et les problèmes graphologiques), la logique de la pensée, les phénomènes affectifs, l'amour, la timidité, la peur, le rire, la joie, la tristesse ; les caractères physiques extérieurs du psychisme, l'influence modificatrice et éducatrice du milieu.

LIVRE CINQUIÈME

Psychologie anormale

—

CHAPITRE Ier

La Mémoire

BIBLIOGRAPHIE

1901. BARNES (Flor. B.). *Amer. Journ. Psych.* XIX, 1908, 43. — 1902. BERNARDINI (C.) et FERRARI (G. C.). *Rev. sperim. di fren.* XXII, 1896, 315. (*A. Ps.* III, 1897, 451). — 1903. BERSTEIN (Dr. Alex.). E. 32, 1903, 259. — 1904. DUGAS. *Rev. phil.* 1894, 34. (*A. Ps.* I, 1895, 414). — 1905. DUGAS (L.). *Rev. philos.* 48, 1899, 43. (E. XXIII, 1900, 144). — 1906. GOLDSTEIN (K.). E. *II*, 1906, 38, 117. — 1907. JANET (Pierre). *Journ. de Psych. norm. et patho!.* 1904. — 1908. LALANDE (André). *Revue phil.* 1893, 485. (*A. Ps.* I, 1895, 414). — 1910. LAPIE (P.). *Rev. phil.* 1894, 351. (*A. Ps.* I, 1895, 415). — 1911. LE LORRAIN. *Rev. phil.* 1894, 208. (*A. Ps.* I, 1895, 415). — 1912. NITSCHE (Paul). *Diss. Göttingen*, 1902. — 1913. RIBOT (Th.). Paris, 1902. — 1914. SOURY (J.). *Rev. phil.* 1894, 50. (*A. Ps.* I, 1895, 415). — 1915. VAN BIERVLIET (J. J.). *Rev. phil.* 1894, 47. (*A. Ps.* I, 1895, 415). — 1916. WENZIG (Dr.). *Beitr. Psych. Auss.* I, *Heft*, 1, 121. (1903).

Il est aisé de prévoir que l'instabilité organique des anormaux est encore vérifiable pour la mémoire. Cette faculté se laissant particulièrement bien mesurer, elle a été l'objet de nombreuses études expérimentales et synthétiques. Les désordres de la mémoire peuvent être partiels (limités à une seule espèce de souvenirs) ou généraux (englobant la mémoire tout entière avec toutes ses divisions). Ces derniers peuvent être temporaires (épilepsie), périodiques (double personna'ité, double conscience), progressifs (conduisant à l'abolition totale de la mémoire avec plus ou moins de vitesse). Dans les amnésies temporaires les retours à l'état primitif normal peuvent être lents ou brusques ; ils sont le plus souvent susceptibles d'être aidés par une rééducation. Dans les amnésies intermittentes il y a en réalité formation de deux mémoires distinctes ou partiellement distinctes, fort bien comparables à ce qu'on peut obtenir dans cette direction pour les hypnotisés. La marche des désordres progressifs suit une loi assez générale qu'on peut énoncer ainsi : la destruction descend progressivement de l'instable au stable (Ribot), ce qui veut dire qu'elle commence par les souvenirs récents pour finir à ceux qu'on pourrait appeler primitifs ou instinctifs, et qui se rattachent aux souvenirs (sensoriels) capables d'assurer la conservation de l'individu ; ils recu'ent lentement ou rapidement vers l'inconscience des débuts de la vie.

Enfin il y a encore ce que l'on pourrait appeler l'amnésie congénitale (héréditaire) caractérisée souvent par la perte totale d'une ou de plusieurs mémoires partielles et l'exaltation d'une autre partielle. On a observé par exemple des idiots et des imbéciles possédant une mémoire de dates ou de chiffres extraordinaire avec absence totale de toutes les autres. Parfois aussi un phénomène semblable est-il accompagné de l'affinement musité d'un organe sensoriel particulier (ouïe, vue d'une acuité très forte).

Les amnésies partielles constituent la réduction de *la* mémoire à *des* mémoires. Des individus généra'ement normaux perdent le souvenir des noms, des noms seuls, ou des nombres, ou des figures. C'est l'amnésie des signes (parlés ou écrits, interjections, gestes) dont on cite dans la littérature beaucoup d'exemples précis. Ce qui est particulièrement intéressant ici, c'est que la loi de régression, citée plus haut, se trouve vérifiée par l'amnésie progressive des signes. En effet, l'ordre de la dissolution est le même : noms propres, noms communs, verbes, adjectifs, interjections et langage des sentiments. gestes.

Je dois citer encore la paramnésie, la fause mémoire, qui consiste à croire qu'on perçoit quelque chose pour la seconde fois, alors qu'en réalité elle est nouvelle. Tous ces phénomènes et états intellectuels se rencontrent rarement à l'état pur ; le plus souvent on observe un mélange, avec l'un d'eux dominant fortement les autres.

Avec les enfants anormaux on a fait des expériences concluantes qui indiquent que, comparés aux normaux, les procès de mémorisation sont plus lents, plus facilement troublés par des influences extérieures (spécialement de nature émotive), les inhibitions plus fréquentes, plus multiples, de nature plus diverse.

CHAPITRE II

Le Témoignage

BIBLIOGRAPHIE

1917. LORSIEN (M.). *Beitr. Psych. Auss.* II (1905-06), 523. — 1818. PLACZEK. *Arch. f. Krim.-Anthropologie u. Kriminalistik 18*, 1904, 22. (E. *41*, 1906, 68).

Les phénomènes de témoignage étant surtout de nature mémorative, les faits et conclusions du précédent chapitre sont applicables ici. Si j'indique pour eux un groupement spécial c'est qu'ils sont souvent d'une application particulière (par exemple en justice) et qu'alors il vaut mieux les considérer à part. Il est déjà acquis qu'il ne faut jamais se baser sur l'unique témoignage d'un enfant normal. A plus forte raison il devient impossible d'accepter en déposition quoi que ce soit de la part d'un inconscient irresponsable.

CHAPITRE III

L'Attention

BIBLIOGRAPHIE

1919. BOURDON (B.) et DIDE (M.). *A. Ps.* XI, 1905, 40. — 1920. BUSCH (Alfred). *Psych. Arb.* V, 190 , 293. — 1921. CONSONI (Dr. F.) *Arch. de Psychol.* II, 1903, 209. — 1922. DELITSCH (J.). *Ber. Kongr. Kinderf.* Berlin, 1906, 190. — 1923. KRAUSS (Reinhold). *Psych. Arb.* IV, 1904, 523. — 1924. NADLER (A. G.). *Stud. Yale Psych. Labor.* III, 1896, 1. — 1925. RÜDIN (Ernst). *Psych. Arb.* IV, 1904, 495. — 1926. SCHNEIDER (Herm.). *Psych. Arb.* III, 1901, 458. — 1927. WIERSMA (E.). (voir n° 1329). — 1928. WOLFSKEHL (Henry). *Psych. Arb.* V, 1906, 105.

L'instabilité, tant physique que psychique, des anormaux en général, se fera surtout valoir sur l'état mental, de sorte que les fonctions directrices de l'esprit — attention, mémoire, association, etc. — en subiront en premier lieu l'influence. Dans quel sens et dans quelles conditions ? C'est ce que nous ignorons encore. Quelques résultats expérimentaux permettent cependant de fixer déjà les idées sur la direction à suivre dans l'étude de la question. Le travail de Consoni donne pour l'attention une vue d'ensemble fort bien conçue. J'extrais quelques points de ses conclusions :

1º La méthode esthésiométrique donne d'excellents résultats pour la mesure de l'attention discriminative tactile, tant statique (fixée) que dynamique (momentanée).

2º Chez les phrénasténiques les plus grâves, les altérations de l'attention se manifestant surtout dans la défectuosité de la forme statique conative (1), sont aussi les plus accentuées.

3º L'attention dynamique, si elle se manifeste, manque toujours d'étendue.

4º Il y a des rapports précis entre la capacité des divers individus pour l'attention dynamique et certaines qualités de leur attention statique.

5º Le degré de capacité générale d'attention serait en raison directe de leur degré d'émotivité et de leur pouvoir d'inhibition.

6º On pourrait établir une relation directe entre ce degré de capacité et le degré de phrénasténie ; en d'autres termes le degré de la faiblesse mentale peut se mesurer par la détermination des facultés attentionnelles.

7º Les enfants normaux ont cette supériorité qu'ils présentent une plus grande promptitude d'adaptation conative, une puissance d'attention dynamique conative plus étendue.

Une des formes d'instabilité les plus fréquentes est l'état qui suit les crises nerveuses, accentuées ou légères, de n'importe quelle nature, l'état de dépression. Celui-ci est marqué, toujours, c'est-à-dire dans les cas examinés, par une moindre fixation de l'attention (Wiersma).

L'étude des temps de réaction conduit à des résultats analogues : reflexe lent, fatigabilité excessive, inconstance des graphiques obtenus (hyperoscillation). Notons en outre que la perte de l'attention — impossibilité de déterminer le temps de réaction — est *toujours* liée à l'abêtissement et la stupidité organiques.

---

(1) Avec effort, en opposition avec l'attention *naturelle* qui n'en demanderait aucun en apparence.

CHAPITRE IV

L'Intelligence et sa Mesure

BIBLIOGRAPHIE

1929. ACH (Narziss). *Psych. Arb.* III, 1901, 203. — — 1930. BASTIAN. Leipzig, 1902. — 1931. BINET et SIMON. *A. Ps.* XI, 1905, 163. — 1932. BUCHHOLZ. *A'lgem. Zeitschr. f. Psychiatrie u. Psychisch-gericht'l. Medicin*, **57**, 1900, 340. (E. XXVI, 1901, 297). — 1933. DENDY (Miss M.). *Trans.* 2d *intern. Congr. School Hyg.* 1907 ; II, 725. — 1934. FESER (Joz.). *Ber. I intern. Kongr. f. Schulhyg.* 1904 ; III, 92. — 1935. GELPKE (Dr.). *Ber. I intern. Kong. f. Schulhyg.* 1904 ; III, 65. — 1936. HANCOCK (J. A.). *Ped. Sem.* XIV, 1907, 460. — 1937. HUTT (Helmut). *Psych. Arb.* V, 1906, 338. — 1938. KEMSIES (F.). und GRUNSPAN (A.). *Zeitschr. Pädag. Psych.* V, 1903, 193. — 1940. KLEBS. *Wien. Med. Ztg.* 1876, (B. N. 930). — 1941. KÜRZ (Ernst) u. KRAEPELIN (Emil). *Psych. Arb.* III, 1901, 417. — 1942. LOEWALD (Arm.). *Psych. Arb.* I, 1895, 489. — 1943. MASSELON (B.). *A. Ps.* XIII, 1907, 260. — 1944. MOHR (Frit). *Journ. f. Psych. u. Neurol.* 8, 1907, 99. (E. *45*, 1907, 315). — 1945. MÖLLER (Paul). *Diss.* Berlin, 1897. — 1946. PORTER (W. T.). *Transact. of the Academy of Science of St. Louis*, 6, 1893, 161. (B. N. 485). — 1947. REIS (Jos.). *Psych. Arb.* II, 1899, 587. — 1948. RÉGIS (E.) et LAURÈS (G.). *A. Ps.* XIII, 1907, 275. — 1949. SCRIPTURE (E. W.). *Amer. Journ. of Psych.* IV, 1891, 1. (E. III, 1892, 200). — 1950. SHTTLEWORTH (Dr.). *Trans* 2d *intern. Congr. School Hyg.* 1907 ; II, 742. — 1951. TERMAN (L. M.). *Ped. Sem.* XIII, 1906, 307.

Si nous ne savons pas encore de façon bien positive ce que nous devons entendre par « l'intelligence » en Psychologie normale, encore moins nous sommes capables de définir sans erreur cette notion en Psychologie anormale. Et du moment que la compréhension nette manque au sujet d'une faculté quelconque il peut paraître malaisé de vouloir recourir à son analyse. Heureusement il n'en est pas ainsi dans l'occurence. Nous connaissons des manifestations nerveuses qui sont, avec certitude, du domaine de l'intelligence. Ce sont ces manifestations, nombreuses déjà, qui, bien étudiées et coordonnées, nous mèneront à la connaissance complète de l'intellectualité. Pour l'anormal nous nous trouvons, pour un même genre de manifestations, devant une grande diversité de cas possibles que souvent nous avons l'habitude de constater autrement chez le normal. Nous sommes troublés si nous devons dire si oui ou non le processus assimilateur (fixation des idées et rétention ou mémoire) ou créateur (faculté associative ou combinative et de production nouvelle) s'opèrent de la même façon, par le même mécanisme cellulaire, dans l'un et dans l'autre cas ; si les différences observées sont essentiellement quantitatives ou qualitatives, et ainsi de suite. Voilà pourquoi il est surtout très avantageux de faire des études individuelles d'anormaux ; à un moment donné on pourra réunir les résultats obtenus, faire des rapprochements intéressants en dégageant les similitudes et les dissemblances. On verra cette tendance dans plusieurs mémoires cités en tête de ce chapitre où lentement apparaissent déjà quelques lois élémentaires. Car il est bon de bien se mettre d'accord là-dessus que les phénomènes psychiques, même anormaux, dans leur mécanisme, sont loin d'être arbitraires, mais se déroulent suivant des *lois* naturelles que nous devons dégager d'abord si nous voulons sainement appliquer en Pédagogie les connaissances acquises.

CHAPITRE V

La Fatigue et le Surmenage

BIBLIOGRAPHIE

1952. BRESGEN. *Wiener mediz. Presse* 1894, 1375. (B. N. 904). — 1953. CRAMER (Prof. Dr. A.). Z. II, n° 5. 1899. — 1954. FRIEDMANN. *Münch. med. Wochenschr.* 1892. (B. N. 890). — 1955. HERRMANN (A.). *Diss. Breslau*, 1902, (E. 31, 1903, 85). — 1956. HIRT. *Berl. klin. Wochenschr.* 1892. (B. N. 890). — 1957. MANNHEIMER GOMMES (Dr.). 2me *Congr. Hyg. Scol.* Paris, 1905, 240. — 1958. MATHIEU (Albert). *Int. Arch. Schulhyg.* I, 1905, 252. — 1959. MOLL (Albert). Berlin, 1898. (E. XVI, 1897, 454). — 1960. SCHUSCHNY (H.). Jena, 1895. (E. X, 1896, 306). — 1961. UFER. *Wiesbaden*, 1890. (B. N. 904). — 1962. WILDERMUTH (Dr.). *Ber. I intern. Kongr. f. Schulhyg.* 1904 ; II, 50.

La nocivité de notre régime scolaire, on le conçoit aisément, exerce un effet désastreux sur les faibles de corps et d'esprit et qui est sans retour. dans la grande majorité des cas. L'état général des anormaux s'empire ; au lieu de les sauver par l'éducation raisonnée dans ce qui leur reste d'intelligence, on les met couramment dans des conditions d'hygiène générale telles que le peu de facultés dont ils disposent naturellement se trouvent petit à petit annihilées par les procédés éducatifs maladroits et inexacts. Les effets immédiats de ceux-ci sont pourtant suffisamment saisissables et clairs pour qu'ils n'échappent à aucun œil un peu habitué à l'observation positive des phénomènes habituels : maux de tête sous toutes les formes et à tous les degrés, nervosité et excitabilité ininterrompues, cas de neurasthénie grave et de dyspepsie, crampes hystériques (filles), phobies de toute nature ; on a même enregistré des exemples de crime dus à la folie furieuse ; les statistiques des suicides d'écoliers montrent en outre une progression annuelle qui est plutôt inquiétante. Le pire est que par hérédité les tares acquises à l'école peuvent constituer un danger public menaçant la race humaine civilisée tout entière. Que l'on ne se console pas trop, de grâce, en disant philosophiquement que les épileptiques et les hystériques que nous produisons sont un tribut payé à la civilisation. Nous savons trop que les progrès de celle-ci sont parallèles aux progrès de la décadence. Nous devons réagir avec force, sauver les bribes encore saines de la mentalité de nos anormaux, les verser après dans la circulation avec circonspection (préservation des normaux).

En dehors de l'école nous trouvons dans les divers ménages des causes, multiples aussi, de surmenage infantile : l'hérédité, l'alcoolisme, les usages mondains qui fatiguent les jeunes organismes sans utilité (théâtres, fêtes de nuit, réunions d'adultes, etc.), et d'autres encore. C'est que les parents ne sont pas éducateurs. Heureusement que les pouvoirs publics, ainsi que l'initiative privée (qui est bien plus puissante), commencent à fixer leur attention sur le sort des arriérés.(1) Ceux-ci sont déjà fort bien étudiés, bien que l'incertitude continue à règner sur plus d'un problème de leur activité mentale. Mais les efforts faits dans ce sens sont encore trop isolés. Nous espérons une généralisation prompte des méthodes éducatives déjà reconnues bonnes et applicables aux anormaux.

---

(1) *Décret* relatif aux conditions d'obtention du certificat d'aptitude à l'enseignement des enfants arriérés. 25 août 1909. (France).

CHAPITRE VI

Les Illusions

BIBLIOGRAPHIE

1963. CLAPARÈDE (Ed.). *Arch. de Psych.* II, 1903, 22. — 1964. CLAVIÈRE (J.). *A. Ps.* V, 1899. 161. — 1965. DESSOIR (Max). Leipzig, 1896. (E. XV, 1897, 323). — 1966. FLOURNOY (Th.). Paris, 1893. (E. VIII, 1895, 128). — 1967. HENNIG (Richard). E. X, 1896, 183. — 1968. HIL-BERT (R.). *Klin. Monatsbl. f. Augenheilk.* 35, 1897, 271. (E. XVIII, 1898, 159). — 1969. LACH (Robert). *Sammel-bände der intern. Musikgesellsch.* IV, 1903, 589. (E. 37, 1904, 462). — 1970. LANDMANN (S.). Stuttgart, 1894. (E. VIII, 1895, 313). — 1971. LE MAITRE (Aug.). Paris, 1901. — 1971 bis. LE MAITRE. *Arch. de Psych.* IV, 1904, 164. — 1972. LOMER (G.). *Arch. f. Psychiat. u. Ner-venkrankh.* 40, 1905, 593. (E. 41, 1906, 310). — 1973. PHILIPPE (J.). *Rev. Scient.* 1894. (A. Ps. I, 1895, 341). — 1974. PIERCE (A. H.). *Amer. J. Psych.* XVIII, 1907, 341. — 1975. SCHRENCK-NOTZING. Vienne, 1896, (E. XV, 1897, 323). — 1976. SOKOLOW. *Rev. philos.* 51, 1901, 36. (E. 29, 1902, 146). — 1977. SOLTMANN. Berlin, 1890. (E. II, 1891, 414). — 1978. SUAREZ (F.) et MENDOZA. Paris, 1900. (E. IV, 1893, 418). — 1979. WEGENER (H.). *Zeits. hr. Päd. Psych.* I, 1899, 254.

On peut admettre que les diverses espèces d'illusions qu'on ne rencontre pas chez la généralité des individus considérés comme normaux doivent être de nature pathologique. Les enfants qui ont les illusions optiques, auditives, musculaires, esthétiques, etc., autres que ce qu'on a coutume d'observer méritent sans con-teste d'être examinés de plus près. On n'a pas déterminé encore si oui ou non le dédoublement de la personnalité constitue une illusion ou une réalité, c'est-à-dire un déclanchement psychique tel que la personne atteinte deviendrait momentanément autre d'une façon réelle, ou vivrait à la fois deux vies différentes.

Le genre d'illusion infantile qui a le plus intéressé et étonné est l'audition colorée (1). Beaucoup d'élèves en effet ont des photismes, c'est-à-dire des sons ou des mots (voire des lettres)

---

(1) Synesthésies simples, c'est-à-dire sans caractère émotionnel, en opposition avec celles qui sont bien pourvues de ce caractère.

qui, par une association parfois incompréhensible, provoquent l'image mentale de diverses couleurs. Voici quelques exemples de ce phénomène curieux :

La lettre *a* est souvent rouge, l'*é* jaune, l'*i* blanc, l'*o* noir ; le violet n'apparaît pour ainsi dire jamais. Il arrive encore qu'un son est associé à une couleur : l'*ut* est noir (*do*), le *ré* jaune (*e*), le *mi* noir (*i*), le *fa* rouge (*a*) ; ou un jour de la semaine, un mois de l'année : le dimanche est blanc, le lundi blanc ou jaune, le mardi variable, le mercredi rosâtre ou gris, le jeudi rouge ou bleu, le vendredi gris ou brun, le samedi noir. Janvier et Février sont blancs, Mars, Avril et Mai verts. Il existe aussi — en nombre moins grand cependant — des matérialisations mentales fort typiques : l'année est un cercle, une ellipse, une droite ou une courbe ; Janvier est un homme à barbe blanche très longue, Juillet une jeune fille habillée de blanc armée d'une serpette en or ; le chiffre 1 est un fil tenu prêt à rompre sous le poids des billions et trillons, le 5 a une importance énorme parce que la moitié de 10, le ministre du roi mille ; le 9 est protecteur de 10, le 8 est très aimable ainsi que son enfant 4 ; les nombres impairs ont un faux caractère, etc. Il est remarquable que les élèves qui présentent le plus grand nombre de photismes — tous en ont plus ou moins — sont aussi mécaniciens, c'est-à-dire aiment les mécaniques, et sont couramment les plus intelligents.

Ce n'est que dans les cas extrêmes ,pour les photismes extraordinaires (provoqués par l'intoxication d'alcool, etc.), que ceux-ci peuvent avoir un caractère morbide. Il n'est pas sans intérêt d'en tenir compte pour l'analyse infantile.

CHAPITRE VII

L'Audition. — La Vision. — Le Langage

BIBLIOGRAPHIE

1980. BOURDON (B.). *A. Ps.* IV, 1898, 390. — 1981. BOWLES (Mary E.). *Pedag. Sem.* III, (*A. Ps.* II, 1896, 830). — 1982. BRAUCKMANN (Karl). *Z.* IV, nr 5, 1901. — 1983. CONRADI (E.). *Ped. Sem.* XI, 1904, 328. — 1984. FÉRÉ (Ch.). *Soc. de Biol.* 1894, 132. (*A. Ps.* I, 1895, 448). — 1985. FERRAI (Carlo). *Intern. Arch. Schulhyg.* I, 1905, 419. — 1986. GARBINI (A.). *Vésone*, 1894, (*A. Ps.* I, 1895, 467). — 1987. GUTZMANN (H.). *Arch. ges. Psychol.* I, 1903,

67. — 1988. Kraepelin (Emil). *Psych. Arb.* V, 1906, 1.
— 1989. Krogius Ier *Congr. Psych. Pedag.* St.-Petersbourg,
1906, 176. — 1990. Kunz (M.). *Int. Arch. Schulhyg.* IV,
1908, 80, 181. — 1991. Rouma (G.). *Intern. Arch. Schulhyg.*
II, 1906, 151. — 1992. Truschel (Ludw.). *Die Exp. Pädag.*
III, 1906, 109.

Les troubles de l'audition et de la vision produisent ou
peuvent produire essentiellement les phé omènes anormaux suivants : d'abord un retard, parfois considérable ,dans le développement général des facultés motrices, qui se manifeste surtout
dans le manque de coordination entre les divers groupes musculaires, d'où manque d'équilibre et rhytme imparfait dans les
mouvements ; un abaissement de la netteté de perception des
facultés auditive et visuelle directes entraînant celui d'un nombre
variable d'autres facultés ; d'où une vie représentative incomplète, imparfaite, erronée en tout ou en partie.

Il peut en résulter un déclassement social, parfois inévitable,
des personnes atteintes, qu'il est charitable et utile d'éviter
par une éducation appropriée. J'indiquerai à ce sujet quelques
règles à suivre dans le Livre VIII (Pédagogie anormale). Au
point de vue psychologique les enfants atteints de troubles auditifs ou visuels, ayant entraîné en même temps d'autres troubles
(comme ceux de la parole), présentent fréquemment des différences profondes avec les normaux, notamment des manifestations de caractère et d'application aux travaux inattendues, qui
troublent profondément les éducateurs responsables.

Ce qui n'est point fait pour nous étonner quand nous nous
rappelons que la vue et l'audition sont les facultés fondamentales
de toute vie pouvant prétendre à la normalité. On dirait que les
lois psychiques, celles qu'on pénètre de plus en plus chez les
normaux parfaits, s'écartent totalement de leur formule connue
pour donner naissance à une autre formule dont l'expression
exacte échappe. C'est une preuve nouvelle de la vérité courante
que les tares physiques entraînent des défauts intellectuels et
moraux, des troubles parfois profonds dans la vie émotive (haine
incoërcible du prochain mieux partagé par le sort, exaltation
maladive, etc.), des phénomènes héréditaires déplorables quoique
plutôt rares.

D'où il résulte, comme nous verrons encore plus loin, que
les enfants anormaux de l'espèce, qui sont parfois au fond très
intelligents, doivent être traités dans des institutions éducatives
spécialement aménagés pour eux ; dans la vie ordinaire des écoles
ordinaires ils sont perdus, tout en apportant des entraves sérieuses à la marche régulière de ces dernières.

CHAPITRE VIII

Généralités et Divers

BIBLIOGRAPHIE

1993. ANONYMOUS. *Amer. journ. Psych.* XV, 1904, 104. — 1994. BINSWANGER (O.). Jena, 1896. (B. N. 736). — 1995. BUCKE (W. P.). *Ped. Sem.* X, 1903, 459. — 1996. DECROLY (M. O.). *Bull. Soc. roy. des Sc. Méd. et Nat.* 1905. — 1997. GUILLAIN (G.). *A. Ps.* XI, 1905, 409. — 1998. GUILLAIN (G), *A. Ps.* XII, 1906, 624. — 1999. GROSS (Ad.). *Psych. Arb.* II, 1899, 569. — 2000. HEILBRONNER. *Jahrb. f. Psychiatr.* 23, 1903, 107. (E. *34*, 1904, 71). — 2001. HIRSCHFELD (M.). *Jahrb. f. sexuelle Zwischenstufen unter besonderer Berüksichtigung der Homosexualität.* V, 1903. (E. *36*, 1904, 149). — 2002. LAGER. Paris, 1869. (B. N.). 930. — 2003. LEFMANN (G.). *Psych. Arb.* IV, 1904, 603. — 2004. LEROY (E. B.). *A. Ps.* XII, 1906, 599. — 2005. LIEPMANN (Dr. H.). Halle a/S, 1904. — 2006. MAEDER (Alph.). *Arch. de Psych.* VI, 1907, 148. — 2007. MEURICE (J.). *Diss.* Paris, 1899. — 2008. NACKE (P.). *Arch. f. Krim.-Anthropol. u. Kriminalistik* 15, 1904, 244. (E. *39*, 1905, 153). — 2009. PIERON (H.). *Rev. philos.* 54, 1902, 615. (E. *36*, 1904, 145). — 2010. PILEZ (Alexander). Jena, 1901. (E. XXVII, 1902, 220). — 2011. RAFFALOVICH (Marc. André). Paris, 1896. (E. XIII, 1897, 159). — 2012. RIBOT (Th.). *A. Ps.* 1896, 1. — 2013. RUDIN (Ernst). *Psych. Arb.* IV, 1904, 1. — 2014. SOMEMR (R.). Berlin, 1899. — 2015. STORRING (G.). Leipzig, 1900. (*A. Ps.* VII, 1901, 671). — 2016. TOULOUSE (Edouard). Paris, 1896. (E. XV, 1897, 242). — 2017. TRILPETT (N.). *Ped. Sem.* X, 1903, 200. — 2018. VOGT (H.). *Monatsschr. f. Psychiatr. u. Neurol.* 20, 1906, 424. (E. *45*, 1907, 468).

Ces généralités donnent des vues d'ensemble sur certains phénomènes anormaux de l'esprit qu'on ne peut pas négliger dans l'étude psychique individuel. Ils sont parfois d'une importance extrême, attendu qu'ils peuvent imprimer leur cachet directeur sur la mentalité entière. Je cite comme fréquents : les fugues des enfants, la paresse (physique et intellectuelle), la perversité sexuelle sous toutes ses formes, l'absence de l'attention soutenue (mentalité instable pour un ou plusieurs objets déterminés), la faiblesse générale du système nerveux, certaines tares héréditaires. Une fois ces phénomènes reconnus, c'est sur eux seuls que l'attention première doit se porter dans l'éducation. J'en toucherai encore un mot dans la Pédagogie anormale.

La plupart des psychiatres soutiennent que l'étude des phénomènes psychiques anormaux éclaire très avantageusement celle des phénomènes de la Psychologie normale. Les processus seraient plus simples tout en étant identiques, se prêteraient donc mieux à l'analyse. Cela s'est vérifié dans certains cas spéciaux où *l'arriération* était manifeste, mais où *l'anomalie* n'était guère démontrée.

D'ailleurs où commence l'une, où finit l'autre ? Je pense qu'on ferait bien ici de ne pas généraliser. J'ai bien peur que l'identification des processus psychiques anormaux et normaux ne conduise à des erreurs d'interprétation dont les traces peuvent rester longtemps observables.

LIVRE SIXIÈME

Psychologie animale

CHAPITRE Ier

La psychologie animale spéciale

BIBLIOGRAPHIE

2019. BETHE (A.). *Pfluger's Arch.* **70**, 1898, 15. (E. XVII, 1898, 280). — 2020. BINET (A.). Thèse, Paris, 1894. (*A. Ps.* I, 1895, 274). — 2021. BOHN (G). *Mém. de l'Institut gén. psych.* I, 1905. (*Arch. de Psych.* V, 1906, 176). — 2022. BONNIER (Gustave). *A. Ps.* XII, 1906, 25. — 2023. BOWDITCH (H. P.). *Arch. f. Anat. u. Path.* 1890, 504. (E, II, 1891, 382). — 2034. BUTTEL-REEPEN (H. V.). Leipzig, 1900. (E. *32*, 1903, 443). — 2025. CONRADI (E.). *Amer. J. Psych.* XVI, 1905, 190. — 2026. DAVIS (H. B.). *Amer. J. Psych.* XVIII, 1907, 447. — 2027. DELLINGER (O. P.). and GIBBS (D.). *Amer. Journ. Psych.* XIX, 1908, 232. — 2028. DE NABIAS (B.). Thèse, Paris, 1894. (*A. Ps.* I, 1895, 274). — 2029. DENKER (A.). Wiesbaden, 1907. (E. *45*, 1907, 294). — 2030. EDINGER (L.). *Münch. Alg. Zeit.* 1899. (E. XXIII, 1900, 131). — 2031. FLUGEL (G.). *Ztschr. f. exckte Philos.* XX, 1893, 36. (E. VI, 1894, 247). — 2032. FOREL (A.) u. DUFOUR (H.). *Zoolag. Jahrb.* **17**, 1902, 335. (E. *33*, 1903, 236). — 2033. GURLEY (R.). *Amer. Journ. Psych.* XIII, 1902, 408. — 2034. HABERLANDT (G.). Leipzig 1905 (E. *41*, 1906, 184). — 1035. HIRSCHLAFF. *Zeitsckr. Pädag. Psych.* VI, 1904, 465. *Ibid.* VII, 1905, 1. — 1036. JENNINGS. *Amer. J. of Psyc.* X, 1899, 503. (*A. Ps.* VI, 1900, 507. E. XXII, 1910, 280). — 2037. JOURDAN (E.). *Traduit du français par* MARSHALL (W.). Leipzig, 1891. (E. III, 1892, 415). — 2038. KATZ (Dr. D.) u. RÉVÉSZ (Dr. G.). E. *50*, 1908, 93. — 2039. KINNAMAN (A. J.). *Amer. Journ. Psych.* XIII, 1902, 98. 173. — 2040. KÖRNER (O.). *Beiträge z. Ohrenheilk.* 1905, 93. (E. *44*, 1907, 209). — 2041. LÉCAILLON (A.). *A. Ps.* X, 1904, 63. — 2042. LOEB (J.). *Pfluger's Arch.* **59**, 1895, 415. (E. XI, 1896, 156). — 2043. LUKAS (F.). Vienne et Leipzig,

1905. (E. *44*, 1907, 335). — 2044. MILLS (Wesley). *Transact. of the Roy. Soc. of Canada*. I, 1895-96, 191. (E. XIV, 1897, 475). — 2045. MILLS (Wesley). *Transac. Roy. Soc. Canada*, 1894. (*A. Ps.* II, 1896, 832). — 2046. MILLS (Wesley) M. A.). *Transact. of the Roy. Soc. of Canada*. I, 1895-1896. — 2047. NORMAN (W. W.). *Pflüger's Arch*. LXVII, 1897, 137. (E. XV, 1897, 222). — 2048. OLZELT-NEWIN (A.). E. *41*. 1906, 349. — 2049. PICTET (A.). *Arch. de psych*. III, 1904, 338. (*A. Ps.* XI, 1905, 681). — 2050. PLATEAU (F.). *A. Ps.* XIII, 1907, 67. — 2051. PORTER (J. P.). *Amer. Journ. Psych*. XV, 1904, 313. — 2052. PORTER (J. P.). *Amer. J. Psych*. XVII, 1906, 248. — 2053. SALA Y PONS (Cl.). *C. R. Soc. de Biol*. 1893. (*A. Ps.* I, 1895, 281). — 2054. SCHMID (B.). *Vierteljahr. f. Wissensch. Philos. 24*, 1900, 173. (E. XXVI, 1901, 250). — 2055. SMALL (W. S.). *Amer. Journ. Psych*. XI, 1899-00, 80, 133, *Ibid*. XII, 1900-01, 206. — 2056. SOURY (J.). *L'Interméd. des Biologistes*, I, 1898, 310, 339. (E. XX, 1899, 42). — 2057. STORCH (E.). E. XXIV, 1900, 185. — 2058. THORNDIKE (E.). *Psych. Rev*. 6, 1899, 282. (E. XXII, 1900, 388). *A. Ps.* VII, 1901, 667. — 2059. TRIPLETT (N.). *Amer. Journ. Psych*. XII, 1900-01, 354. — 2060. VIALLANES (H.). *Ann. des Sc. Natur. Zool*. 7me série, XIV, 1893, 422. (*A. Ps.* I, 1895, 274). — 2061. VERWORN (M.). Jena. 1889. (E. I, 1890, 123). — 2062. WATKINS (G. P.). *Amer. Journ. Psych*. XI, 1899-00, 166. — 2063. WATSON (John B.). Chicago. 1903. (E. *41*, 1906, 318. — 2064. WEYER (E. M.). *Stud. Yale Psych. Labor*. III, 1895, 96. — 2056. YERKES (M.). *Harvard Psychol. Studies*. II, 1906. (E. *45*, 1907, 116). — 2066. ZENNECK (J.). *Pflügers Arch*. 95, 1903, 346. (E. *33*, 1903, 466).

L'on s'est occupé depuis bien longtemps déjà de la vie intellectuelle des animaux et tous les groupes de l'échelle animale ont été l'objet, dans leurs principaux représentants, d'études descriptives et d'expériences scientifiques aussi variées que profondes : animaux inférieurs (unicellulaires compris), mollusques, fourmis, abeilles et guêpes, termites, araignées, scorpions, poissons, batraciens et reptiles, oiseaux, mammifères, rongeurs, pachydermes, carnassiers, singes, tous ont subi l'examen psychologique des analystes curieux de pénétrer leur vie consciente. Pour y arriver ils ont eu recours à des méthodes capables de mettre en éveil leur sens (instinct) de conservation, leurs appétits spéciaux ; et on a pu constater que les animaux agissent ou semblent agir conformément à ce qu'on peut attendre d'une organisation nerveuse normale : les organes des sens travaillent d'après les mêmes lois que celles que nous avons pu déterminer chez nous-mêmes, partout on constate de la mémoire, du jugement, la faculté combinative ; en général la faculté créatrice proprement dite paraît absente ou existe à un degré de développement assez bas. On a constaté avec certitude la présence de l'émotion, de la pitié de la colère, du désespoir, de la joie, même de sentiments délicats hautement appréciés par nous-mêmes (chez le chien en particulier).

On a surtout été très attentif pour les abeilles et les fourmis qui réagissent aux excitations du monde extérieur dans certains cas avec une virtuosité, un jugement, un à propos sans pareille. Les observations à ce sujet abondent. Les curieuses expériences de KATZ et REVÉSZ sur la mémoire des poules et leur faculté discriminative des couleurs, sont d'un enseignement expérimental fort remarquable ; j'engage ceux qui veulent se spécialiser dans la Psychologie animale de bien se pénétrer de la méthode d'étude de ces auteurs qui est d'une belle facture scientifique. En outre les auteurs que je cite en tête de cette division de ma synthèse sont tous expérimentaux, d'une valeur méthodique réelle et ne peuvent pas être ignorés par les spécialistes sérieux.

—

CHAPITRE II

Psychologie animale générale

BIBLIOGRAPHIE

2067. BICKEL. (A.). *Munch. Medic. Wochenschr.* 1898, 172. (E. XXI. 1899. 399). 2068. BOHN (G.). *A. Ps.* XIII, 1907, 170. 2069. BONNIER (G.). *A. Ps.* XIII, 1907, 420. 2070. CLAPARÈDE (Ed.). *A. Ps.* IX. 1903. 483. 2071. COUPIN. *Rev. Scientif.* 14. 1900 780. (E. 28, 1902, 58). 2072. DEXLER. *Monatsschr. f. Psychiatr. u. Neurol.* 16, 1904. 99. (E. 11, 1906. 87). 2073. GLEY (E.). *A. Ps.* II, 1896, 70. 2074. GROOS (Karl). Jena, 1896. 2075. HACHET-SOUPLET (P.). Paris, 1900. 2076. KLINE (Linus W.). *Amer. Journ. of Psych.* 10, 1899, 258. (E. XXI. 1899, 445) 2077. LOEB (J.). *Pflügers Arch.* XLVII, 1890, 391. (E. II, 1891, 120). 2078. LOEB (J.). *Pflüger's Arch. f. d. ges. Physiol.* XLIX. 175. (E. IV. 1893.

99). — 2079. LOEB (J.). *The Monist.* VII (4), 1897, 481. (E. XVI, 1898, 217). — 2080. LOEB (.J). Wurzbourg, 1890. (E. I, 1890, 125). — 2081. LUBBOCK (J.). Traduit de l'anglais par W. MARSHALL. Leipzig, 1889. (E. I, 1890, 506). — 2082. MAIGRE (Et.). *A. Ps.* XIII, 1907, 230. — 2083. MANCINI (Ernesto). *Rev. Scient. I,* 1904, 129. (E. 39, 1905, 400). — 2084. MILLS (Wesley). *Psych. Rev.* 6, 1899, 262. (E. XXII, 1900, 388). — 2085. MILLS (Wesley). *Transact. of Roy. Soc. Canada,* 1894, IV, 31. (E. XI, 1896, 154). — 2087. MÖBIUS (Dr. P. J.). *Halle a. S.* 1905. — 2087. MONOD. (G. H.). *Rev. scientif. Série* 4. Tome 5, 1896, 808. (E. XIV, 1897, 388). — 2088. MORGAN (Lloyd C.). *The Monist,* VII, 1896, 1. (E. XIII, 1897, 475). — 2089. ROMANES (G. J.). 2 vol. Paris, 1898. — 2090. THORNDIKE (E. L.). *The Psych. Rev., Series of Monogr. Supplements,* 2, 1898. (E. XXV, 1901, 209). — 2091. VASCHIDE (N.) et ROUSSEAU (P.). *Rev. Scient.* 20, 1903, 321. (E. 38, 1905, 232). — 2092. VASCHIDE (N.) et ROUSSEAU (P.). *Rev. Scientif. 19,* 1903, 737, 777. (E. 36, 1904, 159). — 2093. VERWORN (M.). Jena, 1898. (E. XXI, 1899, 452). — 2094. WEGENER (H.). *Zeitschr. Pädag. Psych.* II, 1900, 383, 457. — 2095. ZUR STRASSEN (O.). Vortrag. Leipzig, 1908.

Ici nous assistons aux efforts synthétiques, totaux ou partiels, de la Psychologie animale. Si en général, on semble être d'accord sur l'exactitude de la plupart des phénomènes observés la question de la « conscience » demeure toujours une question très controversée. Si d'une part les actes des animaux paraissent réfléchis, volontaires, d'autre part on peut se trouver en même temps en présence d'un système nerveux extrêmement réduit ou nul — partie inférieure de l'échelle animale — et de la possibilité de *multiplier* les individus en les sectionnant, deux faits qui détruisent l'idée de l'existence d'une unité psychique, en d'autres termes du moi conscient. Nous ne trouvons ce moi que chez les animaux plus élevés dans l'échelle zoologique et alors l'existence de la conscience est indéniable.

Que ces êtres agiraient par simples réflexes est absolument démenti par les faits exacts, d'ailleurs prodigieusement nombreux. Il est possible, voire probable, qu'au début de la vie animale sur la terre tout est réflexe organique, jusqu'aux moindres mouvements et que là la conscience est complètement exclue. Mais il est à supposer que, si les animaux supérieurs y compris évidemment l'homme — en ont une, ils n'ont pu l'acquérir que par transitions douces : et il n'y a rien d'impossible que sa première trace soit justement représentée par le premier genre de réflexes qui s'est fait jour dans l'intérieur des organismes primitifs. En effet la répétition, le développement graduel d'un même réflexe à travers l'échelle animale peut avoir provoqué l'apparition lente d'un état cellulaire spécial capable de vibrer toujours de la même façon sous l'impulsion des mêmes causes. D'où mémoire et conscience. Les objections qu'on peut faire à cette théorie, conforme à tout ce que nous savons de l'évolution biologique générale, me paraissent fort minimes. Même que je n'en vois pas du tout. On peut *nier* rien de plus, prétendre qu'il existe des différences psychiques fondamentales entre l'homme et les animaux. Je pense que la Science ne saurait admettre cette hypothèse parce que celle-ci est contraire à toutes ses données. Les objections théologiques n'ont aucune valeur et le sentimentalisme est superflu. Seulement si on parle de la *qualité* de la conscience nous sommes autorisés à admettre qu'elle est plus forte (plus intense, plus complète) chez l'homme que chez n'importe quel animal. Est-elle aussi la même, est-elle soumise aux mêmes lois psychiques ? Personnellement je n'en doute pas un instant.

—

LIVRE SEPTIÈME

Pédagogie normale

—

CHAPITRE Ier

La Pédagogie normale expérimentale

BIBLIOGRAPHIE

2096. AMENT (Dr. W.). *Ber. uber den I Kongress f. exp. Psychologie. Giessen*, 1904. — 2097. AMENT (Dr. W.). *Arch. f. d. ges. Psych.* VI, 1906, 391. — 2098. ASCHAFFENBURG (G.). *Zeitschr. f. päd. Path. u. Therap.* I, (2), 1896, 37. (E. XII, 1896, 347). — 2099. BACHE (E. Maede). *Psych. Rev.* II, 1895, 475. (E. XIII, 1897, 359). — 2100. BAIR (J. H.). *Investigations of the Departem. of Psychol. and Education of Colorado University*, 2, 1904, 43. (E. 39, 1905, 373). — 2101. BAIR (Jos. H.). *Investigations of the Departem. of Psych. and Education of the University of Colorado*, 3, 1906, 45. (E. 45, 1907, 316). — 2102. BAGINSKY (Dr. A.). *Ber. Kongr. Kinderf.* Berlin, 1906, 10. — 2103. BALDWIN (J. M.). *Science* XXI, 1893, 213, 231. (E. VII, 1894, 399). — 2104. BALDWIN (J. M.). 1895. New-York. — 2105. BARNES (Earl.). *Stud. Educ.* II, 1902, 5. — 2106. BARNES (Earl.). *Stud. Educ.* II, 1902, 323. — 2107. BARNES (Earl.). *Ped. Sem.* VII, 1900, 3. — 2108. BARNES (Anna Köhler). *Stud. Educ.* II, 1902, 141. — 2109. BARNES (Earl.). *Stud. Educ.* II, 1902, 283. — 2110. BARNES (Earl.). *Stud. Educ.* II, 1902, 36 etc. — 2111. BARNES (Earl.). *Pedag. Seminary*, VII, 1900, 3. (A. Ps. VII, 1901, 654). — 2112. BARNES (Mary Sh.). *Stud. Educ.* I, 1896-97, 43, 83. — 2113. BARNES (Earl.). *Studies in Educ.* I, 1896-97, 5. — 2114. BARNES (Earl.). *Stud. Educ.* II, 1902, 243. — 2115. BARNES (Earl.). *Stud. Educ.* II, 1902, 180. — 2116. BELL (S.). *Ped. Sem.* VII, 1900, 492. — 2117. BERGMANN (Herm.). Weimar, 1891. — 2118. BERNHARD (L.). *Ber. Kongr. Kinderf.* Berlin, 1906, 341. — 2119. BINET (A.) et VASCHIDE (N.). *A. Ps.* IV, 1898, 1. — 2120. BINET (A.

SIMON (Th.) et VANEY ( ). *A. Ps.* XII, 1906, 233. — 2121. BINET (A.). *Int. Arch. Schulhyg.* III, 1907, 308. — 2122. BLUM (E.). *A. Ps.* X, 1904, 311. — 2123. BLUMENAU. 1er *Congr. Psych. Pédag.* St-Petersbourg, 1906 ; 115. — 2124. BONSER (F. G.). *Ped. Sem.* IX, 1902, 221. — 2125. BROCKMAN (F. S.). *Ped. Sem.* IX, 1902, 255. — 2126. BURGWIN (Mrs. E. M.). *Trans. 2e interng Congr. School Hyg.* 1907 ; III, 861. — 2127. CADA (Fr.). *Trans. 2d intern. Congr. School Hyg.* 1907 ; I, 167. — 2128. CASH (Miss K. G.). *Stud. Educ.* II, 1902, 308. — 2129. CASH (Miss K. G.). *Stud. Educ.* II, 1902, 100. — 2130. CHAMBERLAIN (A. F.). *Ped. Sem.* XI, 1904, 508, 516. — 2131. CHAMBERS (W. G.). *Ped. Sem.* X, 1903, 101. — 2132. CHANDLER (Kath. A.). *Stud. Educ.* I, 1896-97, 217. — 2133. CLAPARÈDE (le Dr. Ed.). Genève, 1905. 78 p. in-18o. 2me édition 1909, 283 p. — 2134. COLVIN (S. S.) and MEYER (F.). *Ped. Sem.* XIII, 1906, 84. — 2135. COLVIN (S. S.). *Ped. Sem.* XIV, 1907, 517. — 2136. DARRAH (Estelle M.). *Stud. Educ.* I, 1896-97, 213. 254. — 2137. DAVIS (W. W.). *Stud. Yale Psych. Labor.* VI, 1898, 6. *Ib'd.* VIII, 1900, 64. — 2138. DISMORR (Blanche). *Stud. Educ.* II, 1902, 62. — 2139. DRESSLAR (F. B.). *Ped. Sem.* VIII, 1901. 469. — 2140. FACKENTHAL (Kathar.). *Pedag. Sem.* III, (A. Ps. II, 1896, 830). — 2141. FERRARI (Dr. G. C.). *Revista sperimentale di Frenatria*, XXVII, 1901. — 2142. FRANCKEN (N. J. A.). *Diss.* Amsterdam, 1902. — 2143. FRIEDRICH (J.). *Zeitschr. Pädag. Psych.* III, 1901, 38. — 2144. GODDARD (Henry H.). *Stud. Educ.* II, 1902, 392. — 2145. GODDARD (H. H.). *Ped. Sem.* XIII, 1906, 208. — 2146. GRIGGS (E. H.). *Stud. Educ.* I, 1896-97, 309. — 2147. GRUDZINSKA (Anna). *Ped. Sem.* XII, 1905, 97. — 2148. HALL (G. S.) and WALLIN (J. E. W.). *Ped. Sem.* IX, 1902, 460. — 2149. HALL (G. S.) and BROWNE (C. E.). *Ped. Sem.* X, 1903, 27. — 2150. HALL (G. St.) and BROWNE (C. E.). *Ped. Sem.* XI, 1904, 3. — 2151. HERRICK (C. L.). *Journ. of Comparat. Neurol.* V. 1895, 119. (E. XI, 1896, 168). — 2152. HERRICK (M. A.). *Pedag. Semmary*, III, nr 2. (A. Ps. II, 1896, 828). — 2153. HOESCH Ernst (Dr. phil. Lucy) et MEUMANN (Prof. Dr. E.). Leipzig. 1906. — 2154. JEWELL (J. R.). *Ped. Sem.* XIII, 1906. 273. — 2155. JOHNSTON (G. E.). *Ped. Sem.* VI. 1898-99. 513. — 2156. JONCKHEERE (T.). *Die Exp. Päd.* V, 1907, 105. — 2157. JOTEYKO (Mlle Dr.). *Trans. 2d intern. Congr. School Hyg.* 1907 ; II, 478. — 2158. KELLER (R.). *Biol. Centralbl.* XIV, nos 1, 2 et 9. (A. Ps. I, 1895, 476). — 2159. KIRCKPATRIK (E. A.). Mass. Boston,

1900. — 2160. KLINE (L. W.). *Ped. Sem.* X, 1903, 239. — 2161. KLINE (L. W.) and FRANCE (C. J.). *Ped. Sem.* VI, 1898-99, 421. — 2162. KÖHLER (Anna). *Stud. Educ.* I. 1896-97, 323. — 2163. KÖHLER (Anna). *Stud. Educ.* I, 1896-97, 94. — 2164. LAY (Dr. W. A.). *Die Exp. Päd.* I. 1905, 129. — 2165. LAY (W. A.). *Zeitschr. Pädag. Psych.* II, 1900, 95. — 2166. LECLÈRE (A.). *A. Ps.* IV, 1898, 379. — 2167. LOBSIEN (Marx). *Zeitschr. Pädag. Psych.* V, 1903, 323, 457. — 2168. MAC DONALD (A.). Washington (sans date). — 2169. MAC DONALD (A.). *Zeitschr. Pädag. Psych.* II, 1900, 112. — 2170. MAC MILLAN (D. P.). Chicago. Depuis 1902-03. — 2171. MAITLAND (Louise). *Stud. Educ.* I, 1896-97, 53. — 2172. MALAPERT (P.). *A. Ps.* IX, 1903, 1. — 2173. MARSCH (Mabel A.). *Stud. Educ.* II, 1902, 83. — 2174. MARTINAK (Dr.). *Ber. Kongr. Kinderf.* Berlin, 1906. — 2175. MEAD BACHE (B.). *Psych. Rev.* II. 1895, 475. (*A. Ps.* II, 1896, 766. — 2176. MECKE (H.). *Ber. Kongr. Kinderf.* Berlin, 1906, 162. — 2177. MEUMANN (Ernst). Leipzig, 1907. — 2178. MEYERS (G. E.). *Ped. Sem.* XIII, 1906, 409. — 2179. MONROE (W. S.). Boston, 1898. — 2180. MONROE (W. S.). *Ped. Sem.* VI, 1898-99, 152. — 2181. MONROE (W. S.). *Ped. Sem.* VII, 1900, 132. — 2182. MONROE (W. S.). *Ped. Sem.* VII, 1900, 132. (*A. Ps.* VII, 1901, 655). — 2183. MYCKOFF (A. E.). *Ped. Sem.* VIII, 1901. 482. — 2184. PATTERSON (Alma). *Stud. Educ.* I, 1896-97, 352. — 2185. PIZZOLI (Dr. Ugo). *Riv. di Filosofia, Pedagogia e Scienze affini.* III, 1900. — 2186. SANFORD (E. C.). *Ped. Sem.* IX, 1902, 18. — 2187. SCHALLENBERGER (M. E.). *Pedag. Semin.* III, 1894, 87. (*A. Ps.* I, 1895, 477). — 2188. SCHMIDT (Fr). *Arch. ges. Psych.* III, 1904, 33. — 2189. SCHULZE (R.). *Praktischer Schulmann,* Leipzig, *44,* 1895, 340. (B. N. 599). — 2190. SCHUYTEN (M. C.). *Die experim. Pädag.* III, 1906, 199. — 2191. SCRIPTURE (E. W.). *Educational Review* (New-York), V, 1893, 52. (E. V, 1893, 340). — 2192. SCRIPTURE (E. W.). and LYMAN (C. S.). *Stud. Yale Psych. Labor.* I, 1893, 92. — 2193. SHELDON (H. D.). *Amer. Journ. of Psych.* 9, 1898, 425. (E. XXI, 1899, 135). — 2194. SISSON (Genevra). *Stud. Educ.* I, 1896-97, 259. — 2195. SMITH (Th.). *Ped. Sem.* XII, 1905, 27. — 2196. SULLY (James). *Traduit de l'anglais par Monod.* Paris, 1898. — 2197. STETSON (W. W.). *State of Maine. Educat. Departm.* (sans date). — 2198. STEVENS (Kate). *Ped. Sem.* XIII, 1906, 245. — 2199. TANNER (A. E.). *Ped. Sem.* XIII, 1906, 509, 511. — 2200. TAYLOR (A. H.). New-York, 1900. — 2201. TERMAN (L. M.). *Ped. Sem.* XI.

1904, 413. — 2202. THAYER (A.). *Ped. Sem.* XII, 1905, 107. — 2203. T' KINDT (E.). B. A. P. G. (*Bull. de la Société génér. de Pédologie*) II ; 1906. — 2204. T' KINDT (E.). B. A. P. G. (*Bull. Société génér. de Pédol.*), II, 1906. Ibid. IV, 1908. — 2205. TREITEL (L.). *Arch. ges. Psych.* III, 1904, 341. — 2206. TRETTIEN (A. W.). *Amer. Journ. Psych.* XII, 1900-01, 1. — 2207. VASCHIDE (N.) et DRAGHICESCO (D.). (*Résumé flamand*). B. A. P. G. (*Bull. Soc. génér. de Pédol.* II, 1906). — 2208. VOSTROVSKY (Clara). *Stud. Educ.* I, 1896-97, 15. — 2209. VOSTROVSKY (Clara). *Stud. Educ.* I, 1896-97, 123. — 2210. WILLARD (H. M.). *Stud. Educ.* I, 1896-97, 243. — 2211. WOLFE (H. K.). (*N. Western Journ. of Educ.* VII, 1896). — 2212. WOODHEAD (Dr. G. S.). *Trans.* 2ᵈ *intern. Congr. School Hyg.* 1907, III, 867. — 2213. YOUNG (Sarah). *Stud. Educ.* II, 1902, 218, 226. — 2214. YOUNG (Sarah). *Stud. Educ.* II, 1902, 338.

Les regards sont tournés vers la Pédagogie expérimentale : on écrit des articles, généralement en faveur du nouveau genre de recherches, (seuls les vieux hommes d'école accueillent avec scepticisme les résultats intéressants déjà obtenus), on essaye de mettre en pratique les nouvelles données paraissant suffisamment démontrées, les administrations officielles s'émeuvent (il y a 'donc quelque chose !) et créent des laboratoires, des conférences publiques, des cours réguliers ; les plus avancés des instituteurs se risquent à une petite expérience en classe ou commentent avec intérêt les évènements expérimentaux du jour. Les savants, de leur côté, convaincus de la haute valeur de la Pédagogie nouvelle — ils savent que l'expérimentation scientifique, c'est-à-dire avec les garanties scientifiques de l'exactitude, est seule capable de résoudre les problèmes — s'occupent activement à mettre au point les méthodes de recherche déjà employées, à en inventer d'autres pour les questions, d'ordre pratique ou théorique, qui se posent. Personnellement je voudrais que l'on ne se presse pas trop à appliquer ce que l'on trouve, ni à s'impatienter quand on ne trouve pas. Dans ces conditions on n'aura pas de désillusions et on ne découragera personne. On peut-être tranquille d'ailleurs. Cette partie de la Pédologie (comme je l'ai dit, souvent confondue avec cette science même) suivra normalement son cours évolutif, mais avec plus de vitesse peut-être, car tout le monde est absolument convaincu de sa grande importance et veut contribuer, par tous les moyens, à son développement.

Quand on examine le genre de recherches faites jusqu'ici et qu'on pèse bien les sujets traités, on constate immédiatement qu'il y a deux espèces de chercheurs : les uns, fortement teintés de subjectivité, pour étudier l'enfant le questionnent ou, et ceci est grâve, le font questionner par des étrangers qui ne sauraient avoir le même intérêt à résoudre un problème quelconque que l'expérimentateur lui-même ; ce sont *les enquêteurs*, les collectionneurs de quantités formidables de formulaires remplis par des masses d'instituteurs et d'institutrices fonctionnant dans des endroits aussi divers que multiples. Les autres, plus positifs, habitués aux travaux scientifiques véritables, font usage d'appareils, tâchent d'enregistrer, par voie automatique, des phénomènes isolables et simples ; ils se risquent bien à des investigations sur grande échelle, mais ils ont d'abord usagé la méthode à suivre au laboratoire sur quelques cas individuels bien typiques. C'est de ceux-ci que viendra surtout la lumière, mais ils sont moins proléfiques. Cela se comprend. Je puis facilement composer une feuille à remplir, la faire imprimer sur des milliers d'exemplaires, les faire distribuer aux quatre vents, et attendre que ces feuilles reviennent à la date fixée ; puis je chargerai un collaborateur ou un secrétaire de la classification systématique, de la mise en colonnes des réponses comparables ou identique ; puis je ferai additionner, je dessinerai peut-être moi-même les courbes, car cette opération est très agréable, puis j'écrirai un article qui sera publié ; j'aurai résolu un nouveau problème pédagogique. Non ! La valeur de mes efforts demeurera médiocre, la confiance dans les résultats obtenus étant impossible : 1° parce que généralement la ou les questions posées sont mal définies, trop compliquées dans le sens psychologique, difficiles à interprêter par des gens non habitués aux recherches ; — 2° parce que les réponses elles-mêmes peuvent être à l'encontre de la vérité, l'enfant n'étant pas habitué à peser la signification de ses mots. Je ne nie pas qu'il soit possible de chercher l'idée que se forme l'écolier sur la politique, la guerre, un idéal quelconque, l'homme et la femme, la théologie, le sens historique, la personnalité des hommes célèbres, le feu, la chaleur, la gelée, le froid, la moralité, la propriété, l'argent, le caractère, les droits de l'enfant, ses raisons, la colère, l'activité sociale institutionnelle ou créatrice, la justice, les superstitions, l'autorité, les ambitions, les histoires de cap et d'épée, sujets qu'on a précisément traités ; mais cela ne se fait pas à l'aide des procédés employés. Avant tout il faut apprendre à connaître les enfants qu'on va examiner, puis poser les questions soi-même au moment voulu. L'opération est plus délicate qu'on ne pense ; on ne le sait que quand on vit quelque temps la vie des écoliers.

Je condamne donc formellement la méthode américaine dite des « enquêtes scolaires ».

Déjà moins dangereuses sont celles, conduites par l'expérimentateur, qui ont pour objet l'impressionabilité, la force de penser, les facteurs qui entrent en jeu dans l'acte d'apprendre quelque chose, le sommeil des écoliers. les relations d'amitié qui existent entre eux, la vie morale et religieuse de quelques exemples saisissables et bien caractérisés, la valeur de l'humor en classe, la vie émotive, les relations entre enfants et animaux domestiques, la valeur éducative des fleurs et des voyages, et bien d'autres sujets encore. Ici il y a moyen de circonscrire d'avance les difficultés, d'opérer avec un certain degré de certitude et de faire œuvre scientifique utile.

Cette certitude est cependant plus grande encore si on étudie le développement physique (taille, poids, capacité vitale, force musculaire), bien que les données recueillies ainsi ne soient pas d'une importance prépondérante. Mais elles le deviennent aussitôt qu'on pose le problème un peu d'une autre façon : comment se développe l'asymétrie physique et quels sont les exercices à exécuter pour assurer aux deux moitiés du corps une égale importance ? (1) On a traité avec bonheur quelques sujets qui méritent une mention spéciale : Le développement du sens d'observation aux âges scolaires successifs (Francken), les méthodes à employer pour enseigner les difficultés de la langue maternelle et des langues étrangères, les différences qu'on observe entre enfants de races différentes. Il va sans dire que les résultats ainsi obtenus sont d'une utilité incontestable et peuvent orienter de nouvelle façon les idées qu'on possède sur certaines mesures à prendre ou sur certaines manières de traitement pédagogique.

Quoi qu'il en soit on peut prédire que l'avenir des écoles dépendra aussi de la vérification expérimentale de tous les agissements éducatifs qui ont cours, ainsi que de la découverte éventuelle de traitements nouveaux qui tiendront compte, beaucoup plus, de la mentalité infantile naturelle ainsi que des lois qui président aux fonctions en pleine croissance.

—

(1) Dans la supposition que la symétrie soit un idéal éducatif qu'il faut *poursuivre !*

CHAPITRE II

La classification des Elèves

BIBLIOGRAPHIE

2215. BRAHN (M.). K. X., 1897, 385. — 2216. CHAMBER-
LAIN (A. F.). *Ped. Sem.* VI, 1898-99, 471. — 2217.
COCKERELL (T. D. A.). *Investig. of the Departm. of Psych.
and Education of the University of Colorado 3*, 1906, 41. (E.
45, 1907, 316). — 2218. KEMSIES (F.). *Zeitschr. Pädag.
Jaarb.* III. — IV, 1903. (Avec résumé français). — 2222.
Pädag. II, 1906, 129. — 2220. MOSES (Julius). *Intern. Arch.
Schulhyg.* I, 1905, 7. — 2221. SCHUYTEN (M. C.). *Paedol.
Jaarb.* III. — IV, 1903. (Avec résumé français). — 2222.
SCHUYTEN (M. C.). *Paedol. Jaarb.* VII, 1908-09. (Avec résumé
français). — 2223. STRÖHMBERG (Dr. C.). K. II, 1889, 402.

Je ne dois pas insister sans doute sur l'importance de cette
question de la classification des élèves. Comme je l'ai dit ailleurs
nous marchons vers une conception toute nouvelle du traitement
pédagogique des enfants. Notre façon plus qu'imparfaite de
séparer à l'école les intelligents des inintelligents après un
examen sommaire sans base sérieuse, ainsi que le tassement
pêle-mêle des individualités de toute nature en classes ou divisions, formant des groupes aussi hétérogènes que possible, paraît
en ce moment anti-scientifique et d'un âge passé. On l'aban-
donnera dans un avenir peu éloigné. On déterminera avec un
grand degré de certitude les individus d'un même groupe homogène composé donc d'intelligences de mêmes spécificité et qu'on
éduquera selon leurs besoins propres, avec une grande économie
de temps et d'énergie, une certitude dans les résultats — qu'on
pronostiquera d'avance — inconnue jusqu'à ce jour. On comprend
aisément qu'on doit en venir là. Si, dans l'industrie, on ne fait
plus de manipulations inutiles ou incertaines pour arriver à
une fabrication perfectionnée quelconque avec un minimum de
pertes, nous fabriquons, nous, le citoyen, la citoyenne de l'avenir
avec une hésitation et une incertitude que nous pouvons hardi-
ment intituler de ruineuses. Pourquoi ? Parce que nous sommes
incapables de faire sa séparation rationnelle de la matière première. D'où il résulte que les produits purs nous échappent la
plupart du temps et que nous dépensons inutilement sans compter
toutes nos ressources vitales — financières comprises.

Ce n'est que dans ces derniers temps que l'attention des chercheurs s'est portée vers ce point. Quelques-uns ont vigoureusement attaqué le problème qui, on le comprend, est loin d'être résolu en ce moment. Mais il y a progrès notable et nous commençons à nous orienter avec quelque certitude.

D'abord il n'est déjà plus difficile de séparer les retardés scolaires des réguliers ; il suffit pour cela de voir dans quelle classe les individus considérés se trouvent. Non pas que parmi ces arriérés l'on ne trouve pas de normaux intellectuels ; le contraire est vrai, car il y en a toujours. Mais ce groupe général de retardés constitue une sélection naturelle précieuse qui fournit presque constamment, dès le premier examen sérieux, le premier contingent de vicieux psychiques. On en débarasse immédiatement l'école ordinaire en les envoyant aux classes spéciales.

Reste alors la masse des élèves dits normaux dont on doit étudier les propriétés et les aptitudes. Avant tout on fera les mesures anthropométriques dont les résultats comparés aux Tables de mesures normales correspondantes, donneront des indications précieuses sur le développement physique régulier. Puis vient l'étude des organes sensoriels, principalement de la vue et de l'ouïe, puis, l'examen du sens d'équilibre organique, au repos et en mouvement. La mesure de la sensibilité cutanée (esthésiométrie) est très précieuse. Les enfants psychiquement inférieurs réagissent très mal ou donnent des chiffres supérieurs aux autres. Il est connu en effet que les élèves les plus intelligents donnent aussi les plus petits résultats, c'est-à-dire sont les plus sensibles. Delà la possibilité de séparer les écoliers en groupes successifs. Mais ce test, à lui seul, ne saurait suffire pour atteindre le but que nous nous proposons. Il y a quelques sujets — parfois les plus remarquables — qui sont foncièrement dans l'impossibilité de réagir d'une façon exacte à l'impression du compas. Il faut avoir recours alors à un test supplémentaire. J'ai trouvé que la mesure de la mémoire — sous n'importe quelle forme — est le meilleur pour juger de la mentalité des élèves ; et comme il ne saurait jamais nuire d'appliquer ce même test aussi aux enfants déjà jugés par l'esthésiomètre, je combine les deux et je mesure et la sensibilité de la peau et la mémoire. Pour une première classification c'est très suffisant.

Il peut arriver cependant que certains élèves, classés par l'esthésiomètre dans le groupe des intelligents, tombe pour la mémoire dans la section des médiocrités. Examinez maintenant la vie intime de ces sujets, demandez des renseignements sur la régularité de la fréquentation scolaire, la moralité du père et de la mère, des frères et des sœurs, l'état social du ménage, et vous constaterez souvent que l'esthésiomètre n'a point été en défaut, il a bien marqué la *spécificité* intellectuelle ; et si la mémoire a été mauvaise cela est dû à de multiples causes parfois, dont la principale est l'indifférence ou le dégoût pour tous les travaux scolaires. L'inverse a lieu aussi : l'esthésiomètre marque l'infériorité, le test de la mémoire la supériorité. Alors l'instrument peut avoir indiqué des défauts physiques qu'on trouvera dans l'histoire du sujet ou qu'on *découvre* alors que tout le monde les ignorait. J'ai constaté des détails stupéfiants sous ce rapport qui n'ont pas peu fortifié ma confiance dans cet instrument. Mais dans l'occurence je ne voudrais pas me fier à lui seul ; il doit être secondé par un test psychique pûr, attendu que la physiologie générale de l'individu a une trop grande influence sur lui. Si je me suis borné à l'examen de la mémoire seule — la faculté de former des notions en allant du particulier au général et la force créatrice étant des facteurs mentaux tout aussi importants — c'est que ce test est d'application facile et rapide, la méthode facile à trouver dans toutes les circonstances, alors qu'une *bonne* méthode pour les deux autres bases de l'intelligence est difficile à réaliser. Je n'hésiterais pas à appliquer les trois tests mentaux — il n'y aurait que profit — mais ce sera sans doute pour un avenir peu éloigné.

Enfin puisqu'il s'agit de séparer les éléments dissemblables d'une classe, de garantir l'homogéinité des enfants à éduquer en groupes, on ne mettra jamais garçons et filles ensemble. La séparation des sexes n'est-elle pas sure et exacte, est-elle jamais sujette à erreur ? Tout le monde peut l'appliquer sans se tromper. Pourquoi rejetterait-on une arme de première classification aussi puissante ?

—

CHAPITRE III

Monographies

BIBLIOGRAPHIE

2224. ALLEN (Margaret). Babyhood, 1885 (c.). — 2225. AMENT (Dr. phil. Wilhelm). Stuttgart, 1906. — 2225a. BAISH (Amalie). Stuttgart, 1895, (c.). — 2226. BEHREND (E.). Gotha, (c.). — 2227. BINET (A.) et HENRI (V.). *A. Ps.* II, 1896, 411. — 2228. CHAMBERLAIN (Al. and Isabel). I, II. *Ped. Sem.* XI, 1904, 264, 452. III. Ibid. 1905, 427. — 2229.

CHAMPNEYS (F. H.). Mind, VI, 104. (c.). — 2230. CHRIS-MAN (Oscar). *Educational Review*, IX, 1895, 52. (c.). — 2231. DARWIN (Ch.). Mind, 1877, 285. (c.). — 2232. DYROFF (A.). Bonn, 1904. (E. *40*, 1906, 122). — 2233. FERRI (L.). *Revue phil.* IX, 1880, 474. — 2234. GROOS (K.). *Ausgewählte vorlesungen.* Berlin, 1904. (E. *40*, 1906, 122). — 2235. HALL (W. S.). (Child. *Study Mo.* 1897, II, 458, 522, 586). — 2236. HENRI (V. et C.). *A. Ps.* III, 1897, 184. — 2237. HEYDNER (G.). Leipzig, 1894. (E. IX, 1896, 284). — 2238. KING (J.). Chicago, 1903. (E. *40*, 1906, 122). — 2239. KUSSMAUL (A.). *Tübingen*, 1884. (c). — 2240. LEHMENSICK (Fritz). *Prax's der Erzichungsschule.* Altenburg, 1887. (c). — 2241. LEHMENSICK (Fritz). *Praxis der Erziehungsschule.* Altenburg, 1888. (c). — 2242. LOBISCH (J. E.). Wien, 1851. (c). — 2243. LOMBROSO (Paolo). Torino, 1894. — 2244. MOORE (K. C.). *Psych. Rev., Monogr. Suppl.* III, 1896. (E. XVII, 1898, 277). OLTUSZEWSKI (W.). (Fischer, Berlin, 1897). — 2246. PARTRIDGE (G. E.). *Ped. Sem.* IX, 1902, 436. — 2247. PEREZ (Bernard). Paris, 1886. — 2248. PEREZ (Bernard). 3e *édition*, Paris, 1886. — 2249. PREYER (W.). Stuttgart, 1893. — 2250. PREYER (W.). Leipzig, 1895. — 2251. PREYER (W.). (III. *Int. Congress f. Psych.* 1897). — 2252. PRIOR (Mary D.). *Ped. Semin.* III, 1895, 359. (c). — 2253. ROMANES (G. John). *Traduit de l'anglais.* Leipzig, 1893. (E. IX, 1896, 390). — 2254. SCHULTHEISS (W. K.). Nürnberg, 1862. (c). — 2255. SCUPIN (Ernst und Gertrud), Leipzig, 1907. — 2256. SHINN (Milicent Washburn). *University of California Studies. Berkeley, bol.* 1893. (c). — 2257. SHINN (M. W.). Boston et New-York, 1900. (A. *Ps.* VII, 1901, 659). — 2258. SEMMIG (H.). Leipzig, 1876 (c). — 2259. SIKORSKI (Dr. J. A.). Leipzig, 1902. — 2260. STRUMPELL (Ludwig). *Psychologische Pädagogik. Beilage, p.* 352-368. Leipzig, 1880. (c). — 2261. TRACY (Fred.). *Traduction de Stimpf,* 5me *édition*, 1901. (a). — 2262. VINAY (C.). (*Semaine Méd.* 1897, XVII, 33). — 2263. WARREN (H. C.). (*Amer. Natural.* 1897, XXXI, 455). — 2264. WYMA. *Journ, Psych. Med. and Ment. Pathol.* VII, 1881, 62. (c).

La description d'enfants isolés dont on poursuit le développement pendant des mois ou des années est incontestablement d'une grande utilité. C'est bien ainsi qu'on peut réussir à pénétrer les lois qui gouvernent l'individu psychique et physique naissant.

Mais si, d'un côté, il serait impossible de se passer des recherches de masse pour connaître l'enfant en général, de l'autre la méthode individuelle est grosse de dangers. En effet pour pouvoir l'appliquer dans toute son intégrité il est nécessaire, indispensable, de disposer du sujet à étudier à toute heure de la journée, de l'avoir constamment sous main, surtout s'il s'agit de bébés, comme c'est généralement le cas. Alors cette condition n'est réalisable que lorsque l'expérimentateur étudie son propre enfant. Mais en même temps il court le grand risque de ne pas être impartial dans ses jugements, de forcer un résultat en plus ou en moins suivant les intérêts présomptifs de l'être en observation qui est le sien propre, d'avoir une tendance à rapporter imparfaitement, ou même pas du tout, un résultat désagréable. Si c'est la mère qui est l'observatrice on comprend que la suspicion peut être plus grande. Je ne veux pas dire que les études d'enfants isolés, les journaux tenus jour par jour, les descriptions de l'âme naissante, etc., parus en nombre respectable, n'aient aucune valeur. Mais comment reconnaître les écrits les moins partiaux ? Je crois que personne n'est plus incapable de noter les manifestations intimes d'un enfant que le père ou la mère de cet enfant. Pour les mensurations physiques le danger est minime, mais justement elles sont les moins importantes à cause de leur caractère individuel.

Je conclus en disant que les monographies dont j'en ai réunies les plus intéressantes méritent certainement d'être étudiées, qu'il y a sans conteste beaucoup de faits qui peuvent être retenus, mais que le lecteur fera bien de s'armer d'une bonne dose de scepticisme et de bien contrôler si possible la concordance des faits rapportés.

CHAPITRE IV

Méthodes. — Didactique

BIBLIOGRAPHIE

2265. AMES (C. H.). *A. Monograph*. Boston, New-York, Chicago, (sans date). — 2266. ARCHENHOLD. *Ber. Kongr. Kinderf.* Berlin, 1906, 208. — 2267. ARNETT (L. D.). *Amer. Journ. Psych.* XVI, 1905, 327. — 2268. BARNES (Earl). *Stud. Educ.* I,

1896-97, 203. — 2269. BINET (A.). *A. Ps.* IV, 1898, 598. — 2270. BINET (A.). *A. Ps.* IX, 1903, 57. — 2271. BINET (A.). Paris, 1906. — 2272. BOGGS (Lucinda). *Ped. Sem.* XII, 1905, 496. — 2273. BRIDON (Victor). *Int. Arch. Schulhyg.* I, 1905, 159. — 2274. BURNHAM (Dr. W. H.). *Ber. I intern. Kongr. f. Schulhyg.* 1904 ; III, 483. — 2275. BURNHAM (Dr. W. H.). *Trans. 2d intern. Congr. School Hyg.* 1907 ; I, 33. *Chabot* : *Ibid.* 38. Burgerstein : *Ibid.* 52. — 2276. BUTTE (Dr. L.). *Trans. 2d intern. Congr. School Hyg.* 1907 ; I, 356. — 2277. CATON (Dr. R.). *Trans. 2d intern. Congr. School Hyg.* 1907 ; III, 893. — 2278. CLARK (A. B.). *Stud. Educ.* I, 1896-97, 283. — 2279. CLAUS (A.). *Zeitschr. Pädag. Psych.* III, 1901, 456. — 2280. CONRADI (E.). *Ped. Sem.* X, 1903, 359. — 2281. COPPERSMITH (Mary). *Ped. Sem.* XIII, 1906, 461. — 2282. CRÉPIEUX-JAMIN. *A. Ps.* XIII, 1907, 187. — 2283. DAWSON (G. E.). *Ped. Sem.* VII, 1900, 151. — 2284. DECROLY (O.) et DEGAND (Mlle J.). *Arch. de Psych.* VI, 1907, 339. — 2285. DE PRADEL (Dr. E.). *Trans. 2d intern. Congr. School Hyg.* 1907 ; III, 909. — CAMPBELL (Dr. James). *Ibid.* 913. 2286. DIEHL (Aug.). *Psych. Arb.* III, 1901, 1. — 2287. DIERKS (W.). *Die Exp. Päd.* I, 1905, 167. — 2288. DOUGLAS (Dr. C.). *Trans 2d intern. Congr. School Hyg.* 1907 ; III, 896. — KUNDSEN (K. A.). *Ibid.* 901. — 2289. ELLINGER (Dr. L.). *Graefe's Arch.* 28, 1882, 236. (B. N. 650). — 2290. FACK (M.). *Zeitschr. f. Philos. u. Pädag.* II, 1895, 196, 262, 346. (E. XII, 1896, 400). — 2291. FISCHER (H.). *Zeitschr. Pädag. Psych.* I, 1899, 134. — 2292. FISCHER (H.). *Zeitschr. Päd. Psych.* I, 1899, 325. — 2293. FISCHER (Emil). *Ber. I inter. Kongr. f. Schulhyg.* 1904, II, 482. — 2294. FODOR (Dr. J. 8.). VIe *Congr. intern. d'Hyg. et de Démogr.* Vienne, (B. N. 752). — 2295. FOVEAU DE COURMELLES (Dr.). *Trans. 2d intern. Congr. School Hyg.* 1907 ; III, 876. — WOODS (Th. D.). *Ibid.* 861. — 2296. FRISCHEISEN-KÖHLER *Zeitschr. Pädag. Psych.* IX, 1907, 323. — 2297. GANZMANN (O.). *Z.* IV, nr 6, 1901. — 2298. GERHARD. Amsterdam, 1894. — 2299. GIBBS (D.). *Ped. Sem.* XIV, 1907, 39. — 2300. GUILLET (C.). *Ped. Sem.* XIV, 1907, 322, 474. — 2301. GUTZMANN (Dr. H.). *Z.* I, no 2. 1897. — 2302. HALL (G. St.). *Ped. Sem.* XII, 1905, 339. — 2303. HANCOCK (J. A.). *Ped. Sem.* VIII, 1901, 291. — 2304. HARTMANN (Dr. B.). Leipzig, 1904. — 2305. HEUCK (W.). *Zeitschr. Pädag. Psych.* II, 1900, 437. — 2306. HUTHER (Dr. A.). *Z.* II, nr 6, 1899. — 2307. IRVING (A. P.). *Ped. Sem.* VII, 1900, 138. — 2308. JACKSON (J.). *Trans. 2d intern. Congr. School Hyg.* 1907,

I, 174. — 2309. JANKE (O.). Hamburg, Voss, 1895. (B. N. 752). — 2310. JESSEN (P.). *Zeitschr. Pädag. Psych.* IV, 1902, 1. — 2311. JUDD (Ch. H.). *Philos. Stud. 19*, 1902, 243. (E. 38, 1905, 220). — 2312. KERRY (Benno). *Viertelj. schr. f. wiss. Philos.* Divers articles de 1885 à 1891. (E. VI, 1894, 44). — 2313. KLIMOFF (Dr.). *Ber. I intern. Kongr. f. Schul-hyg.* 1904 ; II, 473. — 2314. KÖRTE (O.). *Zeitschr. Pädag. Psych.* IV, 1902, 11. — 2315. KNILLING (Rud.) Berlin, 1899. — 2316. KREISS (K.). Wiesbaden, 1903. — 1318. KUBORN (Dr. H.). VIe *Congr. intern. d'Hyg. et de Démogr.* Vienne, 1887. (B. N. 751). — 2318. KÜHNER (Dr. A.). Leipzig, Böhm, 1896. (B. N. 752). — 2319. LAY (Dr. W. A.). Karlsruhe, 1898. — 2320. LAY (Dr. W. A.) Karlsruhe, 1899. — 1321. LAY (W. A.). *Ber. über den I Kongrs fur experimentelle Psychologie.* Giessen, 1904. — 2322. LAY (Dr. W. A.). *Ber. I intern. Kongr. f. Schulhyg.* 1904 ; II, 333. — 2323. LAY (Dr. W. A.). *Die Exp. Pädag.* II, 1906, 125. — 2324. LAY (W. A.). *Die Exp. Pädag.* III, 1906, 211. — 2325. LAYET (Dr. A.). VIe *Congr. intern. d'Hyg. et de Dém.* Vienne, 1887. (B. N. 750). — 2326. LE MAITRE. *Arch. de Psych.* III, 1904, 389. — 2327. LYTTELTON (E.). *Trans. 2^d intern. Congr. School Hyg.* 1907 ; I, 153. — 2328. MAAS (Prof.). Berlin, 1894. (B. N. 651). — 2329. MAC ALLISTER (C. A.). *Stud. Yale Psych. Labor*, VIII, 1900, 21. — 2330. MAURER (L.). *Zeitschr. Pädag. Psych.* III, 1901, 343. — 2331. MAURER (L.). *Zeitschr. Pädag. Psych.* V, 1903, 62. — 2332. MAYER (Aug.). *Arch. ges. Psych.* I, 1903, 276. — 2333. MEYER (M.). *Zeitschr. Pel. Psych.* I, 1899, 74. 180, 245. — 2334. MEYER (Max). *Ped. Sem.* VII, 1900, 124. — 2335. MEYERHARDT (M. W.). *Ped. Sem.* XIII, 1906, 145. — 2336. MEUMANN (Dr. E.). *Die Deutsche Schule,* VII, 1903. — 2337. MIGNON (Dr. A.). *Trans. 2^d intern. Congr. School Hyg.* 1907 ; I, 293. — 2338. NOÏKOW (Dr. P. M.). *Ber. I intern. Kongr. f. Schulhyg.* 1904 ; II, 394. — 2339. OBICI (Giulio). *Riv. di Frenatr.* 23, 1897, 625, 870. (E. XVII, 1898, 311). — 2340. OSTERMANN *Zeitschr. Pädag. Psych.* V, 1903, 395. — 2341. PREYER (W.). Hamburg, 1895. — 2342. PRESL (Dr. J.). *Ber. I intern. Kongr. f. Schulhyg.* 1904 ; II, 407. — 2343. PUTNAM (Dr. Helen). *Trans. 2^d intern. Congr. School Hyg.* 1907 ; III, 922. — 2344. RITCHIE (Dr. A. B.). *Trans. 2^d intern. Congr. School Hyg.* 1907 ; III, 907. — CURWEN (Miss H.). *Ibid.* 908. — SOMMERVILLE (Dr. D.). *Ibid.* 936. — 2345. ROBERTS (E. A.). *Trans. 2^d intern. Congr. School Hyg.* 1907 ; III, 859. — 2346. RUZICKA (Dr. St.). *Trans. 2^d intern. Congr. School Hyg.* 1907 ; I, 348.

2347. SCHADEL (E.). Leipzig, 1905. (E. *42*, 1906, 372). — 2348. SCHILLER (H.). Z. IV, n^r 1, 1900. Z. V, n^l 3, 1902. — 2349. SCHUYTEN (M. C.). *Die Exp. Pädag.* III, 1906, 199. — 2350. SCHUYTEN (M. C.). *Arch. de Psych.* V, 1906, 245. — 2351. SCHUYTEN (M. C.). XIe *Congrès flamand de Sciences et de Médecine*, Malines, 1907. — 2352. SCHMIDT (Dr. phil. Franz). Z. III, n^r 3, 1900. — 2353. SCHMIDT (Dr. Friedr.). *Die Exp. Päd.* IV, 1907, 189. — 2354. SCHNEIDER (Georg.). Z. III, n^r 7, 1900. — 2355. SCHOLZ. *Cent. f. allg. Ges. pfl.* II, 1883, 290. (Bonn). (B. N. 752). — 2356. SOLANGE PELLAT. Paris, 1906. — 2357. STEFFENS (Lottie). E. XXII, 1900, 321, 456. — 2358. STERN (W.). *Zeitschr. Pädag. Psych.* VII, 1905, 267. — 2359. SWIFT (E. J.). *Psych. Bulletin* I, 1904, 295. (E. *39*, 1905, 389). — 2360. TROELLTSCH (E.). *Ber. I intern. Kongr. f. Schulhyg.* 1904 ; II, 353. — 2361. TROZOSKA (F.). Leipzig, Teubner, 1900. (B. N. 753). — 2362. TSCHELPANOFF. I^r *Congr. Psych. Pédag.* St-Petersbourg, 1906 ; 80. — 2363. UHLEMAYR (Dr. B.). *Ber. I intern. Kongr. f. Schulhyg.* 1904 ; II, 157. — 2364. VIEL (Dr. L.). *Trans. 2^d intern. Congr. School Hyg.* 1907 ; III, 929. Weigl (F.). Ibid. 935. — 2365. WALSEMANN (H.). Hamburg, 1901. (E. *30*, 1902, 239). — 2366. WALSEMANN (Herm.). *Zeitschr. Pädag. Psych.* VI, 1904, 118. — 2367. WALSEMANN (H.). *Zeitschr. Pädag. Psych.* IX, 1907, 370. — 2368. WHILE WALLIS (Mrs.). *Trans. 2^d intern. Congr. School Hyg.* 1907 ; I, 230. — 2369. YOUNG (Sarah). *Stud. Educ.* II, 1902, 373. — 2370. ZEISSIG (Emil). Z. V, n° 6, 1902.

Si nous entrons dans la pratique même des leçons nous constatons que plusieurs problèmes fondamentaux sont en discussion. Quand je dis « sont en discussion » j'entends par là « ont été soumis à l'expérimentation » dans le but de les résoudre. J'écarte donc les belles phrases et les finesses oratoires capables de démontrer tout ce qu'on veut. Je ne saurais admettre, ici surtout, que les déductions basées sur l'expérience scientifique.

Un premier problème est celui-ci : Quelle est la valeur de l'enseignement intuitif (1) en classe ?

Il est entré dans les mœurs pédagogiques actuelles de tout matérialiser. On veut rendre « palpable » tout ce qu'on enseigne parce qu'on part de ce principe psychologique — *qui n'a jamais été démontré* — que chez l'enfant les notions nouvelles ne sauraient être assimilées par l'esprit que par l'inter-

------

(1) Enseignement intuitif veut dire " qui procède par représentation visuelle surtout), auditive, ou tactile des notions ,.

médiaire des organes des sens. On est aussi très pénétré du fait
que la « matérialisation » ne saurait jamais être exagérée.

A la suite de quelques expériences typiques sur la valeur
de mémorisation de nombres exposés sans et avec moyens intui-
tifs, qui me démontrèrent que les premiers étaient mieux retenus que les derniers, j'émettais quelque doute sur ces dogmes
et aussitôt je déchaînais dans certains milieux, plus intéressés
que scientifiques, un orage de protestations. Ce qui prouve la
force des idées reçues, qui peut même aller jusqu'à la haine. Mais
en même temps je donnais une preuve de plus de la nécessité
de la pédagogie expérimentale. La Pédagogie, ayant été toujours
entre les mains de logiciens et d'empiriques, est restée la Science
la plus arriérée qui soit. Heureusement que jamais Science
naissante n'a joui d'une vogue aussi considérable que la Pédologie.

Pour les questions de didactique, qui sont d'ordre pratique
immédiat, on a déjà attaqué avec bonheur les problèmes con-
cernant l'importance éducative et la façon d'enseigner de certaines branches : l'hygiène, la psychologie (dans les lycées ; cette
idée est russe), l'arithmétique, la géographie, la chimie, (la moins
avancée de toutes les disciplines au point de vue didactique !), les
langues maternelle et étrangères, l'écriture, la lecture, la religion
et la bible (qu'on persiste à vouloir inculquer aux jeunes, cerveaux !), les questions sexuelles, le dessin, etc. Le rôle éducatif
de la Graphologie va être appréciée à sa juste valeur grâce au
gentil petit livre de Solange Pellat ; car il faudra bien cesser
de la ridiculiser et examiner avec intérêt les ressources multiples qu'elle semble nous offrir. Je puis déjà assurer, pour l'avoir
expérimenté, qu'il est possible avec quelque habitude de reconnaître avec certitude le caractère des élèves les plus typiques.
J'ai étonné bien des instituteurs sous ce rapport.

Je ne puis pas donner la même assurance au sujet de la
possibilité qu'il y aurait à *corriger* les défauts du caractère
rien qu'en défendant aux élèves d'écrire les formes de lettres
qui les trahissent. Mais je ne veux pas en nier la vraisem-
blance. J'ai grande confiance dans les exercices moteurs pour
l'éducation interne !

Pour ce qui est de la sympathie que les différentes branches inspireraient aux élèves, je ne saurais en dire grand' chose.
Je constate, tout comme pour la fatigue qu'elles seraient capables de provoquer, que chaque auteur arrive à une classification différente ; je pense que cela serait même le cas si on conve-
nait de suivre une méthode d'investigation identique. En effet
pourquoi un élève aime-t-il ou n'aime-t-il pas une branche déter-

minée ? Ce n'est certes pas toujours parce qu'il se sent incapable de l'assimiler. En général ce n'est pas la branche elle-même qui est prise en grippe, mais bien la façon dont elle est donnée. Et cela se fait inconsciemment. L'élève dit : « je n'aime pas l'arithmétique » alors que chez un autre instituteur il l'aimera parfaitement. Pour pouvoir comparer entre elles les différentes branches au point de vue des sympathies qu'elles inspirent aux écoliers, il faudrait qu'elles fussent enseignées toutes, non seulement par le même professionnel, mais encore avec le même enthousiasme, la même ardeur, le même savoir-faire. Et ce sont là conditions difficiles à réaliser.

L'économie de la technique des leçons est un point extrêmement intéressant aussi. Si on trouve comment on peut gagner du temps, tout en arrivant aux mêmes résultats, il est clair qu'on réalise un progrès éducatif considérable en écourtant les heures de leçon et de séjour à l'école. Il est connu d'ailleurs qu'une notion nouvelle est 'd'autant mieux fixée dans l'esprit qu'elle met moins de temps à y entrer complètement. La tendance nouvelle générale semble être présenter à l'assimilation moins des notions isolées que des groupes de notions homologues. Par exemple on apprendrait bien mieux à lire par des phrases et des mots méthodiquement choisis que par des lettres, comme c'est l'usage. Je l'ignore. Mais ma confiance est médiocre. Tout dépendra de la méthode suivie, je le répète. Mais je ne puis me défaire de l'idée *qu'à valeur égale d'adresse méthodique*, un même instituteur aura le plus de résultats par le chemin inductif, c'est-à-dire en ne représentant des *mots* que quand toutes les *lettres* de ce mot sont connues. Je puis toutefois me tromper.

Par l'expérimentation on est arrivé à toucher d'autres problèmes encore : la valeur comparative du travail scolaire (devoirs par écrit, mémorisations, etc.) fait en classe et à domicile (ce dernier est toujours trouvé inférieur), l'importance de l'ambidextrie (je discute ce point ailleurs), le rôle de la gaieté en classe (valeur incomparable !), ce qu'il faut faire et comment on doit s'y prendre pour favoriser et assurer l'éducation artistique (on commettra encore énormément de bévues) ; si les planches murales de toutes espèces ont l'importance éducative qu'on est tenté d'y attacher (non !), s'il faut introduire les leçons par des chansons, dans le but d'éveiller la bonne humeur. (Ceux qui dans ce dernier cas prétendent avoir obtenu de bons résultats se trompent, je pense. Une chanson, avant un travail de classe quelconque qui n'a aucune connexion avec la musique, aura simplement pour effet de répandre l'inattention et la distraction chez tous les élèves qui ont la réaction secondaire plus ou moins prononcée. A cela il n'y a pas de doute. Mais le problème mérite un examen sérieux).

L'un des points de didactique le plus en litige concerne l'enseignement du dessin. Ce que l'on a déjà discuté à cet endroit ! Et pourtant je crois que si on tient suffisamment compte de la spontanéité représentative de l'enfant, si on suit assez les goûts des différentes individualités en canalisant leurs aptitudes spéciales ,toute méthode de dessin progressive à but bien précisé d'avance est défendable. La grande faute commise constamment consiste à tuer dans l'œuf un tas de talents, grands et petits, par un mécanisme aussi rigoureux qu'inutile qui excite le dégoût pour les « modèles » à copier ou un manque absolu d'enthousiasme. Soyez certain que, si l'enfant pendant le travail n'est pas *complètement* absorbé — ce qui est facile à constater —, s'il n'a pas sur la joue le petit teint rose de l'effort qui « voit naître » et espère, s'il ne vient pas vous montrer, rouge de satisfaction et l'œil brillant, son dessin achevé — même non réussi ! — *le but de cet enseignement a manqué*. Qu'on y réfléchisse bien.

Une dernière question : le naturalisme dans les leçons. Si le jeune enfant a suffisamment d'imagination pour apprécier à leur juste valeur un cheval « de bois » ou des soldats « de plomb » — je veux dire qu'il ne confondra jamais ces objets avec ce qu'ils représentent — il peut arriver cependant que certaines subtilités reproductives dépassent le but et créent des *notions fausses*. Il faut être très prudent. Il en est de même des petites histoires qu'on raconte pour amuser ou intéresser. On évitera à tout prix la *tendance dogmatique* des historiettes qui désoriente le cerveau et crée des imaginations malades qui vont au mysticisme. Pas d'histoires religieuses représentées comme *vraies*, pas de catéchisme, pas de religion ! N'enchaînez donc pas les jeunes cerveaux par l'incompréhensible et la peur ; qu'ils se développent *librement* sans arrière-pensée, dans une atmosphère constante d'insouciance et de gaieté. Et s'ils ignorent l'existence des dieux, où est le mal ?

L'enfant en plein épanouissement n'a cure de l'éternité, du ciel et de l'enfer. Ne troublons pas sa tranquillité magnifique !

Les parents qui désirent une éducation religieuse pour leur descendance feront œuvre charitable et d'intelligence avisée s'ils attendent avec les « mystères » que les cervelles soient devenues assez fortes et ne risquent plus d'être mises en déséquilibre.

CHAPITRE V

L'Education de la Femme

BIBLIOGRAPHIE

2371. BURSTALL (S. A.). *Deutschr. Zeitschr. f. ausländ. Unterrichtswesen* I, 1896, 228. (B. N. 718). — 2372. DE REMUSAT (Mme). Paris, 1903. — 2373. DOLBEAR (K. E.). *Ped. Sem.* VIII, 1901, 548. — 2374. FEHLING (Dr. H.). Enke, Stuttgart, 1892. (B. N. 530). — 2375. FRANCK (L.). Paris, (sans date). — 2376. FRENCH (Miss F. G.). *Rep. Comm. Educ. for* 1897-98, I, 631. (B. N. 531). — 2377. MARION (Henri). Paris, 1902. — 2378. MARTIN (Marie). Tübingen, 1905. — 2379. MOLBERG (Dr. Alb.). Berlin, 1904. — 2380. OTTOLENGHI. *Centralb. f. Nervenheilk. u. Psychiatrie*, VII, 1896, 182. (E. XIV, 1897, 148). — 2381. SCHUYTEN (M. C.). Paris, Doin, 1908. (458 p.). — 2382. SERGI (G.). *Arch. di Psich.* XIII, 1892. (E. IV, 1893, 99). — 2383. SIMMEL (G.). *Zeitschr. f. Völkerpsychologie u. Sprachw.* XX, 1890, 6. (E. II, 1891, 302). — 2384. SIREDEY (A.). *Int. Arch. Schulhyg.* IV, 1908, 66. — 2385. SMITH (Th. L.). *Ped. Sem.* XI, 1904, 484. — WENDT (F. M.). Korneuburg, 1891. (E. II, 1891, 379).

Il existe en ce moment des tendances nivellatrices ayant pour but de mettre les deux sexes en tous points sur le même pied : mêmes droits sociaux (on est tiède pour réclamer les mêmes « devoirs »), mêmes écoles. Je n'ai jamais pû saisir ce que l'on veut atteindre. La femme est-elle méconnue ? relevez-là, car elle le mérite. Subit-elle, par la faute des hommes, des dommages matériels et moraux ? réparez le tort subi. Mais examinez en tous cas, et avant d'agir, s'il existe vraiment un mépris général pour le sexe faible, si la femme est atteinte spécialement par l'égoïsme masculin. Dans l'affirmative — il existe des doutes sérieux — n'allez cependant pas en conclure qu'il faut *généraliser* et donner à la jeune fille une éducation garçonnière. Car il serait assez téméraire de penser que si nous donnons à la femme un simulacre de mentalité masculine nous lui aurons conservé, voire développé, ses propriétés précieuses et innées d'épouse et mère. C'est impossible. Si elle ne reçoit pas une éducation essentiellement et complètement féminine, dirigée exclusivement par des femmes, comment voulez-vous qu'elle devienne « femme » avec tous ses caractères spécifiques, avec ses vertus et ses défauts « naturels » ? Et elle *doit* l'être, *femme*, si nous voulons qu'elle joue dans le monde le rôle social qui lui est propre, si nous voulons nous assurer une descendance forte et saine.

Donc, des écoles, des maîtresses, des programmes, un enseignement, une éducation pour elle seule, adaptée à sa mentalité spéciale, complètement pénétrée de l'*esprit féminin* sans mélange aucun. On comprend que cela ne veut pas dire que la jeune fille ne peut avoir aucun contact avec l'autre sexe ; le contraire est vrai ; mais du moment qu'il s'agit d'un enseignement quelconque la séparation s'impose.

Le programme sera donc autre. On appuiera peu sur les branches positives (mathématiques, sciences naturelles), beaucoup sur l'économie domestique et l'hygiène, la science de l'enfant. La littérature et les arts auront l'importance d'une *ornementation* de l'esprit, sans plus.

Et l'éducation physique ? Faut-il la salle d'armes, les sports ?

D'abord la jeune fille montre peu d'inclination pour les jeux violents, l'athlétisme, mais aime beaucoup les exercices doux en plein air. Elle fera donc des promenades à la campagne pour cueillir des fleurs, parfois des excursions pédestres sac au dos ; des jeux, des danses, des mouvements comme la méthode gymnastique de Ling le préconise. Les travaux de ménage les plus rudes, conformes à sa santé et à sa robustesse, lui conviennent admirablement. Le Tennis est très recommandable. Mais elle ne fera ni football, ni polo, ni bicyclette ; elle ne se familiarisera pas avec l'épée. Le balai lui convient mieux, est tout aussi peu déshonorant.

L'institutrice sera peu bourrée de science, mais essentiellement ménagère elle-même, mariée, douée d'un bon esprit pratique, mère de famille. Ce sera forcément une femme de premier ordre si elle mène à la fois son école et son ménage à la satisfaction de tous.

Toutefois elle ne sera pas ce que l'on appelle de nos jours une « intellectuelle », mais bien une femme de cœur mettant sa seule joie à semer autour d'elle la paix intérieure, l'amour du foyer et le bonheur.

CHAPITRE VI

La Coëducation

BIBLIOGRAPHIE

2387. Cox (Dr. W. H.). *Psychiatrische en Neurologische Bladen*. 1898. — 2388. K. XIV, 1901, 418. (Ref.). — 2389. K. XVIII, 1905, 337. — 2390. Grosser *Frauenbildung 4* (3), 1905, 114. (Ref. *Beitr. Psych. Auss.* II (1905-06), 576). — 2391. Grundscheid (Dr. C.). Berlin, 1906. — 2392. Hawtrey (Mabel). London, 1896. (K. IX, 1896, 628). — 2393. Hertel (Dr. Axel). u. Palmberg (Dr. A.). *Ber. I intern. Kongr. f. Schulhyg.* 1904 : II. 140. 146. — 2394. Hieronymus (A.). Dresden, 1906. — 2395. Löschhorn (K.). *Zeitschr. Pädag. Psych.* IV, 1902. 223. — 2396. Seidel (R.). K. XIII, 1900, 706. — 2397. Treub (Prof. H.). Amsterdam, 1898. — 2398. Van Tussenbrock (Dr. Cath.). Amsterdam, 1898. — 2399. Wegscheider-Ziegler (H.). *Zeitschr. Pädag. Psych.* IV, 1902. 212. — 2400. Wolff (Dr.). K. XIX, 1906, 254.

La coëducation est organisée et appliquée dans plusieurs pays déjà : en Ecosse (98 % d'écoles mixtes), en Suède (dans les villes jusqu'à l'âge de 10 ans, à la campagne jusqu'à 14 ans), aux Etats-Unis (dans les villes 94 %, à la campagne 100 % d'écoles mixtes) ; en Finlande, la France, l'Allemagne, la Belgique, la Hollande on trouve l'application du système. Il convient de faire remarquer que ce n'est pas toujours pour des raisons pédagogiques qu'on agit ainsi, mais le plus souvent *par économie*, tout simplement.

Ceux qui ont étudié la question se partagent naturellement en deux camps ; les uns sont pour, les autres sont contre, et de chaque côté on met à l'avant plan les motifs favorables au maintien ou à la condamnation du système. Les premiers disent : la coëducation rapproche les enfants de la nature, de la famille ; ils gagnent en respect mutuel, en appréciation exacte des qualités et mérites réciproques ; la présence des jeunes filles impose aux garçons plus de calme et de réserve, plus de manières civilisées, en même temps qu'elles-mêmes gagnent en fermeté, en courage, en franchise ; les bonnes mœurs ne sont en rien entamées, au contraire. Les adversaires ripostent : le rapprochement de la famille ne peut pas être poussé plus loin qu'il n'est en réalité ;

ensuite il n'est pas nécessaire d'apprendre aux écoliers que le milieu artificiel dans lequel ils vivent les plus belles parties de la journée puisse être comparable au milieu naturel qu'est leur famille à eux ; dans certains pays où la coéducation domine on commence à protester avec véhémence (Amerique du Nord) ; *les rapprochements morbides existent,* ne sont pas à nier, et sont fortement favorisés par la présence des deux sexes sur les mêmes bancs ; en outre il est impossible, vu les différences naturelles, d'appliquer aux garçons et aux filles en même temps les mêmes travaux scolaires, la même discipline.

Il est utile de prendre l'avis des femmes elles-mêmes, quand elles sont cultivées et *mères de famille.* Elles vous condamneront fermement le mélange des sexes à l'école, surtout parce qui la jeune fille y voit diminuer les caractères essentiels de la *nature féminine* qui ne peut se développer que dans un milieu *purement féminin,* tout comme le garçon doit être éduqué par des hommes, sous l'influence masculine sans mélange. Cela me paraît très clair.

Condamnons en outre résolument la coéducation pour des motifs scientifiques : nous devons réaliser la classification des élèves en groupes homogènes, seuls capables de recevoir un enseignement profitables à tous ; la première — parceque la plus certaine, la moins sujette aux erreurs — est indiquée par les sexes. Ne rejetons par ce « test » que tout le monde a à sa disposition et qu'il peut appliquer sans qu'il soit possible de se tromper.

CHAPITRE VII

Les Jeux

BIBLIOGRAPHIE

2401. BOUBIER. *Arch. de Psych.* I, 1902, 44. — 2402. CHASE (J. H.). *Ped. Sem.* XII, 1905, 503. — 2403. COLOZZA (Prof. C. A.). Altenburg, 1900. — 2404. CROSWELL (T. R.). *Ped. Sem.* VI, 1898-99, 314. — 2405. CRUDZINSKA (Anna). *Ped. Sem.* XIV, 1907, 384. — 2406. GÉRARD-VARET (M. L.). *Rev. Scient. 17,* 1902, 485. (E. *30,* 1902, 457). 2407. GROOS (Karl). Jena, 1899. — 2408. JOHNSTON (J.). *Pedag. Semin.* III, 1894, 97. (*A. Ps.* I, 1895, 476). — 2409. KIMMINS (Mrs. C. W.). *Trans. 2d intern. Congr. School Hyg.*

1907 ; III, 943. — 2410. Mc Ghee (Z.). *Ped. Sem.* VII, 1900, 459. — 2411. Mathesius (Karl). Langensalza, 1900. — 2412. Monroe (Will. S.). *Proceed. of the Nation. Educ. Assoc.* 1899. — 2413. Queyrat (Fr.). Paris, 1905. — 2414. Sisson (Genevra). *Stud. Educ.* I, 1896-97, 171. Ibid. 184. — 2415. Van den Broeck (P.) en D'Hooge (A.). Brecht, 1902. (Anvers). — 2416. Vostrovsky (Clara). *Stud. Educ.* I, 1896-97, 98, VII ; Ibid. 295.

Les jeux des enfants doivent fixer notre attention en tant qu'ils constituent une manifestation spéciale de leur énergie qui mérite d'être étudiée. L'enfant joue *par besoin*. Il faut que son activité bouillonnante trouve un placement et il la dépense sans compter, avec une hâte parfois fiévreuse. Le genre et la complexion des jeux choisis dépend de sa mentalité et des ressources du milieu dans lequel il vit. Mais toujours ils sont capables de jeter de la lumière sur la psychologie infantile. D'ailleurs les hommes adultes et les animaux ne sont pas moins absorbés par les jeux, dits récréatifs, en proportion de leur activité disponible.

L'enfant aime jouer partout et toujours. Aussitôt qu'il se croit libre ou relâché — échappé de la « tyrannie » de ses parents ou de ses maîtres — il se livre avec frénésie à son occupation favorite par laquelle il se laisse complètement absorber. Il joue même quand il y a défense formelle de jouer — en classe par exemple — et sait constamment adapter son penchant jamais lassé aux circonstances du moment. A l'école, où tout est si bien réglementé et escompté d'avance, il fait souvent preuve d'un réel génie. Là il est inimitable dans la façon d'ennuyer le maître qui n'a pas ses sympathies et qui d'habitude voit dans le jeu son plus grand ennemi scolaire. Tout le monde connaît à ce sujet des histoires à n'en pas finir.

On a étudié avec beaucoup de soin le jeu à la rue, c'est-à-dire le jeu spontané, inventé par l'enfant en toute liberté. On a noté les *espèces* de jeux, avec leur mécanisme parfois très compliqué. Il est à supposer qu'ils deviennent difficiles sous l'influence des générations successives qui lentement, inconsciemment, y apportent des modifications insensibles.

Au point de vue éducatif on ne saurait ajouter assez d'importance à ce genre d'activité infantile. Mais cela ne peut pas amener l'adulte à s'y immiscer en voulant la régler ou diriger. Ce serait ridicule et sans résultat d'ailleurs. J'ai rarement vu que l'adulte, jouant avec l'enfant, amuse celui-ci bien longtemps s'il a la prétention de diriger le jeu. Cela ne peut réussir que s'il occupe une position passive et consent à être l'humble serviteur de l'enfant. Et celui-ci est despote ! *Je préfère que l'adulte ne s'en occupe pas.* Je nie que l'on doive *apprendre* à jouer aux enfants. C'est d'un prétentieux énorme. Laissons les tranquilles, libres ; n'entravons en rien leurs gouts, leurs penchants ; ne défendons rien, sachons faire des sacrifices si c'est nécessaire et contentons-nous de surveiller du coin de l'œil. Cela suffit. Si la surveillance est difficile ou impossible, mettez l'enfant dans des situations telles qu'il lui soit impossible de faire des dégats on des malheurs. Pour le reste ne dirigez pas trop ou même pas du tout. Ce qui est tolérable, voire très recommandable parfois, c'est de transformer une *leçon* en quasi *récréation* ; je veux dire que l'apprentissage d'une notion est parfois susceptible d'être réalisé par un jeu approprié. Mais j'ai peur de ce genre d'exercice hybride qui demande de la part de l'instituteur un doigté et une compétence dans la matière à enseigner tellement considérables que la plupart du temps il ne faut pas espérer les rencontrer. Et puis un jeu est un jeu, une leçon une leçon. Je doute qu'il soit avantageux de les mélanger.

CHAPITRE VIII

Ordre et Discipline

BIBLIOGRAPHIE

2417. BARNES (Earl). I. *Stud. Educ.* I, 1896-97, 26. — II. *Ibid.* 71. — III. *Ibid.* 110. — IV. *Ibid.* 149, — V. *Ibid.* 190. — VI. *Ibid.* 228. — 2418. BAYR (Em.). K. XIV, 1901, 703. — 2419. K. *11*, 1898, 762, 273, 400. — K. *12*, 1899, 101, 158, 214, 432, 537, 673. — K. *13*, 1899, 187, 250, 578. — 2420. FREAR (Carl.). *Stud. Educ.* I, 1896-97, 332. — 2421. MOSES (Dr. J.). *Trans.* 2d *intern. Congr. School Hyg.* 1907 ; I, 146. — 2422. SEARS. *Pedag. Sem.* VI, 1899, 159. (*A. Ps.* VII, 1901, 657). — 2423. SNEDDEN (D. S.). *Stud. Educ.* I, 1896-97, 344. — 2424. SPEARMAN (C.). *Amer. Journ. Psych.* XVI, 1905, 228. — 2425. TRIPLETT (N.). *Ped. Sem.* XII, 1905, 141. — 2426. VARGAS (Andres Martinez). *Intern. Arch. Schulhyg.* II, 1906.

Voici un sujet délicat. Faut-il punir et comment ?

Il faut une discipline. Lachez complètement l'enfant, laissez le libre d'apprendre ou de ne pas apprendre à se conformer ou non aux exigences de la société, il ne fera absolument rien et deviendra vicieux. Les exemples que quelqu'un soit devenu travailleur et savant *tout seul, sans pression* aucune doivent ne pas exister ou être extrêmement rares. On n'obtient rien de l'enfant s'il ne se sente *obligé* de s'exécuter. Il ne fera rien pour l'amour de la vertu ou de la science, ne demandera qu'à suivre sans effort ses penchants ou ses instincts de n'importe quelle nature. *Il doit être guidé*. Et comme il se rebiffe souvent, et que par définition il peut être considéré comme révolutionnaire par goût et par nécessité, il doit être sinon arrêté, du moins modéré dans ses élans impétueux. Alors ce que l'on appelle « punition » doit intervenir. L'enfant a l'idée de justice très développée. De sorte que, si la punition est disproportionnée au délit ou mal appliquée, il se sentira humilié, blessé, moralement atteint, en pleine révolte. Les maîtres maladroits, sans largesse d'esprit, incapables, constituent une nuisance, un réel danger éducatif. Le mal qu'ils causent est incalculable. Ils sont les véritables fauteurs du désordre qui peut régner dans un établissement d'instruction. Un jeune instituteur, frais émolu de l'école normale ou de l'université, ne pourrait pas être placé du jour au lendemain devant une classe pour supporter tout seul la responsabilité des évènements. Comme il doit nécessairement commettre une série de gaffes éducatives — au détriment des élèves et à son propre détriment — s'il reste abandonné à ses propres moyens, on devrait prendre l'habitude de le mettre pour quelque temps en stage auprès d'un collègue mûr connaissant le métier. Pour autant que je sache cela ne se fait généralement pas. Je ne l'ai jamais vu. Et pourtant ce serait tout indiqué. Un an de travail pratique sérieux, au moins, est nécessaire pour mettre un commençant au courant des difficultés du métier ! Il apprendra à les surmonter après, riche des conseils de son aîné.

Quelles espèces de punition faut-il appliquer ? Je dirai de suite que cela dépend du sujet considéré. L'un est sensible aux bons mots qui vont droit au cœur et font couler les larmes, l'autre devient inquiet, repentant par l'attitude glaciale et le mutisme du maître ; l'autre encore est impressionné par l'exemple, mis sans affectation sous ses yeux, de ce qu'il aurait dû faire et qu'il a négligé d'exécuter ; enfin certains élèves ne sont accessibles que par une punition corporelle judicieusement appliquée. Ici le danger est grand. Il ne peut y avoir ni emportement ni colère, ce qui est souvent difficile ; elle ne peut pas susciter la révolte ou l'idée sourde de la vengeance, car alors le but est manqué.

Un grand point à considérer aussi : quand la punition a été appliquée l'incident est clos, on ne parle plus de la faute, on ne porte pas trace de rancune. Le maître doit tout oublier, montrer qu'il aime comme avant, au besoin expressément le faire sentir. Si possible on n'appliquera pas la punition devant les condisciples : on le fait en secret, on évite l'humiliation possible.

Enfin je tiens à relever qu'un bon éducateur *ne punit presque jamais*. Moins il parle de discipline, d'ordre et de règlements, plus on peut le considérer comme parfait connaisseur de l'âme infantile, et plus son action sera bienfaisante. J'en connais qui n'ont jamais frappé, qui n'ont jamais donné de retenues, de pensums, qui n'ont jamais dû imposer une privation quelconque. Pour chaque infraction — rare d'ailleurs — ils avaient l'attitude, le mot justes, le regard approprié (sévère, étonné, compatissant), le geste voulu (généreux, menaçant, moqueur). Ce sont les éducateurs de race. On ne les *fait* pas, malheureusement. Ils poussent tout seuls.

CHAPITRE IX

Les Travaux manuels

BIBLIOGRAPHIE

2427. DULLO (Dr.). Königsberg, 1897. — 2428. HENTE (C.). K. XV, 1902, 69. — 2429. HERSTATT (W.) et KAMP (O.). Wiesbaden, 1896, (B. N. 665). — 2430. JULLY (A.). Paris, Belin, 1893. *Le travail manuel à l'école primaire* (en commun avec Rocheron) *Ibid.* 1893. — 2431. KALLE et KAMP. *Schriften d. deutschen Ver. f. Armenppl. u. Wohltätigk.* 1891, fasc. 14, (B. N. 665). — 2432. KALLE (F.) et KAMP (O.). Wiesbaden, 188 9,1891. (B. N. 665). — 2433. LARSSON (G.). Boston, 1900. — 2434. NIGG (M.). *Compt. rend. et Mém. du VIIIe Congrès intern. d'Hyg. et de Démagr.* Budapeste, 1894, 3 1896, 471. (B. N. 665). — 2435. PABST (Dr. A.). *Ber. Kongr. Kinderf.* Berlin, 1906, 227. — 2436. PLASS. *Ber. Kongr. Kinderf.* Berlin, 351. — 2437. SCHAEFER (F.). Leipzig, 1898, (E. XXI, 1899, 444). — 2438. SCHERER (H.). Z. VI, n^r 1, 1902. — 2439. YOUNG (Sarah). *Stud. Educ.* II, 1902, 259.

On a prétendu depuis longtemps qu'il est de toute nécessité pédagogique d'introduire les travaux des mains dans les écoles, aussi bien primaires que secondaires et supérieures. A côté des leçons théoriques de toute nature on apprendrait encore à travailler le bois, le papier, l'argile. Dans l'Amérique du Nord on s'est enthousiasmé de ce genre d'exercices et on a exagéré sans doute bien des choses. Mais la question préliminaire est celle-ci : faut-il intercaler dans les leçons ordinaires des travaux d'atelier ? Et si ouï, jusqu'où doit-on aller ? Nous admettrons en principe que ces travaux d'atelier, pour des enfants de tout âge, sont recommandables tels quels, en ce sens qu'ils contribuent ou peuvent contribuer au développement général des élèves *qui ont des dispositions* pour les manipulations techniques. Je doute du profit que les autres pourraient en tirer. Mais alors il reste encore à voir jusqu'à quel point elles seraient capables d'avoir une action déviatrice sur le rendement des leçons ordinaires. Car je carins justement la division de l'activité cérébrale sur une foule d'opérations dissemblables ; on fait l'un *ou* l'autre pour obtenir un maximum de rendement ; les alterner me paraît très préjudiciable pour tous deux, bien que le dogme existe que cela fait *reposer* l'esprit. L'abandon de l'enfant à lui-même, fait seul reposer le système nerveux cérébral. Le mieux que l'on puisse faire, à mon avis, est de faire alterner, non pas des *leçons* théoriques avec la *pratique* de l'atelier, du laboratoire ou de la cuisine, mais des *périodes* d'une ou de deux semaines de ces cours de nature si diverse. Alors l'esprit aurait le temps de se saturer lentement d'un même genre d'opérations, de bien digérer sans mélange les notions reçues. Dans ces conditions je ne m'opposerais pas à l'introduction des travaux manuels à l'école, à condition toutefois de ne pas obliger *tout le monde* à y participer, car il existe aussi des rêveurs, des penseurs, des futurs poètes et artistes qui sont très peu enthousiastes des travaux des mains en général et qui subiraient, par l'obligation d'y prendre part, un tort spirituel considérable. Il s'agit d'y regarder à deux fois et de compter avec ce que l'analyse infantile révèle.

Autre chose pour les filles. Celles-ci étant naturellement destinées aux occupations ménagères, ne courront pas grand risque à y être poussées résolument. Toutes d'ailleurs s'y sentent un peu attirées dès le plus jeune âge. On n'a qu'à profiter de leurs dispositions favorables pour inculquer pratiquement les notions d'économie domestique et de puériculture indispensables.

J'insiste également là-dessus que ces cours concrets par excellence doivent être donnés non pas par les instituteurs ordinaires, mais par des praticiens-spécialistes qui sont aussi pédagogues.

En connexion intime avec ces considérations se trouve l'idée qu'il est de toute nécessité de rendre en toute circonstance les leçons dites *théoriques* aussi *pratiques* et aussi vivantes que leur nature et les circonstances le permettent.

CHAPITRE X

L'Education physique

BIBLIOGRAPHIE

2440. BAUMANN (Dr. E. P.). *Trans.* 2[d] *intern. Congr. School Hyg.* 1907 ; I, 302. — 2441. BAYR (Emm.). IX. *Intern. Kongr. f. Hyg. u. Demogr. zu Madrid*, 1898. (K. XI, 1898, 604). — 2442. CUPERUS (N. J.). Anvers, 1904. — 2443. CUPERUS (N. J.). Anvers, 1907. — 2444. DEMÉNY (G.). *Extr. Le Gymnaste* (Paris sans date). — 2445. DE-MÉNY (G.). Paris, 1899. — 2446. DEMÉNY (G.). Paris, 1902. (*A. Ps.* IX, 1903, 452). — 2447. DUFESTEL (L.). *Int. Arch. Schulhyg.* II, 1906, 141. — 2448. DORNBLUTH (Dr. F.). *Jahrb. f. Kinderheilk. u. phys. Erzichung.* Leipzig, 43, 1896, 203. (B. N. 601). — 2449. GOLDACKER (J.). *Monatsschr. f. d. Turnwesen.* Gaertner. Berlin, 17, 1898, 201. (B. N. 601). — 2450. KLEINPETER (Prof. Dr. H.). *Trans.* 2[d] *intern. Congr. School Hyg.* 1907 ; I, 300. — 2451. LE-FÉBURE (Capt. Comm.). Bruxelles, 1903. — 2452. LEY (Dr.). *Ann. Soc. Méd.* d'Anvers, 1901. — 2453. MOSSO (Aug.). K. VIII, 1895, 385. — 2454. SCHRÖER (H.). K. XII, 1899, 485. — 2455. SCHURLIEB (Dr. Mary). *Trans.* 2[d] *intern. Congr. School Hyg.* 1907 ; I, 265. — 2456. SCRIPTURE (E. W.), SMITH (Th. L.). and BROWN (E. M.). *Stud. Yale Psych. Labor.* II, 1894, 114. — 2457. SLAUGHTER (Dr. J.). *Trans.* 2[d] *Congr. School Hyg.* 1907 ; I, 143. — 2458. TISSIÉ (Ph.). Paris, 1901. (*A. Ps.* VIII, 1902, 443).

Je ne dois pas relever sans doute l'utilité, la nécessité de l'éducation physique et du mouvement musculaire méthodique. Ce temps est passé. Tout le monde est convaincu. Mais ce point acquis, il reste à étudier encore un certain nombre de questions, il s'agit encore d'appliquer les faits nouveaux acquis par la science. Et il faut bien le dire, ici également la routine fait sentir ses plus redoutables effets. On n'est pas d'accord généralement sur le chemin à suivre. Les conservateurs tiennent à leurs systèmes, n'abandonnent que petit à petit leurs doctrines surannées qui se localisent d'ailleurs de plus en plus dans les détails. On en arrivera certainement, dans un avenir peu éloigné, à abandonner sans remords la salle de gymnastique, pour « travailler » en tout temps, en toute circonstance, *à l'air libre*. On devine pourquoi. Il n'y a pas d'autre moyen d'éviter *la poussière*, cette ennemie irréductible de la respiration et des poumons, il n'est pas possible de *durcir* autrement les élèves contre les intempéries des climats peu favorisés. Tout ce qu'on a fait jusqu'ici pour supprimer la poussière s'est révélée comme inefficace et sans utilité pratique. Il ne reste donc que l'air libre, le soleil... On peut formuler un tas d'objections, je sais ; aucune ne saurait prévaloir.

Ayons le courage d'en faire notre deuil, transformons nos belles salles de gymnastique en salles douches, n'en construisons plus d'autres, dirigeons régulièrement nos jeunesses aux places publiques ; en même temps nous habituerons nos populations à voir exécuter une variété infinie d'exercices physiques... et ce sera tout profit pour l'éducation ininterrompue et salutaire des masses. Que nos pédagogues y pensent bien ; je donne l'idée pour ce qu'elle vaut.

En attendant je puis attirer l'attention sur plusieurs constatations intéressantes révélées scientifiquement : aux grandes altitudes (Johannesburg) les exercices physiques provoquent parmi les écoliers un nombre inusité de cas d'affections cardiaques ; il n'est pas bon d'intercaler les leçons de gymnastique entre les autres leçons, attendu qu'elles ont une action nuisible sur les leçons immédiatement subséquentes (j'ai préconisé des demi-journées ou des journées entières consacrées aux exercices physiques) ; le mieux de tout serait donc de faire ceux-ci l'après-dîner ; les jeunes filles doivent être fortement ménagées un peu avant, pendant et immédiatement après certaines époques du mois qu'elles avouent péniblement, mais que l'institutrice a pour devoir de connaître, d'accord en cela avec les parents intéressés ; le nombre d'accidents qu'on relève pendant l'année semble obéir à une loi de périodicité (la courbe de fréquence serait la plus élevée en février) ; la gymnastique et les sports ont une influence des plus heureuses sur l'esprit et le moral des sujets (j'ajoute : après disparition partielle ou totale de la fatigue musculaire).

La question du développement asymétrique des membres et des organes est très importante, car nous ne savons pas d'une façon bien positive si nous devons la faire disparaître par des exercices appropriés, ou l'encourager dans le but d'atteindre un développement unilatéral maximum. Je l'ai traitée à différentes reprises déjà pour arriver aux conclusions que voici : 1° il est impossible de faire disparaître complètement l'asymétrie ; 2° elle a une tendance ininterrompue à augmenter et devient de plus en plus prononcée avec l'âge ; 3° tout homme qui se distingue d'une façon quelconque a plusieurs asymétries prononcées ; 4° il en résulte qu'il semble exister un rapport de cause à effet entre les deux phénomènes ; 5° d'où danger à arrêter le développement inégal des parties symétriques du corps. Personnellement je préconise dès le jeune âge le maintien des symétries (organes des sens, force musculaire, mouvements) avec relachement graduel à mesure que les asymétries font leur apparition. pour *encourager* celles-ci lentement s'il est bien établi qu'elles sont inévitables, voire irrésistibles. Je conseille d'abandonner le dogme pédagogique du développement intégral du corps et des fonctions.

CHAPITRE XI

L'Education sexuelle

BIBLIOGRAPHIE

2459. BELL (Sauf.). *Amer. Journ. Psych.* XIII. 1902, 325. — 2460. BURGERSTEIN (Dr. L.). *Monatschr. f. höhere Schulen.* IV, 1905, 307. — 2461. CHOTZEN (Dr. M.). *Trans. 2d intern. Congr. School Hyg.* 1907 ; I, 346. — 2462. CRICHTON-BROWNE (Sir James). K. VI, 1893, 675. — 2463. EPSTEIN (Dr. E.). *Ber. I intern. Kongr. f. Schulhyg.* 1904 ; II, 425. — 2464. FLACHS (Dr. R.). *Trans. 2d intern. Congr. School Hyg.* 1907 ; I, 349. — 2465. HEGAR. Stuttgart. 1894. (B. N. 934). — 2466. KEMSIES (F.). *Zeitschr. Pädag. Psych.* VIII, 1906, 125. — 2467. MÖBIUS (Dr. P. J.). Halle a. s. 1903. — 2468. MÖBIUS (Dr. P. J.). Halle a. s. 1904. — 2469. NEVERS (Cordella C.). *Psych. Rev.* II, 1896, 362. (*A. Ps.* II, 1906, 699). — 2470. OKER-BLOM (Dr. M.). *Ber. I intern. Kongr. f. Schulhyg.* 1904 ; II, 421. — 2471. ROSENTHAL (O.). *Zeitschr. Pädag. Psych.* VIII, 1906, 16. — 2472. SCHUSCHNY (Prof. Dr. H.). *Ber. I intern. Kongr. f. Schulhyg.* 1904 ; II, 417. — 2473. SMITH (T. L.). *Ped. Sem.* XI, 1904, 178. — 2474. STANGER (Dr. H.). *Ber. I intern. Kongr. f. Schulhyg.* 1904 ; II, 427, 437. — 2475.

THOMPSON (H. B.). *The University of Chicago Contributions to Philosophy 4*, 1903, 1. (E. 37, 1904, 400). — 2476. ANONYMOUS. *Stud. Educ.* I, 1896-97, 24. — 2477. WEININGER (Dr. Otto). Vienne, 1905. — 2478. WITTE (W.). *Zeitschr. Pädag. Psych.* VIII, 1906, 29.

La question de l'éducation sexuelle de la jeunesse compte en ce moment encore parmi les plus difficiles de la Pédagogie. Le but à poursuivre consiste à éclairer l'enfant, garçon ou fille, sur les phénomènes physiologiques qui s'opèrent en lui lors de l'époque de la puberté ; puis de le prémunir contre les dangers qu'il court en prêtant l'oreille aux excitations perverses de son entourage. Que faire *pour atteindre* ce double but d'une façon éfficace.

Le père avisé informera ses enfants, d'une manière appropriée à leur âge et le plus tôt possible, des mystères de la reproduction chez les plantes et les animaux domestiques ; c'est une préparation excellente pour plus tard, quuand le réveil sexuel fera bouillonner le sang et naître des désirs impérieux ; alors la volonté, la fermeté de caractère, basées sur la connaissance exacte des phénomènes internes, seront formées, pourront diriger l'endiguement de la chute morale terrible qui peut conduire au vice secret. C'est à ce moment précis que le jeune homme doit être convaincu qu'il n'est pas seul dans la lutte à soutenir, qu'il doit se rappeler qu'il possède un ami sûr, son père, auquel il peut s'ouvrir en toute circonstance, lui faire part de ses luttes intérieures, de sa détresse pénible ; et le père donnera l'aide, les conseils appropriés. Mais je puis assurer que cela est plus facile à dire qu'à faire. Le plus souvent le dit jeune homme tombe de l'une faiblesse dans l'autre, malgré ses bonnes intentions : il s'affaiblit, résiste de moins en moins, court au désespoir.

On préconise dans ces cas épineux beaucoup d'exercices physiques, le sport, la fatigue musculaire ; on vante également les douches froides, la nage. Aucun de ces moyens n'est *durable*. D'après mes informations la grande majorité des garçons seraient livrés à l'onanisme depuis l'âge de 12 ans jusqu'à l'âge presqu'adulte du monsieur imberbe encore qui se prépare sérieusement au mariage. Et je laisse de côté les cas graves, pathologiques dans lesquels l'acte pernicieux se produit plusieurs fois par jour.

Aussi bien du côté pédagogique que du côté médical la perplexité est grande. Et on arrive à se demander si le phénomène, vu son caractère opiniâtre et sa généralité, n'est pas, dans certaines limites, naturel et nécessaire. Çe serait simplement le « trop-plein » d'un organe qui s'échappe, l'excès de l'énergie d'une fonction qui jaillit au dehors.

Il reste cependant incontestable que la limite du phénomène est aisément dépassée. Cela est dû au contact des camarades hystériques, à la lecture des livres pornographiques dont la profusion est malheureusement impossible à enrayer. Je crois que dans ce sens il y a beaucoup à faire.

Pour la jeune fille la fréquence des cas d'onanie normale (1) est beaucoup moins grande. Une fois la première menstruation, annoncée et sagement expliquée *par la mère*, est passée, la tranquillité du sujet est rapidement atteinte et la préparation sus-dite, commencée de longue main, fait le reste.

Dans l'état actuel de la scolarité je ne préconise pas l'intervention de l'instituteur ou de l'institutrice. Une surveillance discrète mais efficace, suivie, si nécessaire d'un avertissement verbal aux parents, peut suffire dans la généralité des cas.

CHAPITRE XII

Généralités — Rapports administratifs
Organisation scolaire

BIBLIOGRAPHIE

2479. AIKINS (H. A.). *Western Reserve Univ. Bull.* III, 1897. — 2480. AKBROIT (S.). *Zeitschr. Pädag. Psych.* II, 1900, 144. - 2481. AMENT (W.). *Ber. über den I Kongress für exp. Psychologie.* Giessen, 1904. - 2482. ARNETT (L. D.). *Ped. Sem.* XII, 1905, 334. 2483. BAGINSKY (A.). *Zeitschr. Pädag. Psych.* VIII, 1906, 161. 2484. BARTH (Prof. Dr. P.). Leipzig, 1906. — 2485. BARNES (Earl). *Stud. Educ.* II, 1902, 363. — 2486. BAUMANN (Prof. Dr. J.). *Z.* I, n° 3, 1897. — 2487. BAZIN DE BEZONS. *Ber. I int. Kongr. f. Schulhyg.* 1904 ; II, 104. — 2488. BENDA (Th.). *Zeitschr. Pädag. Psych.* VII, 1905, 126, 206. — 2489. BIEDERT (Prof. Dr.), Stuttgart, 1906. — 2490. BIERENS DE HAEN (J.). *Zeitschr. Pädag. Psych.* VII, 1905, 320. Leipzig, Altmann, 1905. 2491. BION. *Jahrb. d. schweiz. Gesellsch. f. Schulges. pfl.* 1900, II, 124. (B. N. 838). — 2492. BLASIUS (Prof. Dr. R.).

---

(1) Si cette expression est justifiée.

Ber. I intern. Kongr. f. Schulhyg. 1904 ; II, 401, 406. — 2493. BOOK (W.). *Ped. Sem.* XII, 1905, 239. — 2494. BORCHMANN (Dr.). K. XII, 1899, 320. — 2495. BOROBIO Y DIAZ (Patricio). *Intern. Arch. Schulhyg.* I, 1905, 101. — 2496. BOUGIER. 2me *Congr. Hyg. Scol.* Paris, 1905 ; 146. — 2497. BOUGIER (Prof. L.). *Trans. 2^d intern. Congr. School Hyg.* 1907 ; I, 148. — 2498. BRYAN (E. A.). *Ped. Sem.* VII, 1900, 357. — 2499. BUCHNEDER (Fr.). Vienne, 1907. — 2500. BUYSE (Omer). Charleroi et Paris, 1908. — 2501. CARMAN (E. Kate). *Ped. Sem.* IX, 1902, 106. — 2502. CHABOT (Ch.). *A. Ps.* XII, 1906, 382. — 2503. CHABOT (Ch.). *A. Ps.* XIII, 1907, 326. — 2504. CHAILLE (S. E.). *New-Orléans Med. and Surg. Journ.* N. S. XIV, 1886-87, 893. — 2505. CHAMBERLAIN (A. F.). *Ped. Sem.* VII, 1900, 557. — 2506. CLOUSTON (Dr. T. S.). *Trans. 2^d intern. Congr. School Hyg.* 1907 ; I, 169. — 2507. COHN (J.). *Zeitschr. Päd. Psych.* I, 1899, 20. — 2508. COMAYRÉ (G.). 2me édition. Paris, 1893. — 2509. COX (Dr. W. H.). *Het Kind*, 1905. — 2510. CORDES (Dr. phil. G.). Z. II, n^r 2, 1898. — 2511. CRÉPIEUX-JAMIN. Paris, 1895. (*A. Ps.* II, 1896, 741). — 2512. CUTLER (U. W.). *Ped. Sem.* XIII, 1906, 185. — 2513. DE FLEURY (Dr. M.). Paris, 1904. (*Arh. de Psych.* V, 1906, 174). — 2514. DESGUIN (Dr. V.). *Bull. de l'Acad. roy. de Belgique.* 1902. — 2515. DOERUBERGER (E.). *Int. Arch. Schulhyg.* III, 1907, 188. — 2516. DOLÉRIS (Dr.). 1er *Congr. d'Hyg. Sc.* Paris, 1903. Rapports p. 89. — 2517. DRAPER (A. S.). New-York, 1900. — 2518. DRBOHLAW (J.). *Ber. I intern. Kongr. f. Schulhyg.* 1904 ; II, 109. — 2519. DRUMMOND (W. B.). Londres, 1901. — 2520. EBY (F.). *Ped. Sem.* VII, 1900, 229. — 2521. K. XX, 1907, 219, 223, 226, 222, 254, 799, 595, 307, 236, 240, 307, 610, 607, 129, 230, 229, 227, 219, 220, 795, 225, 258, 209. — 1906. 577, 886, 575, 734, 339, 557, 570, 113, 194, 571, 556, 345, 44, 554, 555, 554. — 1905. 259, 337, 604, 670, 32, 604, 675, 857, 606. — 1904. 506, 654, 807, 798. — 2522. ELLIS (A. C.). *Pedag. Sem.* V, 1897. — 2523. ENGERAND. 2me *Congr. Hyg. Scol.* Paris, 1905, 154. — 2524. FEILCKE (Fritz). *Zeitschr. Pädag. Psych.* IV, 1902, 307. — 2525. FELISCH (Dr.). *Ber. Kongr. Kinderf.* Berlin, 1906, 41. — 2526. FELTGEN (Dr. E.). *Ber. I intern. Kongr. f. Schulhyg.* 1904 ; II, 168. — 2527. FLEURY (Dr. Maurice de). 2 vol. Paris, 1905. — 2528. FORBES (Dr. D.). *Trans. 2^d intern. Congr. School Hyg.* 1907 ; II, 475. — 2529. FORREST (G. T.). *Trans. 2^d intern. Congr. School Hyg.* 1907 ; I, 371. — 2530. FRANK-PUAUX (Gabrielle). *Intern. Arch. Schulhyg.* II, 1906,

365. — 2531. Friedel (V. H.). *Trans. 2ᵈ intern. Congr. School. Hyg.* 1907 ; II, 502. — 2532. Fürst (Dr. M.). K. XX, 1907, 425. — 2533. Gale (Harl.). *Ped. Sem.* IX, 1902, 3. — 2534. Geisster (Dr. W.). *Die Exp. Pädag.* IV, 1907, 210. — 2535. Goltz (Bogumil). Francfort S/M. 1847. — 2536. Graevell (Dr.). *Pädag. Archiv.* XLV, 1903. Heft 3. — 2537. Guillet (C.). *Ped. Sem.* XI, 1904, 91. — 2538. Hall (G. St.). *Ped. Sem.* VIII, 1901, 439. — 2539. Hall (G. St.). *Ped. Sem.* XII, 1905, 478. — 2540. Heyfelder (Oskar). *Zweite Aufl.* Erlangen, 1858. — 2541. Hill (D.). *Ped. Sem.* XIII, 1906, 125. — 2542. Hintzmann (Dr. E.) u. Schuyten (Dr. M. C.). *Ber. I intern. Kongr. f. Schulhyg* 1904 ; II, 177, 185. — 2543. Hirschlaff (L.). *Zeitschr. Päg. Psych.* I, 1899, 127. — 2544. Hodge (C. F.). *Ped. Sem.* XI, 1904, 381. — 2545. Horman (L.). *Pädag. Bl.* 1896, 501. — 2546. Hornemann (F.). Z. IV, nʳ 2, 1901. — 2547. Hornbrook (A. R.). *Educat. Rev.* (New-York) V, 1893. 467. (E. VI, 1894, 397). — 2547. Hoskyns (Miss W.). *Trans. 2ᵈ intern. Congr. School Hyg.* 1907 ; I, 229. — 2548. Huther (A.). II, 1900, 121, 192, 287, 367. — 2549 Jäger (Dr. M.). *Ber. I intern. Kongr. f. Schulhyg.* 1904 ; III, 284. — 2550. Janke (O.). K. VI, 1893, 460. — 2551. Judd (Ch. Hubb.). New-York, 1903. (E. 37, 1904, 377). — 2552. Keller (Robert). *Intern. Arch. Schulhyg.* II, 1906, 298. — 2553. Kemsies (F.). *Zeitschr. Päd. Psych.* I, 1899, 1. — 2554. Kemsies (F.). *Zeitschr. Päd. Psych.* I, 1899, 89, 132, 192. — 2555. Kraft (Dr.). *Ber. I intern. Kongr. f. Schulhyg.* 1904 ; III, 478. — 2556. Krüsi (H.). *Stud. Euc.* I, 1896-97, 230, 273. — 2557. Kuma (T. Y.). *Ped. Sem.* XIII, 1906, 250. — 2558. Laisant (C. A.). Paris, 1904. (*Arch. de Psych.* III, 1904, 332). — 2559. Lay (Dr. W. A.). *Die Exp. Päd.* I, 1905, 102. — 2560. Le Blanc (R.). Paris, 1907, (date non indiquée). — 2561. Le Bon (G.). Paris, 1902. — 2562. Lobsien (Marx). *Die Exper. Pädagogik,* I, 1905, 30. — 2563. Maksinowier (O. A.). 1ᵉʳ *Congr. Psych. Pédag.* St.-Petersbourg, 1906 ; 109. — 2564. Marcheix (M. L.). 1ᵉʳ *Congr. d'Hyg. Sc.,* Paris, 1903. Rapports p. 139. — 2565. Mathieu (A.) et Mosny. 2ᵉ *Congr. Scol.* Paris, 1905 ; 63. — 2566. Matton (Dr. R.). 1ᵉʳ *Congr. Hyg. Scol.* Paris, 1903, 228. — 2567. Matton (Dr. R.). *Ber. I intern. Kongr. f. Schulhyg.* 1904 ; III, 481. — 2568. Mayer (Dr. A.). *Trans. 2ᵈ intern. Congr. School Hyg.* 1907 ; I, 132. — 2569. Messer (Dr. August). Z. II, nʳ 8, 1899. — 2570. Meumann (Dr. E.). Leipzig, 1904. — 2571. Meyer. Leipzig, 1862. (c). — 2572.

MONROE (Will. S.). *Education. Revieuw,* 1896. — 2573. MÜLLER (et Cie). Berlin, S. W. — 2574. NICHMANN (Ralf). *Intern. Arch. Schulhyg.* I, 1905, 301. — 2575. NEWSHOLME (Dr. A.). *Trans. 2^d intern. Congr. School Hyg.* 1907 ; II, 612. — 2576. O'HARA (Julie C.). *Ped. Sem.* XIV, 1907 ; 506. — 2577. *Statistische Mededeelingen uitgegeven door het Bureau van statistiek der gemeente Amsterdam, n° 18. Openbaar en Bijzonder Onderwijs* te Amsterdam, 1903 en 1904. Amsterdam, 1907. — 2578. ORTENSI (Mario). Casalbordino, 1901. — 2579. PALANTE. *Rev. philos. 50,* 1900, 165. (E. XXVII, 1902, 142). — 2580. PHILIPPE (J.). *A. Ps.* II, 1896, 785. — 2581. PHILLIPS (D. E.), *Ped. Sem.* VI, 1898-99, 188. — 2582. PHILLIPS (D. E.). *Ped. Sem.* VIII, 1901, 206. — 2583. PIZZOLI (U.). *I Diritti della Scuo'a.* Milano. — 2584. PLOSS (H.). Leipzig, 1881. — 2585. POLVLIET (Capt.). *Trans. 2^d intern. Congr. School Hyg.* 1907 ; III, 946. Simarro (Dr.) Ibid. 950. Gourichon (Drs. H. et L.). Ibid. 953. — 2586. PREYER (W.) .Stuttgart, 1887. — 2587. PROWSE (G. R. F.). *Ped. Sem.* XIV, 1907, 469. — 2588. PUFFER (J. A.). *Ped. Sem.* XII, 1905, 175. — 2589. REID (Dr. G.). *Trans. 2^d intern. Congr. School Hyg.* 1907 ; I, 370. — 2590. E. *35,* 1904, 297. — 2591. ROSE (Dr. F.). *Trans. 2^d intern. Congr. School Hyg.* 1907 : III, 970. — 2592. ROLLER (Karl). *Trans. 2^d intern. Congr. School Hyg.* 1907 : II, 963. — 2593. SCHANZE (G.). *Ber. I intern. Kongr. f. Schulhyg.* 1904 : III, 293. — 2594. SCHEPP (F.). *Zeitschr. Pädag. Psych.* VIII, 1906, 178. — 2595. SCHILLER (Prof. Dr. H.). *Z.* I, n° 1. 1897. — 2596. SCHINZ (A.). *Rev. phil. 45,* 1898, 259. (E. XVIII, 1896, 416). — 2597. SCHMIDT (O.). Berlin, 1906. — 2598. SCHMIDT (Fr.). *Ber. Kongr. Kinderf.* Berlin, 1906, 204. — 2599. SCHMIDKUNZ (H.). *Ber. Kongr. Kinderf.* Berlin, 1906, 245. — 2600. SCHMUZIGER. *Jahrb. d. schweiz. Gesellsch. f. Schulges. pfl.* I, 1901, 1. (B. N. 890). — 2601. SCHREIBER (A.). Teubner, Leipzig, 1906. — 2602. SCHUYTEN (M. C.). *L'Ecôle nationale,* IV, 1904-05. — 2603. SCHUYTEN (M. C). *L'Ecole Nationale,* VI, 1906-07, 388, 387. — 2604. SEIFERT (A.). K. III, 1890, 290. — 2605. SEMERAD (Dr. E.). *Ber. I intern. Kongr. f. Schulhyg.* 1904 : II, 210. — 2606. SHINN (Milicent W.). *Overland Monthly,* XXIII, 1894. 2. (c). 2607. SICKINGER (Dr.). *Ber. I intern. Kongress f. Schul-* 1856. (c). — 2609. SIMPSON (W. G.). *Journ. Mental Sci.* 1893, 378 et 498, (c). — 2610. *Statistiques des écoles secondaires, spéciales et professionnelles et de l'école des hautes études dans la Principanté de Bulgarie. Années* 1900-01, 1901-02,

1902-03. Sofia. — 2611. STETSON (W. W.). *Educational département*. State of Maine. — 2612. THIEL (P. J.). *Ber. I intern. Kongr. f. Schulhyg.* 1904 ; II, 346. — 2613. THOMAS (F.). Paris, 1898. — 2614. THOMASSEN (F.). *Trans. 2d intern. Congr. School Hyg.* 1907 ; 982. — 2615. THORNDIKE (E. L.). New-York, 1903. (*A. Ps.* X, 1904, 550). — 2616. THURBER (Ch. H.). *Ped. Sem.* VIII, 1901, 315. — 2617. TSCHUDI (Robert). *Die Exp. Pädag.* III, 1906, 55. — 2618. UFER (Chr.). *Ber. Kongr. Kinderf.* Berlin, 1906, 29. — 2619. WERDER (Dr.). *Jahrb. d. Schweiz Gesellsch. f. Schulges. pfl.* (Zurich). I, 1900, 89. (B. N. 718). — 2620. WYCHGRAM (Dr. J.). Leipzig, 1897.

Ce chapitre des « Généralités » de la Pédagogie normale comprend, d'après la littérature, une trentaine de spécialités dont chacune d'elles est ou pourrait être développée en un grand nombres de pages. Ma tâche de les réunir ici toutes en un seul chapitre succinct, avec addition pour plusieurs d'entr' elles de mes propres idées, peut paraître assez lourde. Je ferai cependant mon possible, sans trop m'inquiéter de l'ordre dans lequel je les traite.

1. — *La Pédagogie dans ses rapports avec la Psychologie infantile*. Dans l'introduction du présent ouvrage j'ai déjà montré que le traitement pédagogique de l'enfant doit être basé sur les données scientifiques fournies par l'expérimentation psychologique. Aussi longtemps qu'une discipline quelconque ne relève que de l'empirisme ou de la déduction fantaisiste ou théorique, au service d'intérêts directs qui n'ont aucun rapport avec les données positives, aussi longtemps elle ne marquera aucun progrès. J'estime que c'est là un axiôme sur lequel il est inutile d'insister ; l'élan formidable pris par l'étude de l'enfance peut m'en dispenser.

D'aucuns pourraient penser que toutes les données pratiques ou théoriques de la Pédagogie (ancienne) courante vont être renversées, remplacées par d'autres flambant neuves, insoupçonnées jusqu'à ce jour. Il n'en est rien évidemment. La science n'est pas là uniquement pour *découvrir* des lois nouvelles ; elle sert aussi à *vérifier*, donc à infirmer ou a *confirmer* ce qui existe, ce qui est généralement admis. Le but essentiel que la Science doit poursuivre et qu'elle atteindra certainement, est de créer petit à petit *l'école naturelle*, c'est-à-dire conforme aux lois qui régissent les activités physique et psychique de l'enfant ; pour cela elle utilisera toutes les données positives, peu importe leur origine.

2. *L'école de forêt ou de plein air*. Les esprits spéculatifs sont arrivés à penser que l'école-idéale serait celle dont les conditions hygiéniques réalisées répondraient aux exigences les plus rigoureuses. Et ils n'ont rien trouvé de meilleur que d'indiquer la nature libre, de supprimer en majeure partie l'usage du *batiment* scolaire.

A première vue c'est parfait. Quelques courageux ont même tenté l'expérience depuis quelques années. Ayant eu l'occasion de m'informer à ce sujet sur place même, je n'ai pas été peu surpris d'apprendre que le système ne produit pas les résultats attendus. Ainsi, les progrès intellectuels des élèves sont extrêmement minimes, pas du tout comparables à ce qu'on obtient dans les conditions ordinaires. La raison ? Les causes multiples de la déviation de l'attention qui, dans la nature libre, se multiplient parfois au delà de toute imagination. Et les instituteurs responsables se désespèrent...

Réfléchissons.

3. *Coopération de l'école et de la famille*. Il est, ou mieux peut être, il paraît très désirable, que l'école et la famille se complètent mutuellement dans l'action éducatrice. Mais la forme dans laquelle une telle action devrait se produire n'est guère établie encore. On a beau rapporter que la réunion des parents avec les instituteurs de leurs enfants ont produit dans certains cas cités les meilleurs résultats, je sais moi, de science personnelle, que toutes les tentatives que j'ai vu naître dans mon entourage immédiat depuis nombre d'années, ont lamentablement échoué pour des motifs aussi variés que multiples. On va essayer sous peu, à Anvers, un nouveau système sous forme de «bureau pédagogique consultatif » qui serait publique et où les parents pourraient venir demander des conseils. Il émane de l'initiative privée, a pris naissance au sein de notre Société de Pédologie. Nous verrons un jour l'efficacité de l'essai.

4. *Interéchanges scolaires. Colonies*. Le changement de milieu des élèves ne peut que produire des effets salutaires à tous les points de vue. Mais il s'agit de savoir comment il faut le réaliser. On a imaginé un tas de procédés qui tous ont donné des résultats profitables à l'enfant, *à côté d'autres qui lui étaient nuisibles*. Cela s'est surtout remarqué chez les débiles et les arriérés envoyés, par des institutions charitables, à la campagne, au bois, à la mer. La plupart d'entr' eux trouvent le nouveau régime tellement bien, tellement supérieur à ce qu'ils ont chez eux, *qu'ils n'aiment pas de retourner chez* LEURS PARENTS. Je connais même le cas d'une jeune fille de 12 ans qui reprochait à sa mère sa pauvreté, l'infériorité de sa situation

sociale. Un résultat pareil, qui fait frémir, n'est souhaité par aucun pédagogue.

Et au point de vue hygiénique ? Les corpuscules rouges du sang augmentent, la santé s'améliore ; il y a un commencement de bien-être physiologique ; mais il disparaît avec une rapidité décevante aussitôt que l'élève rentre dans sa famille ; parfois même l'état corporel ou spirituel général tombent après peu de temps *plus bas* qu'il n'était avant le départ pour la colonie de vacance ; des instituteurs m'ont affirmé cela. Alors ? Alors il se vérifie : 1º que l'enfant ne peut être arraché à ses parents, sauf dans les cas spéciaux (inconduite, immoralité, etc.) ; 2º qu'il doit être secouru sur place, *dans son milieu*, en facilitant aux parents leurs efforts pour améliorer le bien-être du ménage. Mais pas d'aumônes, pas de maladresses de charité qui inculquent des notions sociales fausses, qui infusent des idées de « droits acquis » inconciliables avec la nature, l'essence même des intéressés. Ces excès de gens plus sentimentaux qu'intelligents font du tort à la société. Qu'arrive-t-il avec la semence, née dans le sable, qu'on plante dans une terre riche de matières nutritives ? Elle pourrit !

5. *Organisation et administration scolaires.* On pense généralement qu'une école est bien « organisée » quand elle est soumise à un grand nombre de règlements, quand tout est prévu et bien ordonnancé. La présence d'une sonnette, au milieu de la cour, est remarquable sous ce rapport.

J'ai beaucoup de respect pour l'ordre et la discipline. Mais je crois avoir le droit d'affirmer que personne ne sait si l'enfant sera disposé demain, de 9 heures à 10, à recevoir une leçon d'arithmétique et si, une heure plus tard, il sera enchanté de faire de la littérature. Le maître lui-même ignore s'il disposera de tous ses moyens dans un temps futur quelconque. Comme, d'autre part, *il faut* une direction, que celle-ci est impossible sans règlementation même rudimentaire, il est de toute évidence que celle-ci doit être susceptible d'une interprétation très large, qu'elle ne peut jamais être suivie ponctuellement, qu'elle est inutile pour tous ceux qui connaissent leur devoir. Ce dernier consiste à produire à la fin de l'année scolaire un résultat pédagogique fixé à peu près d'avance, contrôlé avec bienveillance par le chef d'école dans un esprit absolument conciliant. « Esprit conciliant » ne veut pas dire « faiblesse ». Mais l'instituteur doit pouvoir travailler en toute liberté, prendre telles mesures, suggérées par les incidents du moment, qu'il juge nécessaire. En général on ne peut bien produire, conduire en bon port une entreprise dont on a la responsabilité, que si on a les mains libres. La surveillance serrée et bête déprime au delà de toute expression ; aucune personnalité forte — en faut-il pour éduquer la jeunesse ? — n'y résiste et tourne à la révolte. Certains chefs d'école, certaines administrations à courte vue, ont fait beaucoup, beaucoup de mal à la cause de l'enseignement, en brisant net certains de leurs subordonnés dont ils comprenaient mal les intentions et qui étaient appelés à rendre de grands services.

Je voudrais définir l'expression « tact scolaire », mais je n'y arrive pas en ce moment.

6. *Réformes souhaitables.* Pour en avoir une idée un peu claire il faut se rappeler quelques faits principaux de l'hygiène et de la psychologie infantiles :

Ce n'est qu'avec des peines et des précautions inouïes qu'on peut parvenir à avoir les locaux scolaires dans un état permanent de propreté, d'éclairage et de chauffage suffisants.

Les élèves qui travaillent bien sont dans un état ininterrompu de fatigue et de nervosité, ont de fréquentes secousses morales, dépensent inutilement les plus belles parties de leur capital d'énergie. Beaucoup de bons éléments se perdent, beaucoup de talents sont annihilés.

L'école est incapable de *produire* des génies. Ils existent dès la naissance. Elle pourrait se dispenser de les entraver, ce qu'elle fait souvent dans les circonstances actuelles.

Quand on interroge les élèves peu de temps après la fin des études, on est étonné de leur pauvreté d'esprit. En un clin d'œil ils ont tout oublié, jusqu'aux principes scientifiques les plus élémentaires.

La volonté des élèves est faible, le caractère mou et indéfini. Comment les fortifier ?

Les vacances ne produisent pas les effets salutaires qu'on pense, semblent pécher par un vice d'organisation fondamental.

Les élèves, au début des études, font des progrès trop rapides.

Le développement des organes des sens est négligé.

L'enseignement de 2 à 4 h. paraît être sans valeur aucune.

On donne trop d'importance aux études littéraires, à l'apprentissage des langues en général. On commence trop tôt avec les langues étrangères.

Les travaux faits à domicile sont toujours inférieurs à ceux faits à l'école.

L'enfant doit-il fréquenter l'école le plus tôt possible ? Évidemment non. C'est « le plus tard » qu'il faut dire.

Les examens prolongés ont une influence des plus désastreuses sur le corps et l'esprit des élèves.

Je doute que les écoles Frœbel aient une action bienfaissante sur les études primaires.

La répartition du travail et du repos entre les heures d'apprentissage scolaire est faite généralement à l'encontre des besoins du moment.

La fixation d'avance des horaires de cours est devenue indéfendable.

On constate le plus souvent que l'éducation véritable, celle qui est conforme à l'individu, ne commence que *quand il a quitté l'école*, et il le fait alors par ses propres moyens, en *faisant abstraction de la plus grande partie des notions apprises*, devenues d'ailleurs inutiles.

De tous ses faits, dont beaucoup sont empiriques ou ont un caractère scientifico-déductif, on peut conclure, sans crainte d'aller trop loin, que l'école de nos jours ne répond plus aux exigences pédagogiques actuelles.

Il est indéniable qu'elle commet des fautes gràves. Je vois la principale dans la suppression inconsciente et presqu'inévitable de *la liberté de l'enfant*, constamment entravé dans toutes ses aspirations spontanées, dans tous ses élans vers le mouvement, l'air et la lumière. De même elle ne fait aucune distinction entre les éléments *hétérogènes* dont se compose une classe, elle n'a pas recours à la classification des élèves en groupes psychiquement *homogènes*. C'est dans ces deux directions qu'on doit chercher l'aurore des réformes fondamentales.

Et qu'on tienne compte de l'auto-éducation, plus réelle et plus puissante qu'on ne pense ; qu'on n'exagère en rien, pas même dans les exercices qui ont pour but de fortifier la capacité des organes des sens, les aptitudes ; qu'on applique l'instruction obligatoire, si le principe en est vraiment défendable, *quand les écoles sont réformées*.

Qu'on ne singe donc en rien les manifestations de l'activité adulte (sociétés de tempérance, meetings, auto-gouvernement (1) etc.) ; que l'on soit prudent avec les musées et les bibliothèques scolaires.

Je préconise, comme application immédiate possible, la suppression des écoles de dimanche et de l'enseignement religieux (qui ne devrait commencer que vers l'âge adulte quand le besoin s'en fait sentir), la répartition des vacances *à travers l'année, d'où beaucoup plus de vie de famille réelle* (elle est en train de se tuer un peu partout), une plus grande somme d'initiative laissée aux instituteurs.

---

(1) A l'américaine.

LIVRE HUITIÈME

—

Pédagogie anormale

—

CHAPITRE Ier

Aveugles. — Sourds-Muets. -- Estropiés

BIBLIOGRAPHIE

2621. BINET (A.). *A. Ps.* VIII, 1902, 369. — 2622. BINET (A.). *A. Ps.* VIII, 1902, 385. — 2623. GOLDSMITH (Ev.) M.). *Trans.* 2ᵈ *intern. Congr. School Hyg.* 1907 ; II, 767. — 2624. HARMAN (Dr. N.). *Trans.* 2ᵈ *intern. Congr. School Hyg.* 1907 ; II, 794. — 2625. HITSCHMANN (F.). E. III, 1892, 388. — 2626. HODDES (Paja). *Diss.* Berne, 1908. — 2627. JERUSALEM (W.). Vienne, 1890. (E. I, 1890, 505). — 2628. KERR (Dr. J.). *Trans.* 2ᵈ *intern. Congr. School Hyg.* 1907 ; II, 828. — 2629. MACLEOD YEARSLEY. *Trans.* 2ᵈ *intern. Congr. School Hyg.* 1907 : II, 843. — 2630. RIEMANN (G.). *Ber. Kongr. Kinderf.*Berlin, 1906, 315. — 2631. ROSENFELD (Dr. L.). *Ber. I intern. Kongr. f. Schulhyg.* 1904 ; III, 129. — 2632. WYLIE (A.). *Ped. Sem.* IX, 1902, 127.

La cécité, la surdité, la surdi-mutité sont des affections qui ont vivement intéressé, de tous temps, les personnes charitables et les spécialistes médicaux. Il en est résulté la création, de très bonne heure, d'instituts éducatifs appropriés permettant sinon la guérison totale, du moins le sauvetage des restes normaux des organes des sens partiellement détruits. Là où tout avait disparu il fallait suppléer par la mise en œuvre d'une éducation latérale d'autres organes des sens conduisant, par voie détournée, au but poursuivi (éducation spéciale de l'ouïe et du toucher chez les aveugles, de la vision chez les sourds et les sourds-muets, etc.). L'examen attentif des cas isolés a souvent révélé que le mécanisme d'un organe jugé comme perdu était parfaitement intact, donc éducable. Actuellement la science des aveugles et des sourds-muets est très avancée. En certains endroits, surtout en Angleterre, on sauve des milliers et des milliers d'enfants malheureux en les rendant propres, soit par guérison partielle

ou totale ,soit par l'acquisition de moyens de relation appropriés, à la vie sociale ordinaire. Les services rendus ainsi à la
société sont incalculables.

Entre la normalité absolue et la perte complète d'un organe
des sens déterminé il y a une foule de transitions qu'on peut
rencontrer toujours là où les enfants se réunissent quotidiennement en grand nombre ; les écoles ordinaires par exemple.
On voit de suite la nécessité d'isoler les anormaux des organes
des sens et de leur donner un enseignement à part, de préférence
strictemennt individuel. Ou bien, si l'individualisation est impossible, de réunir, après un examen médico- psychologique
attentif — on doit y mettre son temps, car les difficultés sont
parfois très-sérieuses — les cas semblables permettant une éducation en commun efficace. Ici plus qu'ailleurs peut-être la classification scientifique des élèves répond à une nécessité inévitable. Dans beaucoup de milieux on le sait et on en est convaincu,
mais trop souvent des raisons d'économie empêchent la réalisation de ce moyen éducatif. Par exemple il y a beaucoup à faire
si on veut, si on n'est pas paralysé par l'indifférence. Si on
trouve dans une école (1) 18 % d'enfants qui entendent mal à
des degrés variables, est-ce si difficile de leur donner en classe
un banc tout près du maître, de ne pas les perdre de vue et
de s'en occuper, ne fut-ce qu'un peu, en dehors des heures de
cours ?

<hr>

CHAPITRE II

Défauts de la Parole

BIBLIOGRAPHIE

2633. BASTIAN (Charlton). Londres, 1898. (*A. Ps.* VI.
1900, 577). — 2634. BERNHEIM (F.). *A. Ps.* XIII, 1907,
344. — 2635. GODTFRING (O.). K. XIX, 1906, 317. — 2636.
GRAVES (W.). *Monatschr. f. Psychiatr. u. Neurol. 16*, 1904,
18. (E. 39, 1905, 153). — 2637. LEY (Dr. A.). Anvers, 1899.
— 2638. LIEBMANN (Dr. med. Alb.). Z. IV, n° 3, 1901.
— 2639. LIEBMANN (Dr. med. Alb.). Z. VI, n° 2, 1903.
2640. PIPER (H.). *Monatschr. f. d. ges. sprachheilk.* 1896.
(E. XII, 1896, 311). — 2641. ROUMA (G.). *Intern. Arch.*

---

(1) Comme à Berne.

J. Schulhyg. II, 1906, 151. — 2642. SCHLEISSNER (Dr. F.). *Ber. I intern. Kongr. f. Schulhyg.* 1904 ; III, 19. — 2643. THOMAS (C. J.). *Intern. Arch. Schulhyg.* I, 1905, 171. — 2644. VAN PRAAGH (W.). *Trans. 2d intern. Congr. School Hyg.* 1907 ; II, 816.

Y a-t-il beaucoup d'enfants troublés de la parole ? Peut-être bien que les instituteurs eux-mêmes l'ignorent ; en effet quand on le leur demande ils cherchent à se rappeler les cas — graves naturellement — rencontrés dans leur carrière. Et pourtant ils ne sont pas rares du tout. Une enquête *superficielle* faite à ce sujet dans les écoles d'Anvers, en vue de l'institution d'un cours communal d'orthophonie, (1) révélait, sur une population d'environ 24000 enfants, 108 cas, soit 0.4 %. Si on avait noté *tous* les cas il y en aurait eu beaucoup plus, comme le prouve l'enquête générale faite dans les écoles populaires de la Belgique. Furent examinés (en 1905) :

A. 259 classes de garçons formant un total de 9155 enfants.
B. 145 classes de filles formant un total de 5080 enfants.
C. 20 classes gardiennes formant un total de 967 enfants.
D. 18 classes d'anormaux et arriérés f. un total de 455 enfants.
E. 10 classes d'anormales et ariérées f. un total de 191 enfants.

Résultats : A, 1098 cas, soit 11.9 % (bégaiement 1.69 %, blésités 10.3 %); B, 342 cas ou 6.73 % (bégaiement 0.88 %, blésités 5.88) %; C, 241 cas ou 24.9 % (1.3 % et 22.5 %); D, arriérés (333) succ. 19.5 %, 19.5 %, 3 %; anormaux (33), 30.3 %, 7.2 °/°, 22.9 %; E, arriérées (158) 18.3 %, 3.8 %, 14.5 %; anormales (33), 25 cas de blésités. On a pu constater que la proportion des blésités diminue de la 1re à la 6me année en même temps que la proportion des bègues augmente ; et si on considère le bégaiement par ordre d'intensité — celle-ci résultant d'une simple appréciation — on découvre qu'il *s'aggrave* par la fréquentation scolaire.

Il est à supposer que dans d'autres pays l'enquête, bien conduite, révèlerait des situations significatives. (2)

Le redressement des troubles de la parole doit se baser sur la connaissance exacte des causes de ces troubles. Je dois dire que les professeurs d'orthophonie s'en informent assez bien et se font fréquemment assister par des médecins-spécialistes.

---

(1) Ce qui est chose faite maintenant.

(2) Je voudrais dire ici, encore une fois, qu'on doit éviter de faire des enquêtes qu'on ne fait pas matériellement soi-même. Il est défectueux de lancer aux quatre vents des questionnaires à remplir.

On comprend que c'est nécessaire. Mais les données à ce sujet sont assez peu nombreuses. On les rencontre surtout dans le domaine de la pathologie mentale. Ici on a constaté, et démontré, que la grande majorité des cas de parole troublée est de nature *secondaire*, c'est-à-dire due à l'infériorité mentale même des patients. L'élément *primaire* (anomalies organiques comme la surdité, les paralysies, certains abcès, etc.), à sause duquel le patient est trop souvent isolé de son entourage, livré à lui-même, se présente beaucoup plus rarement. Mais dans le diagnostique, précédant tout traitement orthophonique, on ne peut jamais négliger de faire cette distinction fondamentale entre les causes primaires et secondaires.

—

CHAPITRE III

Hysterie. — Épilepsie

BIBLIOGRAPHIE

2645. BERDACH. *Wiemer Med. Woch.* 1899. (B. N. 911). — 2646. BERKHAN (Dr. O.). *Ber. I intern. Kongr. f. Schulhyg.* 1904 ; III, 104. — 2647. DIX (W.). *Ber. Kongr. Konderf.* Berlin 1906, 263. — 2648. GROSS (Ad.). *Psych Arch.* III, 1901, 385. — 2649. HELLPACH (Willy). *Int. Arch. Schulhyg.* I, 1905, 222. — 2650. LINDE (Max). *Psych. Arb.* V, 190 , 209. — 2651. LOOS. *Biblioth. der ges. med. Wissensch.* 1894. (B. N. 911). — 2652. MAC DONGAL (Dr. A.). *Trans.* 2d *intern. Congr. School Hyg.* 1907 ; II, 788. — 2653. PHILIPPE (Jean) et BONCOUR (G. Paul). *Int. Arch. Schulhyg.* I, 1905, 259. — 2654. SCHUTTLEWORTH (G. E.). *Ber. I intern. Kongr. f. Schulhyg.* 1904 ; III, 120. — 2655. WEYGANDT (Dr. W.). *Ber. I intern. Kongr. f. Schulhyg.* 1904 ; III, 110.

Il y a dans les écoles ordinaires des élèves qui, à des intervalles plus ou moins espacés, sont atteints de crises épileptiques convulsives. Même si elles sont extrêmement rares je pense que le spectacle est dangereux pour les autres enfants qui reçoivent ainsi une commotion émotive dont l'importance ne doit pas être sous-estimée. On a beau dire que ces petits malheureux sont parfaitement normaux en temps ordinaires et que par conséquent ils doivent fréquenter les écoles des autres : je ne puis m'enlever de l'esprit qu'ils sont dangereux et nuisibles et je les éliminerais.

Les phases épileptiques ont différents degrés d'intensité : les paroxysmes peuvent se réduire à des convulsions assez faibles pour qu'ils passent inaperçues — quelques clignements des yeux accompagnés d'un peu de paleur des traits, regard fixe pendant quelques secondes avec absence complète. A un degré plus accentué l'épilepsie se manifeste par du vertige, l'enfant chancelle sans tomber, cherche à s'asseoir et a encore le regard fixe et vague. Ces attaques, quoique légères, sont suivies de torpeur intellectuelle et peuvent se répéter plusieurs fois dans la journée. Elles peuvent être une des causes de l'inattention générale observée en classe et qui est taxée de paresse ou de mauvaise volonté.

Les crises , d'intensité et de durée variables, peuvent aussi se produire la nuit, à l'insu des parents, et ramener l'enfant à l'école, le lendemain, dans un état de torpeur intellectuelle qui appelle sur sa pauvre tête alourdie toutes les fondres pédagogiques. On voit combien l'instituteur doit être prudent avec l'application de ses punitions.

Les élèves hystériques sont tout aussi difficiles à reconnaître. Ils sont généralement fort impressionnables et fantasques, inégaux et instables de caractère, passent de mauvaises nuits (agitées), ont un amour-propre extrêmement chatouilleux et exagéré, sont jaloux à un haut degré. Les états hystériques des enfants sont cependant passagers, ne tiennent pas, à une condition : que ces enfants soient particulièrement bien soignés au point de vue du traitement scolaire ; c'est ici que l'instituteur, éclairé par le médecin, pourra déployer tout son art d'éducateur en effaçant les inégalités de caractere et d'attitude par la bonne tenue de sa classe bien dirigée, le régime ferme mais juste s'adaptant parfaitement au déséquilibre mental de ces élèves. Malheureusement l'école provoque souvent les réactions psychiques propres à l'hystérie par des procédés disciplinaires maladroits qui amplifient sans utilité les sentiments de la peur, de la colère ou de la vanité.

Le tremblement hystérique est contagieux. On cite dans la littérature des cas d'épidémie scolaire très significatifs. Faut-il prendre des mesures spéciales à l'égard des hystériques ? Il est évident que les cas graves doivent être éliminés, soignés dans des instituts spéciaux ; les autres seront bien surveillés, traités avec tact et discrétion.

—

CHAPITRE IV

La Classification des Élèves

BIBLIOGRAPHIE

2656. BINET et SIMON. *A. Ps.* XI, 1905, 191. — 2657. COURGEY. *Int. Arch. Schulhyg.* IV, 1908, 395. — 2658 DECROLY (O.). *Bull. Soc. Méd. ment. de Belgique.* 1905. — 2659. SANTE DE SANCTIS (Dott). Rome, 1905. — 2660. WANNER (Dr. Fr.). *Ber. I intern. Kongr. J. Schulhyg.* 1904 ; III, 79. — 2661. ZIEHEN (Prof.). K. XX, 1907, 32.

J'ai donc indiqué dans un chapitre précédent que l'instruction donnée en commun à un grand nombre d'enfants présente de multiples inconvénients et peut être considérée comme anti-scientifique. Cette idée, qui n'est pas seulement un aphorisme, trouve encore plus de force de vérité dans le domaine des anormaux. Ici la nécessité de former de petits groupes composés d'individus homologues se fait sentir avec force.

Comment procéder pour faire le diagnostic exact du niveau intellectuel ? Je l'ai exposé dans deux chapitres des Psychologies normale et anormale. Il s'agit d'appliquer ces données en Pédagogie. Et immédiatement nous concluons qu'avant tout l'instituteur ne peut avoir qu'un petit nombre d'élèves (5 ou 6) toujours les mêmes jusqu'à la fin des études, qu'il ne peut pas être strictement lié à un programme et qu'on doit lui laisser toute initiative. Si ces conditions sont nécessaires au bon fonctionnement de n'importe quelle Pédagogie, ici elles sont inévitables si on veut garantir des résultats satisfaisants.

La classification *pédagogique* des anormaux ne peut pas s'inspirer uniquement des données psychiques établies à l'aide des tests habituels. Il peut y avoir un certain nombre de facteurs physiques et *moraux* dont on doit tenir compte avant tous les autres. C'est surtout la technique de l'enseignement, l'habitude des enfants qui doit indiquer comment faire.

CHAPITRE V

La Pédagogie anormale expérimentale

BIBLIOGRAPHIE

2662. ABT (G.). A. Ps. VIII, 1902, 221. — 2663. CASSEL. Berlin, 1901. (B. N. 890). — 2664. DECROLY (Ov.). *Bull. Soc. roy. des Sc. Méd. et Nat.* 1905. — 2665 FUCHS (A.). *Zeitschr. Pädag. Psych.* V, 1903, 179. — 2666. GROSS (Ad.). *Psych. Arb.* II, 189, 450. — 2667. HELLER (Dr.). K. XII, 1899, 204. — 2668. HELLER (Dr. Th.), K. XVIII, 1905, 649. — 2669. JOHNSTON (Dr. A. V.). *Trans.* 2d *intern. Congr. School Hyg.* 1907 ; II, 776. — 2670. KÖSTER (Rud.). Leipzig, 1903. (E. 34, 1904, 69). — 2671. LAPRADE (A.). Thèse. Paris, 1902. — 2672. LIEBMANN (Dr. Alb.). Berlin, 1898. — 2673. LEY (Dr. A.). *Ann. Soc. Médico-Chirurg.* d'Anvers, 1901. — 2674. LEY (Dr. Aug.). Bruxelles, 1904. — 2675. MÖLLER (Paul). *Diss.* Berlin, 1897. (E. XVII, 1898, 316. — 2676. PIPER (Hermann). Berlin, 1893. — 2677. SCHAEFER (K. L.) u. MAHNER (P.). E. *38*, 1905, 1. — 2678. SCHLESINGER (Dr. Eug.). *Arch. f. Kinderheilk.* XLI, 1905, 184. — 2679. SIMON (Th.). A. *Ps.* VI, 1900, 441. — 2680. SKLAREK. *Allgem. Zeitschr. f. Psychiatrie* 58, 1901, 1112. (E. *29*, 1902, 383). — 2681. SIMON (Th.). A. *Ps.* VII, 1901, 490. — 2682. SOLTMANN (O.). K. IV, 1891, 582. — 2683. SOMMER (Prof. Dr. R.). Berlin, 1899. — 2684. TREITEL. *Deutsche Zeitschr. f. Nervenheilk.* 1893, 277. (A. *Ps.* I, 1895, 454).

Nous sommes déjà en possession d'un ensemble de faits expérimentaux assez considérable sur les phénomènes moteurs (écriture, etc...) et leurs troubles, les particularités anthropométriques, les organes des sens, les différents réflexes psychiques, la fatigue et les psychoses de surmenage.

Les recherches esthésiométriques — surtout de Schlesinger — ont fait découvrir que dans une classe d'anormaux ceux-ci ne se fatiguent en général pas du tout. Et cela s'expliquerait par ce fait, reconnu exact, qu'ils sont essentiellement *instables,* donc dans de très mauvaises conditions pour être fatigués. L'instable ne se *fixant* pas par un travail psychique quelconque n'est pas dans les conditions pour être fatigué. L'utilité de cette constatation, dominant tout le régime scolaire anormal, n'est pas à nier et conduit à des conséquences, sinon inattendues, du moins inévitables dans l'avenir. Ainsi, que devient l'élaboration des horaires et des programmes quand à n'importe quelle heure de la journée l'anormal est également indisposé à s'intéresser à n'importe quelle leçon de classe ? Sauf peut-être quand il s'agit de sa « spécialité », c'est-à-dire de l'espèce d'opération mentale dont il est resté capable à l'exclusion de toutes les autres. Je sais cependant qu'on ne découvrira cette absence de fatigue intellectuelle que pour ne pas y croire ou pour l'appliquer d'emblée sans examen préalable.

—

CHAPITRE VI

Généralités

BIBLIOGRAPHIE

2685. BEACH (Fletcher). Londres, 1895. — 2686. BINET (A.) et SIMON ( ). Paris, 1907. — 2687. BINET et SIMON. A. Ps. XI, 1905, 137. — 2688. BION (W.). Jahrb. d. Schweiz. Gesellsch. j. Schulges. p/l. (Zurich), I, 1900, 124. (B. N. 718). — 2689. BURKHARD (Ph.). Karlsruhe, 1898. (E. XX, 1899, 39). — 2690. CONRADS (Hermann). Arch. f. Kinderheilk. XIX, 1895, 42. (E. XI, 1896, 80). — 2691. CRON (Dr.). Ber. I intern. Kongr. f. Schulhyg. 1904 ; III, 95. — 2692. DANIEL (Dr. C.). La Policlinique, 1901. — 2693. DANIEL (Dr.). La Policlinique, 1898, n° 5. — 2694. DECROLY (Docteur). La Policlinique, 1905. — 2695. DECROLY (O.). Ann. Soc. de Médecine de Gand, LXXXIV. — 2696. DECROLY (Dr.) A. Ps. XII, 1906, 498. — 2697. DECROLY (O.) et ROUMA (G.). Bruxelles, 1904. — 2698. DELBRÜCK. Stuttgart, 1891. (E. III, 1892, 81). — 2699. DE MOOR et DANIEL. A. Ps. VII, 1901, 296. — 2700. DE MOOR (Dr. J.). Journ. méd. de Bruxelles, 1898. — 2701. DE MOOR (Dr. J.). Bull. de la Soc. de Méd. mentale, 1897. — 2702. DE MOOR (Dr. J.). Journ. méd. de Bruxelles, 1898, n° 2. — 2703. DE MOOR et DECROLY. A. Ps., X, 1904, 317. — 2704. DE SANCTIS (Dr. Sante). A. Ps. XII, 1906, 70. — 2705. DINET (Dr.). Thèse, Paris, 1903. (Arch. de Psych. III, 1904, 134). — 2706. ELLIS (G. Hav.). Ped. Sem. IX, 1902, 205. — 2707. ERLEMEYER (Dr. A.). Dans « Encyklop. Handb. der Schulhygiene ». Vienne, 1903-04. — 2708.

FERRARI (G. C.). *Congrès intern. de Psychiatrie, Neurol. et Psychologie*. Amsterdam, 1907. — 2709. FLATAU (G.). *Zeitschr. päd. Psych*. I, 1899, 85. — 2710. FRENZEL (Fr.). *Ber. I intern. Kongr. f. Schulhyg*. 1904 ; III, 13. — 2711. GEHL-HOFF. *Zeitschr. Pädag. Psych*. VI, 1904, 65. — 2712. GÜN-DEL. *Zeitschr. Pädag. Psych*. VI, 1904, 63. — 2713. HALL (STANLEY). *Amer. J. of Psychol*. III, 1890, 59. (E. II, 1891, 379). — 2714. HAMMARBERG (Dr. C.). *Königl. Gesellsch. d. Wissenschaften zu Upsala*. Upsala, 1895. — 2715. HELLER (Th.). *Ber. Kongr. Kinderf*. Berlin, 1906, 145. — 2716. HERTZ (Dr. P.). *Trans. 2d intern. Congr. School Hyg*. 1907 ; II, 736. — 2717. IRELAND (W. W.). London, 1898. (E. XIX, 1899, 319). — 2718. JASPAR (H.). Bruxelles, 1905. — 2719. JONCKHEERE (T.). *Arch. de Psych*. 1903. — 2720. JOTEYKO (Dr. J.). *Journ. de Neurol*. 1906. — 2721. KEMSIES (Dr. F.). *Ber. Kongr. Kinderf*. Berlin, 1906, 159. — 2722. KIELHORN (H.). *Ber. I intern. Kongr*. Ravensburg, Maier, 1891. (B. N. 890). 2723. KOCH (J. L. A.). *Ravensburg, Maier*, 1891. (B. N. 890. — 2724. KOLLE (K.). K. XIV, 1901, 468. — 2725. LANDMANN (H.). *Ber. Kongr. Kinderf*. Berlin, 1906, 210. — 2726. LAQUER (Dr. L.). Wiesbaden, 1901. — 272. LASER (Dr. H.). K. XIX, 1906, 219. — 2728. LE GENDRE (Dr. P.). *Trans. 2d intern. Congr. School Hyg*. 1907 ; III, 956. Hubert (Dr. H.). Ibid. 960. — 2729. LE GENDRE (P.). *2me Congr. Hyg. Scol*. Paris, 1905 ; 130. — 2730. LEY (Dr.). *Ber. I intern. Kong. f. Schulhyg*. 1904 ; III, 38. — 2731. LEY (Dr.). A. Ps. XIII. 1907. 92. — 2732. LIEPE (A.). Berlin, 1905. (E. 41, 1906, 86). — 2733. MEUSY (Mme). A. Ps. XI, 1905, 83. — 2734. MIELECKE (A.). *Monatsschr. f. d. ges. Sprachhlkde*. 1893, 40, 103. (E. VII, 1894, 223). — 2735. MÖNKEMÖLLER (Dr.). Z. VI, n° 6, 1903. — 2736. MONROE (W.). *Proceed. of the Ass. of Med. Officers of Amer. Inst. for Idiotic, etc. Persons*, 1897. (E. XXII, 1900, 314). — 2737. MONROE (W. S.). *Amer. Physie. Educ. Rev*. 2, 1898. (E. XXII, 1900, 314). — 2738. MONROE (J.). *Pedag. Semin*. III, 1894, 182. (A. Ps. I. 1895, 492). — 2739. MOSES (Julius). *Int. Arch. Schulhyg*. III, 1907, 63. — 2740. NAWRATZKI. *Zeitschr. Pädag. Psych*. VI, 1904, 272. — 2741. OPPENHEIM (Prof. H.). Berlin, 1899. — 2742. PELMAN (Dr. C.). Bonn, 1888. 2743. PHILIPPE-BONCOUR. Paris, 1907. 2744. PICK (A.). *Samml. Zwangl. Abhandl. aus dem Gebiete der Nerven- u. Geisteskrankheiten* (von Prof. HOCHE), 5, 1904. (E. 39, 1905, 157). — 2745. PIGEAUD (P. Eug.). Thèse, Paris, 1897. — 2746. RANSCHBURG (P.). *Monatschr. f. Psy-*

chiatr. u. Neurol. 9, 1901, 241. (E. *28*, 1902, 61). — 2747. REIMHOLD. *Berl. Klin. Woch.* 1893. (A. Ps. I, 1895, 493). — 2748. RENTOUL. (Dr. R. R.). *Trans. 2ᵈ intern. Congr. School Hyg.* 1907 ; II, 792. — 2749. ROUMA (G.). *Intern. Arch. Schulhyg.* III, 1907, 116. — 2750. SCHLESINGER (Eug.). *Intern. Arch. Schulhyg.* III, 1907, 171. — 2751. SCHLESINGER (Dr. E.). Stuttgart, 1907. — 2752. SCHMID-MONNARD. K. XIII, 1900, 552. — 2753. SCHMUKLER (Dr. J.). K. X. 1897, 217. — 2754. SCHREUDER (A. J.). *Vaktijdschrift voor Onderwijzers*, 1902. — 2755. SCHUYTEN (M. C.). *Congr. intern. de l'assist. des aliénés.* Anvers, 1902. — 2756. SEGUIN (Ed.). Paris, 1906. — 2757. SICKINGER (Dr.) u. MOSES (Dr. J.). *Ber. I. intern. Kongr. f. Schulhyg.* 1904 ; III, 192, 213. — 2758. SIEGERT. 1889. (B. N. 890). — 2759. SIGALAS (Dr. C.). *Trans. 2ᵈ intern. Congr. School Hyg.* 1907 ; II, 733. — 2760. SIMON (Th.). A. Ps. XI, 1905, 531. — 2761. SIMON (Th.). A. Ps. VII, 1901, 537. — 2762. SOLLIER (P.). Paris, 1891. — 2763. STADELMANN (Dr. Heinr.). Z. VI, nʳ 5, 1903. — 2764. STADELMANN (Dr. H.). *Ber. I intern. Kongr. f. Schulhyg.* 1904 ; III, 6. — 2765. STERN (L.). *Allg. Zeitschr. f. Psychiatrie.* XXVII, 1891, 597. (E. III, 1892, 84). — 2766. STRUMPELL (L.). 3ᵐᵉ édition arrangée par SPITZNER (Dr. A.). Leipzig, 1899. — 2767. TERMAN (L. M.). *Amer. J. Psych.* XVI, 1905, 145. — 2768. TRUPER. (J.). Altenburg, 1902. (E. *30*, 1902, 319). — 2769. UFER (Chr.). Wiesbaden, 1891, (E. III, 1892, 244). — 2770. VASCHIDE (N.) et VURPAS (Cl.). Paris, 1903. — 2771. VASCHIDE (N.) et VURPAS (Cl.). Paris, 1903. — 2772. V. HOFMANN. *Wien. Med. Presse* 1891. (B. N. 890). 2773. WEBER (H.). *Zeitschr. f. Klin. Mediz.* XXVII, 1895, 260. (A. Ps. II, 1896, 748). — 2774. WEHRHAHN (Dr.) und STADELMANN (Dr.). *Trans. 2ᵈ intern. Congr. School Hyg.* 1907 ; II, 717. — 2775. WEIGL (Fr.). *Ber. Kongr. Kinderf.* Berlin, 1906, 307. — 2776. WINKLER (Dr. C.), SCHUYTEN (Dr. M.), VAN RENTERGHEM (Dr. A. W.). *Mededeelingen v. d. Nederl. Bond tot Kinderbescherming*, nʳ 7. Rotterdam. — 2777. WINTERMANN (A.). *Beiträge z. Kinderforschung*, III. 1898. — 2778. ZAPPERT. *Wiener mediz. Woch.* 1897, (B. N. 890). — 2779. ZIEHEN (Dr. Th.). Z. V, nʳ 1, 1902. — 2780. ZOLLINGER (F.). *Intern. Arch. Schulhyg.* I, 1905, 517.

Les bonnes synthèses de nos connaissances totales ou partielles en matière de pédagogie anormale ne manquent guère comme on peut s'en assurer en consultant quelques-uns des travaux cités en tête de ce chapitre. C'est même la Pédagogie anormale qui préoccupe le plus, car la Pédagogie normale,

dûment dogmatisée depuis des années, possède ses assises iné-
branlables et vit de ses lauriers séculaires. La pédagogie anormale est pour ainsi dire née d'hier, dans une période de développement scientifique inouï de nos connaissances ; elle est sortie des
cliniques médicales, des laboratoires de pathologie mentale. Dans
ces conditions elle devait être immanquablement bien dirigée dès
le début et jouir de la prospérité que nous admirons. Nous assistons
même à ce phénomène remarquable qu'une réforme quelconque
s'applique, au point de vue administratif, plus aisément à l'école
spéciale qu'à l'école ordinaire et que celle-ci jouit de moins de
privilèges hygiéniques que la première.

Je crois qu'on ne prête pas assez d'intérêt à la valeur
éducative de la suggestion hypnotique pour guérir les défectuosités morales et certaines déviations organiques qui sont sous
la dépendance de la volonté. Cette question devrait être résolue
d'une façon définitive. Nous savons déjà qu'à l'état d'hypnose
les sujets anormaux reçoivent avec facilité des impressions du-
rables qui les transforment en automates à l'état de veille. Il
s'agit de savoir encore si cet automatisme provoqué, quoique
capable d'opérer des transformations mentales inespérées, ne
provoquent pas un affaiblissement général du système nerveux
faisant perdre des qualités qui ne sont plus récupérables. On
affirme que non. Mais la preuve expérimentale n'a pas été
produite. Il serait cependant bon d'être fixé à ce sujet. Si l'influence ultérieure de l'hypnose est vraiment négligeable, la pratique courante de celle-ci rendrait des services inestimables et
pourrait même devenir la base des systèmes éducatifs en cours.

—

LIVRE NEUVIÈME

Synthèses sociales

—

CHAPITRE I

Enfants criminels — Charité publique

BIBLIOGRAPHIE

2781. BAER. *Arch. f. Kriminalanthrop. u. Kriminal stattstik, II* 1903, 103. (E. *34,* 1904, 72). — 2782. DAMASCHKE (A.). *r. Kongr. Kinderf.* Berlin, 368. — 2783. DE VRIES (Dr. II.). Amsterdam. — 2784. DE VISSER (Dr. J.). *Mededeelingen v. d. Nederl Bond tot Kinderbescherming.* no 5. — 2785. FERRIANI (Lino). Berlin, 1897. (E. XVI, 1897, 460). — 2786. GARNIER (Paul). *Rev. scientif. 17,* 1902, 449. (E. *32,* 1903, 285). — 2787. GAUPP (R.). *Monatschr. f. Kriminalpsych. u. Strafrechtsreform,* 1904, no 1. (E. *38,* 1905, 79). — 2788. LA CASSAGNE (A.) et MARTIN (Etienne). *A. Ps.* XII, 1906, 461. — 2789. MAC DONALD (A.). *Ped. Sem.* XIV, 1907, 496. — 2790. SWIFT (E. J.). *Ped. Sem.* VIII, 1901, 65. — 2791. V. ROHDEN (Dr. G.). *Ber. Kongr. Kinderf.* Berlin, 381.

La Nation prend naturellement à sa charge, en vue de leur éducation physique et morale, les enfants abandonnés (trouvés, abandonnés, orphelins pauvres) ; elle a pour devoir de veiller sur la criminalité juvénile. De tout temps la législation s'en est occupée. Ce n'est que dans ces derniers temps que, sous l'impulsion de l'école criminelle italienne, la Science aussi se fait sienne les psychologies particulières de ce genre d'enfants.

Les abandonnés, parfois vicieux, sont très souvent normaux de constitution et de développement ; ils sont toujours arriérés au point de vue éducatif. De sorte que leur étude et leur traitement pédagogique n'offrent aucune espèce de difficulté. On peut les mettre rapidement au niveau des enfants ordinaires. Mais dans la pratique on constate empiriquement que ce résultat est rarement obtenu, pour ce seul motif je pense que la Charité est la plus mauvaise éducatrice qui soit. Les intérêts pédagogiques les plus élémentaires lui sont subordonnés à cause du sentimentalisme — souvent malade ou ridicule — et du goût de la réclame publique. Il est vrai que l'éducation des enfants abandonnés doit être présidée par le cœur plus que par la tête, mais cela n'exclut d'aucune façon ni la fermeté — absente ou dégénérant en cruauté — ni la compréhension exacte du traitement à suivre.

La criminalité juvénile — généralement pathologique — doit être guérie, non par une pénalité excessive, mais par une thérapie saine qui élimine ou amoindrit les tares héréditaires, fortifie les fonctions, clarifie le cerveau, lucidifie la mentalité générale.

Le nombre d'enfants criminels a malheureusement une tendance à augmenter, comme le montrent les statistiques des différents pays. Voici quelques chiffres pour l'Autriche-Hongrie : (1)

| | SUR 10 000 HABITANTS | |
ANNÉES	Entre 10-14 ans	Entre 14-16 ans
1876-85	2.6	7.4
1886-95	3.5	7.8
1896-1900	4.4	7.6

En France les jeunes meurtriers (de 16 à 20 ans) dans la période 1888-1900 ont augmenté dans des proportions effrayantes (sept fois autant que la période précédente) ; ils sont six fois plus nombreux que les meurtriers adultes. On cite comme cause initiale l'alcoolisme. En effet 4/5 des jeunes criminels descendaient de parents alcooliques.

CHAPITRE II

Le Rôle de la femme

BIBLIOGRAPHIE

2792. ARENDT. *Zeitschr. Pädag. Psych.* I, 1899, 366. — 2793. CLEVELAND (A. A.). *Ped. Sem.* XII, 1905, 289.

(1) Osterr. Statistik LXXI, 3 Heft Schulk. Taschenb. von Fürst u Pfeiffer. Leipzig, Voss. 1907.

— 2794. LAPIE (Paul). Paris, 1908. — 2795. LOURBET (Jacques). Paris, 1896. (E. XIII, 1897, 357). — 2796. Möbius (Dr. P. J.). Halle a. S. 1905. — 2797. Münsterberg (H.), Levschin (Dr.) et Kernig (Dr.). K. VI, 1893, 407. — 2798. Ploss-Bartels. Leipzig, 1905. — 2799. Runge (Max). Berlin, 1900. (*Lit. Arch. ges. Psych.* IV, 1905, 31). — 2800. Schmidt (Carl. Stuttgart et Berlin, 1906. — 2801. Treub (H.) en Winkler (C.). Haarlem, 1898. — 2802. Von Rosen (Katinka). Halle a. S. 1904.

On conçoit immédiatement que la femme, génératrice de notre descendance, joue dans la société un rôle considérable. La nature l'a désignée comme la compagne de l'homme et la mère de ses enfants, et tout système éducatif qui la fait dévier de cette double mission doit être considéré comme ne répondant pas au but social de nos écoles. Le développement de l'intellectualisme ainsi que les idées nivellistes qui se sont fait jour tendent à donner au rôle de la femme une nouvelle tournure qui ferait d'elle l'égale physiologique et spirituelle de l'homme. J'ai indiqué ailleurs (1) ce qu'il faut penser de cette erreur regrettable qu'on veut expliquer en la mettant sur le compte de « l'évolution » de l'espèce humaine et des idées. Ce mot, auquel on veut donner un sens magique, est trop abusivement employé, non seulement parce qu'il « explique » tout, mais encore parce qu'on veut qu'il « excuse » tout. Ainsi, n'est ce pas ? l'enfant qui fréquente des milieux immoraux en subit les conséquences néfastes ; il prend goût au vice ; il *évolue*.

Mais ici personne ne s'inclinera devant le phénomène naturel ; tout le monde sera d'accord pour le faire dévier de son cours. Il existe donc des évolutions bonnes et mauvaises ; les premières doivent être encouragées, facilitées ; les dernières déviées dans le sens désiré. Si la femme évolue en effet comme nous pouvons le constater dans certains milieux civilisés, ce n'est pas là un motif pour l'encourager dans une direction qui ne la retrempe guère et lui fait perdre ses propriétés physiologiques fondamentales.

---

(1) L'Education de la femme, Doin, Paris 1908. p. 123 et suiv.

CHAPITRE III

Suicides d'enfants

BIBLIOGRAPHIE

2803. BAER (A.). Leipzig, 1901. (E. XXVII, 1902. 222).
— 2804. K. IV, 1891, 60. (Referat). — 2805. EULENBURG *Zeitschr. Pädag. Psych.* VI, 1904, 61. *Ibid.* IX, 1907, 1.
— 2806. LE MAÎTRE (Aug.). *Arch. de Psych.* IV, 1905, 358.
— 2807. REHFISCH. Berlin, 1893. (B. N. 890). — 2808.
K. IV, 1891, 114, 698. — 2809. SIEGERT. Leipzig, 1893. B. N.
890). — 1810. STARK (Paul). *Diss.* Strassbourg, 1900.

Les suicides d'écoliers sont plus fréquents qu'on ne pense. En Allemagne on en comptait de 1883 à 1888, 289 (garçons 240. filles 49) ; en 1890-91 (14 mois) à Berlin seule 62 élèves âgés de 7 à 15 ans se suicidaient. En France de 1875-85 on en comptait en moyenne 41 par an ; de 1885-87, 66 ; en 1892, 87. En Italie, de 1870-1888, 96. En Angleterre de 1861-70, 29 ; de 1871-80, 35 : de 1881-90, 31, etc.

En général on doit admettre que les causes initiales sont à chercher dans les dispositions maladives des enfants, non dans les derniers motifs même qui ont provoqué la mort. Ceux-ci ont pu provoquer l'acte de désespoir parce que l'esprit y était préparé depuis longtemps. La culpabilité de l'école est donc de second ordre ; elle n'est réelle que pour autant qu'elle a pu précipiter l'acte final par ses mesures maladroites, ses exigences exagérées dépassant de beaucoup le pouvoir mental de la victime. Les scènes de ménage démoralisantes et le sens d'imitation maladivement développé sont aussi capables de provoquer la réaction morbide amenant le suicide. Les enfants prédisposés devraient être reconnus par l'analyse et être traités d'une façon un peu spéciale.

CHAPITRE IV

Le Travail dans la société

BIBLIOGRAPHIE

2811. ANONYME. *The Lancet*. 1899, I ; 707, 1309. (B. N. 69). — 2812. FROMONT. *Publication de l'Institut Solvay*. Bruxelles, 1906. — 2813. IMBERT (A.). *A. Ps.* XIII, 1907, 245.

Beaucoup de pays ont introduit dans leurs lois la réglementation des (femmes et des) enfants. Ceux-ci sont protégés en général dans ce sens qu'ils ne peuvent être utilisés dans les diverses industries qu'à partir d'un âge déterminé. Mais on comprend jusqu'à quel point l'autorité peut être rendue responsable quand, dans un grand pays, les gens peu scrupuleux réussissent à échapper à sa vigilance : l'Allemagne constatait en 1898 que plus d'un demi-million d'enfants en âge d'école étaient employés dans l'usine ou ailleurs. En Belgique à partir de 1894 il n'y avait plus aucune fille âgée de moins de 21 ans travaillant dans les mines.

Il est évident qu'on ne protègera jamais trop l'enfance contre l'épuisement physique prématuré, et tous les gouvernements en ont conscience. Ce n'est que de l'épuisement intellectuel qu'ils n'en ont pas, malgré l'intervention de plus en plus pressée de la Science. Les industries spirituelles — couvents, écoles publiques et autres — sont bien l'objet d'inspections, mais, si celles-ci tendent à veiller si certaines règles d'Hygiène générale sont observées, elles surveillent aussi, avec un soin jaloux, si les programmes scolaires, rédigés à l'encontre du bon sens, sont consciencieusement exécutés.

Et pourtant il paraît bien que la « quantité » de travail livré — peu importe sa nature — ne doit pas être calculée d'après le nombre d'heures qu'elle a exigé par jour. Celles-ci entrecoupées par des pauses judicieusement instituées, non seulement peuvent encore augmenter le rendement attendu, mais être encore favorables à la « qualité » du travail produit. A ce sujet les expériences de FROMONT sont plus que typiques.

Mais qu'on me dise pourquoi ceux qui sont responsables des destinées d'une nation, affectent d'ignorer ou ignorent réellement ces données positives sur lesquelles ils pourraient cependant se baser avec une assurance autrement justifiée que celle qui résulte des intérêts particuliers en jeu ou les déductions simplement — et maladivement — logiques.

CHAPITRE V

Alcoolisme et maladies sociales

BIBLIOGRAPHIE

2814 . BLITSTEIN (Dr. M.) u. HADELICH (Dr. W.). *Ber. I intern. Kongr. f. Schulhyg.* 1904 ; III ,460, 465. — 2815. DEFINO (Victor). Buenos-Aires, 1907. — 2816. DU HAMEL (Dr. E.). Paris, 1899. — 2817. GUTZMANN (H.). *Ber. Kongr. Kinderf.* Berlin, 1906, 303. — 2818. HARTEL (Fritz). *Intern. Arch. Schulhyg.* III, 1907, 324. — 2819. KASSOWITZ. *Wiener. Med. Woch.* 1901. (B. N. 890). — 2820. MATTHAEI *Der Alkoholismus, I,* 1900. (E. XXVI. 1901. 262).

L'enfance, épargnée par l'hérédité, peut cependant contracter des maladies ou des affections dont souffrira le peuple plus tard. J'ai déjà eu l'occasion de les indiquer dans les livres précédents : scoliose, myopie, maladies nerveuses diverses. Je dois y ajouter l'alcoolisme dont les ravages sont bien connus. N'oublions pas qu'on doit entendre par « alcoolisme » l'emploi abusif des liqueurs fortes, l'alcool lui-même étant un aliment de tout premier ordre. Mais il faut pouvoir l'employer suivant les cas. En général l'enfant peut s'en passer, je pense.

CHAPITRE VI

Les Problèmes de la vie et les Synthèses sociales

BIBLIOGRAPHIE

2821. AMENT (Dr. Wilh.). Z. IV, nᵣ 4, 1901. — 2822. AMMON (Otto). Jena, 1893. (E. VI, 1894, 235). — 2823. ASCHER. *Viertelj. f. öff. Ges.* 1898, 393. (B. N. 890). — 2824. BALLARD (H. H.). *Ped. Sem.* XIV, 1907, 305. — 2825. BARNES (Earl). *Stud. Educ.* II, 1902, 203. — 2826. BARNES (Earl). *Stud. Educ.* II, 1902, 25. — 2827. BINET (A.) et SIMON (Th.). *A. Ps.* XII, 1906, 1. — 2828. BOOK (W. F.). *Péd. Sem.* XI, 1904, 204. — 2829. BREITUNG. (Dr.). *Ber. I intern. Kongr. f. Schulhyg.* 1904 ; III, 478. — 2830. BERGERSTEIN (L.). *XII Congr. intern. de Médec.* Moscou, (1897) ; VII, 1900, 8.

(B. N. 751). — 2831. CHAMBERLAIN (A. F.). *Pād. Sem.* IX. 1902, 507. — 2832. DEWEY-GURLITT. *Zeitschr. Pädag. Psych.* V, 1903, 345. *Ibid.* VI. 1904, 34, 81. — 2833. K. XII, 1899, 523. — 2834. FARR. (dans Quetelet). — 2835. FORBUSH (W. B.). *Ped. Sem.* VII, 1900, 307. — 2836. GALTON (Francis). Londres 1892. (E. VI, 1894, 246). — 2837. K. XI, 1898, 456. — 2838. GÉRARD-VARET. *Rev. phil.* 54, 1902, 367. (E. 33, 1903, 387). — 2839. HALL (St.) and SMITH (Th.). *Ped. Sem.* X, 1903, 275. — 2840. HALL (G. St.). *Ped. Sem.* XII, 1905, 471. — 2841. KAPFF (Dr. E.). *Ber. I intern. Kongr. J. Schulhyg.* 1904 ; III, 452. — 2842. LORENTZ (Fr.). *Ber. Kongr. Kinderf.* Berlin, 1906, 332. — 2843. MOLL (Alb.). *Zeitschr. Pädag. Psych.* IV, 1902, 121, 229. — 2844. MONROE (Will. S.). Z. III, n° 2, 1899. — 2845. MURISIER (E.). *Arch. de psych. de la Suisse romande I*, 1902, 261. (E. 30, 1902, 470). — 2846. QUÉTELET (Ad.). 2 vol. Bruxelles, 1869. — 2847. RAHTS. *Arb. a. d. kais. Ges. Amte 6*, 1890, Berlin. (B. N. 827). — 2848. SADLER. T. II. London, 1880. — 2849. SWIFT (E. J.). *Ped. Sem.* X, 1903, 3. — 2850. VAN HAMEL (Mr. J. A.). Haarlem, 1905 et 1909. — 2851. WINIARSKI. *Rev. philos. 49*, 1900, 113. (E. XXIV, 1900, 396). — 2852. YOUNG (Sarah A.). *Stud. Educ.* II, 1902, 123. — 2853. YODER *Pedag. Semin.* III, 1894, 134. (A. Ps. I, 1895, 482). — 2854. K. VI, 1893, 293. — 2855. K. V., 1892, 379.

Dans ce chapitre on peut agiter les plus grands problèmes sociaux, toujours sous le contrôle scientifique s'entend. J'en cite quelques-uns, ceux-là même qui sont en voie de solution d'une manière positive.

Nous avons la question de l'hérédité, formant la base de celle des anormaux dont tous les pouvoirs s'occupent, parfois à l'excès ; celles de la sélection naturelle (faut-il la réglementer dans l'intérêt de la santé publique ?), des races en contact (par exemple nègres et blancs habitant un même pays ; faut-il des lois d'exception ou faut-il niveler ?), de la fécondité des mariages (diminution ou augmentation de la population d'un pays), la pauvreté et la misère physiologique (comment la combattre ? est-ce un phénomène naturel qu'on est impuissant à arrêter dans ses fluctuations ? quelle est la loi naturelle qui domine celles-ci ?) ; la scolarité (abus qu'on en fait, rôle de la politique) ; durée de la vie probable d'une race déterminée ; la vie au grand air (campagnes) et à la ville ; la question des langues nationales (faut-il une langue internationale ? peut-on, sans nuire au développement normal des peuples grands ou petits, remplacer leur idiôme propre par un idiôme étranger ?) ; la mesure de l'énergie sociale (remplacement, dans les méthodes de solution des problèmes sociaux, de la déduction empirique par les lois de l'énergétique physique).

LIVRE DIXIEME

—

Anthropologie et Histoire de l'enfant

—

CHAPITRE Iʳᵉ

Indications introductives

BIBLIOGRAPHIE

2856. ANDERSON (L. P.). *Ped. Sem.* XIV, 1907, 1. — 2857. ANDERSON (L. P.). *Ped. Sem.* XIV, 1907, 223. — 2858. BARNES (Earl and MARY S.). *Stud. Educ.* I, 1896-97, 112. — 2859. BARNES (Earl and MARY S.). *Stud. Educ.* I, 1896-97, 73. — 2860. BARNES (Mary S.). *Stud. Educ.* I, 1896-97, 29. — 2861. CHAMBERLAIN (A. F.). *Amer. J. Psych.* XVII, 1906, 69. — 2862. CHAMBERLAIN (A. E.). *Zeitschr. Pädag. Psych.* II, 1900, 303. — 2863. DÉGALLIER. *Arch. de Psych.* IV, 1905, nʳ 62. — 2864. ELKIN (W. B.). *Ped. Sem.* X, 1903, 86. — 2865. ELLIS (G. Har). *Päd. Sem.* IX, 1902, 441. — 2866. ELLIS (G. Har). *Päd. Sem.* IX, 1902, 50. — 2867. FOUCAULT. *A. Ps.* XIII, 1907, 18. — 2868. GROSWELL (T. R.). *Ped. Sem.* VII, 1900, 479. — 2869. GRAEVELL (Dr.). (*Extrait sans indication d'origine*). — 2870. GAULT (R. H.). *Ped. Sem.* XIV, 1907, 366. — 2871. HALL (G. St.). *Ped. Sem.* XIII, 1906, 192. — 2872. ITELSON (G.). *Arch. f. d. Geschichte d. Philosophie*, III, 1890, 282. (*E. I, 1890. 127*). 2873. KUBORN (Dr. H.). *Soc. roy. de méd. publ. et de topogr. méd.* Bruxelles, Hayez, 1897. (*B. N. 437*). 2874. PIÉRON (H.). *A. Ps.* XIII, 1907, 143. — 2875. PLOSS (H.). Leipzig, 1884. — 2876. PLOSS (H.). Leipzig, 1881. 2877. PLOSS (H.). Leipzig, 1884. — 2878. SIKORSKI. *Rev. phil.* 45, 1898, 625. (*E. XIX, 1899, 269*). — 2879. SONNENBERGER (Dr). *Ber. Kongr. Kinderf.* Berlin, 1906, 61. — 2880. STEVENS (Kate). *Ped. Sem.* XI, 1904, 249. — 2881. TRUMBULL (H. Clay, D. D.). New-York, London, etc. 1903. — 2882. VON LUSCHAN (F.). *Zeitschr. Pädag. Psych.* III, 1901, 98.

Je puis clôturer ce volume par un dernier Livre : l'Histoire des enfants à travers les siècles chez les différents peuples. Il est en effet très intéressant de réunir les faits indiquant comment on éduquait autrefois et comment les différentes races s'y prenaient pour réaliser le type idéal du futur homme adulte. C'est une spécialité qui peut rendre de très grands services, surtout parce qu'elle constitue une contribution importante à nos connaissances sur l'évolution ; les seules que j'ai pu réunir pour le moment, donnent déjà un aperçu des multiples questions qui méritent de fixer l'attention du chercheur curieux.

Un esprit synthétique peut y trouver ample moisson de généralités permises au sujet du traitement des enfants chez les chinois, les nègres, certains peuples primitifs ou anciens, les mahométans, les slaves, les juifs ; il pourra encore s'orienter dans le domaine de l'évolution de certaines idées pédagogiques nouvelles chez les peuples les plus civilisés (histoire des colonies scolaires, de certaines sciences appliquées, comme l'Hygiène publique, les écoles ou institutions présentées comme « modèles » etc.). Il est à souhaiter que certains savants se lancent un peu plus dans cette direction de nos connaissances.

TABLE DES MATIÈRES
et Noms des Auteurs cités

—

AVANT-PROPOS. 5

INTRODUCTION. — *Les Synthèses pédologiques antérieures. Définition et mise au point de la matière.*
(BLUM, CHRISMAN, JOTEYKO, MIRGUET, NAVARRO, PERSIGOUT, SCHUYTEN.) 7

LIVRE PREMIER — HYGIÈNE SCOLAIRE.

CHAPITRE I. — *Terrains.*
(BAILEY, GOHL, HOFFMANN, HINTRAGER, KLETTE, MITTERMAGER, ORTH.) 13

CHAPITRE II. — *Le Bâtiment scolaire. — Orientation.*
(ANGERER, ARNOULD, BERANCEK, BLASIUS, BOUBNOFF, BRINK, ERISMANN, FORSTER, HAKONSON, HAUNSTRUPP, HEGEDUS, JANKE, LAYNAND, MANGENOT, MEYER, NUSSBAUM, PLANAT, RECLAM, STETSON, STROHMBERG, UFFELMANN, WESTIN, YVON, ZOLLINGER.) 14

CHAPITRE III. — *Places de Jeu. Jardins. Bains-douches.*
(BRUNZLOV, BURGER, BURGERSTEIN, DU MESNIL, EISELE, ESMARCH, GOETZ, HERGEL, HOFER HOSSLIN, JABLANZY, LANGAUER, MARESH, MELL, MORGENTHALER, NAEF, NIESSEN, OSLENDER, PAUSE, RUHL, SCHMIDT, SCHWAB, ZURICH (Ville de). . . 16

CHAPITRE IV. — *Matériaux de construction. Propriété des locaux.*
(ANNEGUIN, ASTFALCK, BLATTNER, BONGIOANNINI, BUDDE, BURGERSTEIN, CACACE, CLARK, CALUDOT, DE ROSSI, EDDOWES, EMMERICH, FABER, FELLNER, FOLLENFANT, GARDNER, GEISER, GEHRICH, GLASSGEN, GOTSCHLICH, GRUBER, GRUNZWEIG, HAKONSON-HANSEN, HARTIG, HESSE, HIRNTRAGER, HITTENKOFER, HULSSNER, JACOBITZ, JEANNE, KERSCHENSTEINER, KIESEBITTER, KOCH, KRIEGER, KUPPERTZ, LANG, LEHMANN, LINCOLN, LODE, LUDING, LUERSSEN, MANGENOT, MARKT, DE ROSSI, MOORMANN, NARJOUX, NEWSHOLME, NUSSBAUM, PELLEGRINI,

PETTENKOFER, PETSCHE, PIETRZYCKI, ROBSON, ROESLER, RUSSNER, SIEBEL, TALAYRACH, TIET-ZEN, VALLIN, VILLE DE PARIS, WALKER, ZIEMS-SEN.) 19

CHAPITRE V. — *Air. Ventilation.*

(ALEXANDER, ANDRAL, ANLEIN, APPLEYARD, ARENS, BARCLAY, BERGEY, BERTHELOT, BEU, BIL-LINGS, BLAKE, BLEIER, BLOCHMANN, BOTTGER, BRETTING, BRUNNER, BUDDE, BURGERSTEIN, BUR-RI, BURMEISTER, BURTON-FANNING, BUTTING, CA-STAING, CLOWES, COHEN, COURTOIS, DAUKWARTH, DENCKE, DINET, DOVE, DRONIN, ENOCH, ERIS-MANN, ENNEN, FALK, FLUGGE, FODOK, FOSSEK, FRANKEL, GARTNER, GAUTIER, GAVANET, GERMA-NO, GILLERT, GORINI, GRUBERT, HAASE, HABER-MANN, HALDANE, HARTMANN, HEMPEL, HENRIET, HESSE, HEYMANN, HINTRAGER, JEAN, JELLER, JESSEN, KATZ, KAUFFER, KELSCH, KERR, KIRCH-NER, KLIPSTEIN, KNORR, KONIG, KRAMER, KRATSCHMER, LANGE, LEHMANN, LETTS, LEVY, LINDLEY, LUBBERT, LUNGE, MARKL, MARX, MEI-DINGER, MERKE, MERKEL, MERMET, MEYER, MEY-RICH, MOITESSEUR, MOLLER, MUNTZ, NEISSER, NICLOUX, PAGELS, PALMQUIST, PAWEL, PE-TERS, PETRI, PETTENKOFER, PETTERSEN, PO-TAIN, PRAUSNITZ, RAUER, RECKNAGEL, REIS-SET, RENK, RICHTER, RIETSCHEL, RUBNER, RUCKERT, RUETE, RUZICKA, SACHS, SALKOWSKY, SCHARLING, SCHEDENZEFF, SCHLAGDENHAUFEN, SERAFINI, SIMONIN, SONDEN, STEINMETZ, STERN, STUTZER, SUCK, THIEBOUT, TIGERSTEDT, TROILI, VALLIN, VAN NUYS, VERIGOS, VOGEL, WALKER, WEBB, WEIR, WERENIUS, WESEL, WIENER, WOLFFHUGEL, WOLFF, WOLPERT, WOLPUT, WUTTKE, ZECKENDORFF.) 21

CHAPITRE VI. — *Eclairage.*

(BAYR, BIER, BOKLEN, COHN, CRAMER, DARGELOS, DINGER, ENKO, ERISMANN, FEDOULOUFF, GEEL-MUYDEN, GILLERT, GLINZER, GOTSCHLICH, GOULD, GRUBER, HAMMERL, HERZBERG, HAM-BURGER, HUTH, KATZ, KERMAUNER, KRUSS, LIE-BRECHT, MALIKIN, MARKL, MEUNING, MOORMANN, MORITZ, NARBEL, OBERDIECK, PELZER, PFEIF-

FER, PLEIER, PRAUSNITZ, PREDOHL, QUIRSFELD, REICHENBACH, ROHMER, RUZICKA, SCHEFFERS, SCHOUTE, SCHUBERT, SEGGEL, SELTER, STEIGER, STUDTMANN, TRÉLAT, VALLIN, VAN DER MEER, WACHS, WEBER, WINGEN, ZALOZIECKI). 30

Chapitre VII. — *Chauffage.*

(ARCHE, BERANECK, DORNBLUTH, ESMARCH, FISCHER, GEUZMER, HADEN, HAESECKE, HARTMANN, HORN, HUBERTI, JOLY, KORI, MANGENOT, MEIDINGER, MORRISON, NUSSBAUM, RANDEL, RECKNAGEL, REICHARD, RIETSCHEL, SIEMENS, SCHMIDT, SCHROETER, TRÉLAT, VOIT, WOLPERT). 35

Chapitre VIII. — *Distribution d'eau.*

(CAMESCASSE, FALK, FRAENKEL, FRANKEL, GRUBER, KRAUSE, LODE, MORI, NIESSNER, PFUHL, RENK, REUTHER, RUBNER, SURMINSKI, TRAUBE, WEYL.). 38

Chapitre IX. — *Banc scolaire — Lecture, Écriture.*

(AKBROIT, AMMON, BADALONI, BAHLCKE, BALLNER, BARNARD, BAYR, BENNSTEIN, BERGER, BERLIN, BERTHENSON, BINET, BORNEMANN, BRAUDT, BUCHMULLER, BURCKHARD, BURGERSTEIN, BURNHAM, CARION, COHN, CSAPODI, DAIBER, DESNOYERS, DETTWEILER, DORNBLUTH, DURR, ELLINGER, FAHRNER, FIZIA, GAGNIERE, GEISSLER, GELPKE, GOBELER, GORINI, GOTZE, GRABOW, GRAUPNER, GROSS, HARTWELL, HERMANN, HIRNTRAGER, HOCH, JACKSON, JANKE, JAVAL, KADING, KAUFF, KELLER, KHLOPINE, KLEIN, KOCHER, KOLLER, KONIG, KONIGSHOFER, KRETSCHMAR, KRYLOFF, KUTSCHMAN, LANDSBERGER, LANGE, LANGSDORFF, LANS, LINSMAYER, LOKAY, LORENZ, MARPMANN, MAYER, MENSIGA, MEYER, MILLA, MILOWSOROFF, MULLER, NEUBURGER, NEUMANN, NUSSE, OHLMER, PEERZ, PFEIFER, PIUS, PIZZOLI, PRAUSEK, PREST, PRIES, RABE, RETTIG, REMBOLD, REUSS, RIANT, RITZMANN, ROCHLEDER, ROLLER, ROSTOWZEFF, RUDLINGER, SCHIEBER, SCHENCK, SCHILDBACH, SCHLIZ, SCHMARJE, SCHNELLER, SCHOUTE, SCHUBERT, SCHULTHESS, SCHUYTEN, SCUDDER, SICHERSTIEHL, SIEG, SIEGERT, SPIESS, STAFFEL, STELLWAG, STOCKER, SUCK, SZUPPAN, TROMPETTER, UHLITZSCH, VANA,

VANDENESCH, VON DOMITROVICH, VARRENTRAP, VEIT, VOGDT, VOIT, WARTH, WIPF, WURM) 39

Chapitre X. — *Internats.*

(HIME, HOCHE, JUBA, KLAUS, MATHIEU, NARJOUX, TRUPER) 46

Chapitre XI. — *Pathologie.*

Vue.

(ADLER, ALLPORT, ALTSCHUL, BAAS, BRONNER, ELLINGER, EPERON, GELPKE, KIRCHNER, KOTEL-MANN, LAUBI, OHLEMANN, PFLUGER, POLLER, SCHLEICH, SCHMIDT-RIMPLER, SCHUYTEN, SIE-GERT, SPEIDEL, STEIGER, STILLING, ST. CLARE HILL, THOMPSON, VAN DER MEER, VIGNES, VAN HIPPEL, VON REUSS) 47

Ouïe.

(BALDRIAN, BEZOLD, BRAUCKMANN, COURTADE, GELLE, LUNIN, MORSAK, NAGER, OHLEMANN, RICH-TER, SHERMUNSKI) 49

Bouche, dents, bègues.

(BURNHAM, COEN, FENCHEL, GUTZMANN, IMHO-FER, JESSEN, JOHNSON, KAFEMANN, MILLIGAN, ROSE, TREITEL, WALLIS, WESTERGAARD) 50

Adénoïdes.

(BRESGEN, CHAPPEL, DUBAR, HAGELIN, HEY-MANN, KAFEMANN, LANGE, MOUTON) 51

Epidémilogie, généralités.

(ABEL, ABRAHAM, AEMMER, ALTSCHUL, ARNOLD, BADALONI, BERGER, BIRCHER, BORNTRAGER, BRO-CARD, BUCHNER, CASPER, COHN, CORNET, CRITCH-LEY, DEICHLER, DELOBEL, DINET, EBERSTALLER, EICHHOFF, EITING, ELSENBERG, ENKO, ESCHE-RICH, EYFF, FLUGGE, FOLLY, FURBRINGER, GAFFKY, GOURICHON, GOWDEG, GRANCHER, GRANJUX, HAUER, HENOCH, HIRT, HUEPPE, JANSSENS, JESSEN, KELYNACK, KLEMPERER, KOROSI, KRUG, KUBORN, LANGERHANS, LECKY, LECLAINCHE, LEYDEN-GUTTMANN, LOFFLER, LU-MINEAU, MAGELISSEN, MANNABERG, MARTIA, MEYER, MILLER, MITSCHA, MONTI, NETOLITZKY, NEWSHOLME, NIVEN, OLDRIGHT, PAUL, PERALDI, POYNTON, RAGAZZI, RAVERSHILL, REMBOLD, RI-CHARDS, ROBLOT, ROSS, ROTHER, ROUX, RUDUIK, RUHEMANN, RYCHNA, SCHMID-MONNARD,

SCHROTTER, STEVENSON, TEISSIER, THORP, TLU-
CHER, TODDS, TYRRELL, UFFELMANN, VAN TUS-
SENBROCK, WEICHSELBAUM, WEILL-MANTON,
YONGE, ZAHOR, ZIEMANN)   52
Les déviations de la colonne vertébrale et ses conséquences.
(ALBERT, BADALONI, BRUNNER, BURGERSTEIN,
EWER, KLAUSSNER, KRUG, LORENZ, SCHUL-
THESS, SEYDEL)   56
CHAPITRE XII. — *Revues. Inspection médicale. Questions générales.
Synthèses (livres, brochures, etc.). Rapports administratifs.*
(ALTSCHUL, AKBROIT, BADALONI, BAGINSKY, BA-
RAT, BERGSTROM, BESCHAFT, BLATINS, BLOK,
BONOFF, BOUGIER, BRANDES, BRUCKE, BURGER-
STEIN, BUNEL, CHALMERS, COHN, COLLINEAU,
COMBE, CONI, CONTON, DA COSTA SACADURA, DE
BRUYCKER, DE JONG, DELVAILLE, DESGUIN,
DINET, DOLERIS, DORNBLUTH, DOUGLAS-HOGG,
EULENBURG, FEILCHENFELD, FELTGEN, FERET,
FERRERI, FISK, FITCH, FLACHS, FRAUDON, FURST,
GENKEN, GESTE, GRABOWSKY, GRIESBACH, GUTZ-
MANN, HALL, HARTMANN, HAYWARD, HEINE, HER-
TEL, HINTRAGER, HIRSCHLAFF, HOPFNER, HUL-
BERT, INGERSLEY, JANCKE, JANUSCHKE, JANELE,
JOHANNESSEN, JONKMANN, JORNELL, KALLE, KO-
KALL, KOLLMANN, KORNIG, KOTELMANN, LANS,
LAY, LENTZ, LEY, LEUBUSCHUR, LIEBERMANN,
LOEWENTHAL, LUSTIG, MACKENSIE, MADEUF,
MANN, MAZANEK, MEDEM, MERY, MONCKA, MOSES,
NETOLITZKY, OSBORNE, PANYREK, PATON, PATRI-
KIOS, PFEIFFER, PRAUSSNITZ, PRESSLAND, RE-
GNIER, RIANT, RIVIERE, ROLLER, RUBENCAMP,
SAKAKI, SCHILLER, SCHMID-MONNARD, SCHU-
BERT, SCHUSCHNY, SELTER, SEPP, SLANSKY,
STACKLER, STAFFEL, STEENHOFF, SYKES, THO-
MAS, VAN TUSSENBROEK, VARGAS, VERHOEF,
WARNER, WERNICKE, WEYL, WERNBACHER,
ZIRNGAST, ZOLLINGER)   57

LIVRE DEUXIÈME. — ANTHROPOMÉTRIE

CHAPITRE I. — *Poids et Taille.*
(ANONYMUS, BINET, BOAS, BOWDITCH, BURK, CA-
MERER, CAMINADE, CARSTADT, CHRISTOPHER,
COGHILL-HAWKES, COMBE, DUFESTEL, DUKER,

GEISSLER, GODIN, HINTZ, KEY, KOCH-HESSE, KO-
TELMANN, KOSMOWSKI, MALLING-HANSEN, PAS-
QUALE, PECKHAM, QUIRSFELD, RANKE, RIETZ,
SACK, SALOMON, SAMOSCH, SANTORI, SCHLITZ,
SCHMIDT, SCHMID-MONNARD, SHRUBSALL, SIMON,
STEPANOFF, STEPHANI, TREITEL, VASCHIDE,
WARNER, WEST, WINOGRADOFF-LOUKIRSKAJA). . 62

CHAPITRE II. — *La tête.*
(BAYERTHAL, BINET, MANOUVRIER, MARAGE,
MOBIUS, SCHLESINGER, SIMON) 65

CHAPITRE III. — *La Droiterie.*
(LUEDDECKENS, PUFFER, SCHUYTEN, VAN BIER-
VLIET, WEBER, WILSON) 66

CHAPITRE IV. — *Synthèses, Généralités et Revues.*
(ALBITZKI, BOWDITCH, CUMBO, DENIKER, DUFE-
STEL, GALTON, GARSON, GIROUD, GILBERT, GRAY,
JASTROW, LACASSAGNE, MAC DONALD, MARTIN,
MAWBEY, MELZI, NICEFORO, PIZZOLI, QUETELET,
READ, THIERSCH, TOFINARD) 67

LIVRE TROISIÈME. — PHYSIOLOGIE.

CHAPITRE I. — *Nutrition.*
(ALBER, ASCHAFFENBURG, BAYR, BINET, BRESLER,
DEMME, DUCLAUX, FRICK, HAENEL, HENRI, HOCH,
HORNUNG, JOTEYKO, KRAEPELIN, KIPIANI, LE
GENDRE, MAYER, NEUMANN, PARTRIDGE, PEKEL-
HARING, REISS, RIBAUT, SCHONESEIFFEN, SCHUY-
TEN, SPECK, VAN EMDEN, WEYGANDT) 69

CHAPITRE II. — *Sang, Respiration.*
(BINET, COURTIER, KAYSER, KOFLER, LANDMANN,
LOHE, MOUTIER, VASCHIDE) 71

CHAPITRE III. — *Force. Travail musculaire.*
(BERGSTROM, BINET, CASTEX, DE BOECK, GRIGO-
RESCU, GUNZBURG, FERE, HANCOCK, HENRI,
HIRSCHLAFF, JOTEYKO, KIPIANI, KRASCHEWSKY,
LARGUIER DES BANCELS, MULLER, SCHOUTEDEN,
SCHUYTEN, STOREY, TREVES, VASCHIDE) 72

CHAPITRE III. — *Système nerveux. Cerveau.*
(BECHTEREW, BISCHOFF, BOCCI, BROWN-SEGU-
ARD, CAJALL, CATELL, DOLLEY, DONALDSON, E-
DINGER, FERE, FLECHSIG, FREDERICQ, GRASSET,
HEUBNER, KELLOG, MOSSO, NUEL, PATRIZI, SOU-

RY, STEFANOWSKA, VAN GEHUCHTEN, VON LEU-
HOSSEK, WINKLER). . . . . , 75
CHAPITRE IV. — *Vision.*
(BOLTUNOW, BOURDON, CARL, DOGDE, GIERING,
GRIESBACH, GUILLERY, KERIER, LARGUIER, DES
BANCELS, LIEBRECHT, NEUSSELL, RAEHLMANN,
SCHIRMER, SCHNELLER, SCHOLZ, SCHUYTEN,
SNELLEN, STILLING, VAN MARLE, VIALET). . . . 78
CHAPITRE V. — *Ouïe.*
(ANDREWS, BARR, BEZOLD, CHAMBERLAIN, CHAR-
PENTIER, CORRADI, DECROLY, EDELMANN, GELLE,
HENRY, MAC MILLAN, MAGNUS, MARAGE, MENTZ,
QUIX, SCHWABACH, STRUYCKEN. ZIMMERMANN,
ZWAARDEMAKER) 80
CHAPITRE VI. — *Goût.*
(HAEMELINCK, KIESOW, SCHREIBER, SHORE,
ZELIONY, ZWAARDEMAKER) 81
CHAPITRE VII. — *Odorat.*
(BIRCH, GARBINI, GEYNS, HEYWOOD, ONODI,
PASSY, REUTER, TOULOUSE, VASCHIDE, VOR-
TRIEDE, ZWAARDEMAKER) 82
CHAPITRE VIII. — *Sensibilité de la Peau.*
(BINET, BOURDON, DESSOIR, DRESSLAR, FERE,
FUNKE, GRAHAM, BROWN, HENRI, HODGE,
IWANEFF, KROHN, LEVY, MESSENGER, METZNER,
MICHOTTE, PARRISCH, PILLSBURY. SALOMONS.
SCHWANER, SERGI, TAWNEY, VAN BIERVLIET,
VON FREY) 84
CHAPITRE IX. — *Douleur.*
(HESS, HOSSLIN, JOTEYKO, MORZVTKOWSKI, STE-
FANOVSKA, WERTHEIMER) 86
CHAPITRE X. — *Fonctions générales.*
(ADA, CHARPENTIER. EGGER. EYKMAN, FERE,
GILBERT. GRUNEWALD. KELLER. LANCASTER.
MAC DONALD. MARRO, MICHELSON. MOULIN,
MUMFORD, NICOL, PATRICK, PARTRIDGE, PEM-
BREY, ROEMER, ROMER. ROSENBAUM, SCHUYTEN,
SOLLIER, STEVENS. SUNKEL. TUCKER, VASCHIDE,
VEERPAS. VERWORN, WALLER. ZWAARDE-
MAKER) 87
CHAPITRE XI. — *Généralités.*
(CLASSEN, DINET, DUNGES, EXNER, FEER, FRUH-
LING, GAULE, GOBLOT, LOEB, NUEL, NYSTROM,
QUIRSFELD, RETZINS. SWOBODA. VERNON,
WALLER, WIESNER, WOODWORTH) 89

LIVRE QUATRIÈME. — PSYCHOLOGIE NORMALE.

Chapitre I. — *La Mémoire. — L'Association.*

(ASCHAFFENBURG, BELL, BERGSON, BERNSTROM, BERNSTEIN, BIGHAM, BINET, BLEULER, BOGDA-NOFF, BOLGER, BOLTON, BOURDON, CALKINS, CAT-TELL, CLAPAREDE, COLEGROVE, COOKE, CORDES, DECROLY, DEGAND, EBERT, EPHRUSSI, FAUTH, FLOY, GEERWERTH, GORDON, GRASSI, HALL, HATCH, HAWKINS, HAYDEN, HENDERSON, HENRI, HOFFDING, HOLBROOKS, HOWE, JOST, JUNG, KELLER, KENNEDY, KIESOW, KIRCKPATRICK, KUHLMANN, LARGUIER DES BANCELS, LAY, LEH-MANN, LEWY, LIPMANN, LOBSIEN, LOEWERTON, MEUMANN, MEYER, MULLER, MUNSTERBERG, NET-SCHAJEFF, NEUMANN, OGDEN, OHR, PANETH, PEDERSEN, PEUTSCHEW, PILZECKER, POHLMANN, POTWIN, RADOSSAWIJEWICH, RANSCHBURG, REU-THER, RIBOT, RIKLIN, ROWE, SCHAFER, SCHMIDT, SCHNEIDER, SCHUMANN, SCHUYTEN, SCRIPTURE, SEVERANCE, SMITH, SOKOLOW, SPEARMAN, STET-SON, SWIFT, TANNERY, TITCHENER, TSCHICH, TZELIKOFF, VAN BIERVLIET, VANDER PLAATS, VASCHIDE, VURPAS, WARREN, WASBURN, WATT, WEHRLIN, WESSELY, WHITCHEAD, WINSCH, WITASEK, XILLIEZ, ZABORSKI, ZIEHEN) 90

Chapitre II. — *Le Témoignage.*

(BERNSTEIN, BINET, BOGDANOFF, BORST, CLAPA-REDE, DURR-BORST, KEMSIES, LARGUIER DES BANCELS, LIPMANN, LOBSIEN, MINNEMANN, MULLER, OPPENHEIM, PIPER, POPPELREUTER, SCHNEICKERT, STERN, T' KINDT, URSTEIN, VIE-MANN, WENDRINER, WRESCHNER, ZAVADSKIJ) . 95

Chapitre III. — *L'Attention.*

(AARS, BINET, BLISS, BURNHAM, CATTELL, DE SANCTIS, DREW, FERREE, GAMBLE, GEISSLER, GRIFFING, HAMLIN, HAMMER, HERRICK, HYLAN, KERRL, KILLEN, KULPE, LANGE, LEHMANN, MAC DOUGALL, MARTIUS, MOYER, PACE, PETERS, RA-GEOT, RIBOT, SCHUYTEN, SLAUGHTER, STEVENS, SULLY, TITCHENER, TSUKAHARA, VASCHIDE, VAYRAC, WIERSMA, ZIEHEN) 98

CHAPITRE IV. — *L'Intelligence et sa Mesure. — L'Analyse infantile.*
(BAERWALD, BAGLEY, BARNES, BAYERTHAL, BERGSTROM, BINET, BOHN, BOLTON, BOULENGER, BOURDON, BRUYANT, BURK, CARTER, CATTELL, CREIGHTON, CROW, DE CROLY, DEGAND, EBBING, HAUS, ELSENHANS, FARRAND, GALTON, GESSELL, GIESSLER, GRIESBACH, HENRY, KOHNSTAMM, KRAEPELIN, KRAMER, LAPIC, LARGUIER DES BANCELS, LEHMANN, LIBLY, MAC MILLAN, MERCANTE, MEUMANN, PAULHAN, PEDERSEN, PELLETIER, RICHE, RIETZ, RODENWALDT, ROEMER, SANFORD, SCRIPTURE, SCHUURMANS-STECKHOVEN, SCHUYTEN, SIMON, SMELTEN, SPAERMAN, THORNDIKE, TSCHELPANOFF, VAN BIERVLIET, VANEY, VAN RIJNBERK, VASCHIDE, VENU, VURPAS, WECK, WHIPPLE, WIERSMA, WINTELER, WISSLER, WOLODKEWITSCH) 102

CHAPITRE V. — *La Fatigue et le Surmenage.*
(AARS, ADSERSEN, ALTSCHUL, AMBERG, ANDREAE, BARANOWSKY, BAUR, BELLEI, BETTMANN, BEUSE, BINET, BLAZEK, BOLTON, BONOFF, BUM, BURGERSTEIN, BURNHAM, CASWELL, CHABOT, CHARPENTIER, CLAPARIDE, CLAVIERE, DAHN, DANKWARTH, DELITSCH, DUGAS, FERE, FICK, FINZI, FRANZ, FRIEDRICH, FUCHS, GALTON, GERMANN, GILBERT, GINEFF, GRAZIANI, GRIESBACH, GRIFFING, GURBER, HECK, HEIM, HENRI, HERGEL, HERING, HERTER, HEUMAN, HOFFNER, HOLMES, HYLAU, IGNATIEFF, JAEGER, JOTEYKO, KELLER, KEMSIES, KRAEPELIN, KRAMER, KRISTELLI, LARGUIER DES BANCELS, LASER, LEUBA, LINDLEY, LOBSIEN, LOMBARD, MAC DOUGALL, MAC MILLAN, MAGGIORA, MARFAN, MARTINAK, MATHIEU, MEYERS, MIESEMER, MOORE, MOSSO, MOTSCHOULSKY, NETSCHAEFF, NOIKOW, OORT, ORICI, OSERETZKOWSKY, OVIO, PIDANCET, PILLSBURY, QUIRSFELD, RICHET, RICHTER, RITTER, RIVERS, SAKAKI, SCHROTTER, SCHUYTEN, SEASHORE, SHIPE, SIKORSKI, SPECHT, STOREY, STRAUB, SZENTESY, THORNDIKE, TISSIE, TREVES, VANNOD, VASCHIDE, VERWORN, VON BAYER, VON BECHTEREW, VON VOSS, WAGNER, WELLS, WEYGANDT, WICHMANN, YERKES) 107

CHAPITRE VI. — *La Suggestion et l'Hypnose.*
(BAGINSKY, BINET, BONNET, GRASSET, HENRI,

HIRSCH, KOSOG, MORAU, MUSCHIK-DROVNBERG, PIGEAUD, SCHUYTEN, VAN RENTERGHEM, WINKLER). 114

CHAPITRE VII. — *Les Illusions.*
(AUERBACH, BENUSSI, BERRETTONI, BINET, BLIX, BOTTI, BRENTANO, BURMESTER, CLAPAREDE, DELBOEUF, DUPRAT, FILEHNE, FLOURNOY, FRANKL, GUILLAUME, HEYMANS, JAENSCH, JUDD, KIESOW, LAUREYS, LEHMANN, LEY, LIPPS, MULLER, MULLER-LYER, NAGEL, RENAULT D'ALONNES, ROBERTSON, SEASHORE, STADELMANN, SWIFT, TELIATNIK, THIERY, VAN BIERVLIET, VON REUSS, VON ZEHENDER, WALLER, WILLIAMS, WITASEK, WUNDT, WYCZOLKOWSKA). 116

CHAPITRE VIII. — *L'Esthétique.*
(AARS, BALTALON, BARNES, BERNSTEIN, BINET, BOGDANOFF, BROWN, BURK, CALKINS, CATTELL, COHN, COURTIER, DORING, EGGERT, FELD, GILBERT, GUILLERY, HELWIG, HERRICK, HIRTH, KATZ, KUELPE, LARGUIER DES BANCELS, LAY, LOBSIEN, LOWENLELD, LUKENS, MERCANTE, MEUMANN, MEYER, MONROE, NAGEL, PAPPENHEIM, PARTRIDGE, PIERCE, PREYER, PROBST, RICHER, RICHET, SCHAEFER, SCHULZE, SCHUYTEN, SOURIAU, SPENCER, SPOHR, STAHL, WALLASCHEK, WITMER, WOLFE). 118

CHAPITRE IX. — *Le Language et la Lecture.*
(AMENT, BAGLEY, BECHER, BINET, BURNHAM, CHAMBERLAIN, CAZALET, DEARBORN, DODGE, DONOVAN, DORAN, ERDMANN, GHEORGOV, GOERKE, GUTZMANN, HENRI, HUEY, IDELBERGER, JONES, LEFEVRE, LE MAITRE, LINDNER, MARAGE, MARTY, MEILLET, MESSER, MESSMER, MEUMANN, NAUSESSER, OHLERT, OLTUSZEWSKI, PICK, QUANTZ, RZESNITZCK, SANO, SMITH, SOMMER, STERN, STOUT, TRACY, TRETTIEN, VAN GINNEKEN, VERRIEST, VOSTROVSKY, WILLIAMS). 123

CHAPITRE X. — *Appareils et Tests.*
(BALDROIN, BINET, CATTELL, DOLLEY, FARRAND, FLOURNOY, FURSTENHEIM, HILL, HOFLER, KIRKPATRICK, PHILIPPE, PIERON, ROEMER, SCRIPTURE, SOMMER, TITCHENER, TOKARSKY, TOULOUSE, VARCHIDE, WARREN, WATANABE, WISSLER, WITMER, WRESCHNER). 126

CHAPITRE XI. — *La loi Weber-Fechner*.

(CASSLANT, DELBŒUF, MEINONG, RADAKOVIC, SALOMONS, SCHOUTE, WALLER, WEGENER, WERTHEIM SALOMONSON) 129

CHAPITRE XII. — *Généralités et Divers*.

(ADAMS, ADSELSEN, ALTENBURG, AMENT, AN-GELL, ARMSTRONG, BALDWIN, BALIUT, BARNES, BECHTEREW, BINET, BOHN, BONJOUR, BOURDON, BRITTAIN, BROWNE, BUSSE, CAMPBELL, CANTE-COR, CATTELL, CHALMERS, COLVIN, COMPAYRÉ, COOVER, DE LA BARRE, DENIKER, DEWEY, DUGAS, DUMAS, DWELSHAUWERS, EBBINGHAUS, EBER, EL-LIS, ELLISON, FINZI, FLOURNOY, FLUGEL, FOREL, FRENCH, GIESSLER, GUYER, HAHN, HANIG, HAR-TENBERG, HEYMANS, HIRSCHLAFF, HOFFDING, IRON, JAEGER, JAMES, JANKELEVITSCH, JASTROW, JOHNSON, JUDD, KEMSIES, KLUGE, KOSOG, KOWA-LEWSKI, KRAEPELIN, LANGE, LEHMANN, LEUBA, LIPPS, LOMBROSO, MACH, MALAPERT, MAXWELL, MEINONG, MERKEL, MESSER, MILHAUD, MILES, MONROE, MOSSO, MULLER, MUNSTERBERG, MUNZ, OEHRN, ORTH, O'SEA, PASSY, PEREZ, PIERON, POITEVIN, QUEYRAT, RANSCHBURG, SANFORD, SCHUYTEN, SCRIPTURE, SERGI, SHAND, SHARP, SLAUGHTER, SLATTERY, SMALL, SMITH, SOL-LIER, SOURIAU, SPEARMAN, SPINDLER, STAN-LEY HALL, STERN, STETSON, STIMPEL, SWIFT, SWOBODA, TARDIEU, TAYLOR, THIEMICH, THORNDIKE, TITCHENER, TURKHEIM, VAN BIER-VLIET, VOGT, WAHLE, WARNER, WATT, WEEKS, WEGENER, WHIPPLE, WIERSMA, WOODWORTH, WORCESTER, WUNDT, ZIEHEN) 130

LIVRE CINQUIÈME. — PSYCHOLOGIE ANORMALE.

CHAPITRE I. — *La Mémoire*.

(BARNES, BERNARDINI, BERSTEIN, DUGAS, FER-RARI, GOLDSTEIN, JANET, LALANDE, LAPIE, LE LORRAIN, NITSCHE, RIBOT, SOURY, VAN BIER-VLIET, WENZIG) 135

CHAPITRE II. — *Le Témoignage*.

(LOBSIEN, PLACZEK) 137

CHAPITRE III. — *L'Attention*.

(BOURDON, BUSCH, CONSONI, DELITSCH, DIDE,

KRAUSS, NADLER, RUDIN, SCHNEIDER, WIERSMA, WOLFSKEHL.) 137

CHAPITRE IV. — *L'Intelligence et sa Mesure.*
(ACH, BASTIAN, BINET, BUCHHOLZ, DENDY, FESER, GELPKE, GRUNSPAN, HANCOCK, HUTT, KEMSIES, KLEBS, KRAEPELIN, KURZ, LAURES, LOEWALD, MASSELON, MOHR, MOLLER, PORTER, REGIS, REIS, SCRIPTURE, SHUTTLEWORTH, SIMON, TERMAN) . 139

CHAPITRE V. — *La Fatigue et le Surmenage.*
(BRESGEN, CRAMER, FRIEDMANN, HERRMANN, HIRT, MANNHEIMER GOMMES, MATHIEU, MOLL, SCHUSCHNY, UFER, WILDERMUTH) 140

CHAPITRE VI. — *Les Illusions.*
(CLAPAREDE, CLAVIERE, DESSOIR, FLOURNOY, HENNIG, HILBERT, LACH, LANDMANN, LE MAITRE, LOMER, MENDOZA, PHILIPPE, PIERCE, SCHRENCK-NOTZING, SOKOLOW, SOLTMANN, SUAREZ, WEGENER) 142

CHAPITRE VII. — *L'Audition. — La Vision. — Le Langage.*
(BOURDON, BOWLES, BRAUCKMANN, CONRADI, FERE, FERRAI, GARBINI, GUTZMANN, KRAEPELIN, KROGIUS, KUNZ, ROUMA, TRUSCHEL.) 143

CHAPITRE VIII. — *Généralités et Divers.*
(BINSWANGER, BUCKE, DECROLY, GUILLAIN, GROSS, HEILBRONNER, HIRSCHFELD, LAGER, LEFMANN, LEROY, LIEPMANN, MAEDER, MEURICE, NACKE, PIERON, PILEZ, RAFFALOVICH, RIBOT, RUDIN, SOMMER, STORRING, TOULOUSE, TRILPETT, VOGT) 145

LIVRE SIXIÈME. — PSYCHOLOGIE ANIMALE.

CHAPITRE I. — *La Psychologie animale spéciale.*
(BETHE, BINET, BOHN, BONNIER, BOWDITCH, BUTTEL-REEPEN, CONRADI, DAVIS, DELLINGER, DE NABIAS, DENIKER, DUFOUR, EDINGER, FLUGEL, FOREL, GIBBS, GURLEY, HABERLANDT, HIRSCHLAFF, JENNINGS, JOURDAN, KATZ, KINNAMAN, KORNER, LECAILLON, LOEB, LUKAS, MILLS, NORMAN, OLZELT-NEWIN, PICTET, PLATEAU, PORTER, REVESZ, SALA Y PONS, SCHMID, SMALL, SOURY, STORCH, THORNDIKE, TRIPLETT, VIALLANES, VERWORN, WATKINS, WATSON, WEYER, YERKES, ZENNECK) 147

CHAPITRE II. — *Psychologie animale générale.*
(BICKEL, BOHN, BONNIER, CLAPAREDE, COUPIN, DELXER, GLEY, GROOS, HACHET-SOUPLET, KLINE, LOEB, LUBBOCK, MAIGRE, MANCINI, MILLS, MOBIUS, MONOD, MORGAN, ROMANES, ROUSSEAU, THORNDIKE, VASCHIDE, VERWORN, WEGENER, ZUR, STRASSEN.). 149

LIVRE SEPTIÈME — PÉDAGOGIE NORMALE.

CHAPITRE I. — *La Pédagogie normale expérimentale.*
(AMENT, ASCHAFFENBURG, BACHE, BAIR, BAGINSKY, BALDWIN, BARNES, BELL, BERGMANN, BERNHARD, BINET, BLUM, BLUMENAU, BONSER, BROCKMAN, BROWNE, BURGWIN, CADA, CASH, CHAMBERLAIN, CHAMBERS, CHANDLER, CLARAPEDE, COLVIN, DARRAH, DAVIS, DISMORR, DRAGHICESCO, DRESSLAR, FACKENTHAL, FERRARI, FRANCE, FRANCKEN, FRIEDRICH, GODDARD, GRIGGS, GRUDZINSKA, HALL, HERRICK, HOESCH, JEWELL, JOHNSTON, JONCKHEERE, JOTEYKO, KELLER, KIRCKPATRIK, KLINE, KOHLER, LAY, LECLERC, LOBSIEN, LYMAN, MAC DONALD, MAC MILLAN, MAITLAND, MALAPERT, MARSCH, MARTINAK, MEAD BACHE, MECKE, MEUMANN, MEYER, MEYERS, MONROE, MYCKOFF, PATTERSON, PIZZOLI, SANFORD, SCHALLENBERGER, SCHMIDT, SCHULZE, SCHUYTEN, SCRIPTURE, SHELDON, SIMON, SISSON, SMITH, STETSON, STEVENS, SULLY, TANNER, TAYLOR, TERMAN, THAYER, 'T KINDT, TREITEL, TRETTIEN, VANEY, VASCHIDE, VOSTROVSKY, WALLIN, WILLARD, WOLFE, WOODHEAD, YOUNG.) 152
CHAPITRE II. — *La classification des élèves.*
(BRAHN, CHAMBERLAIN, COCKERELL, KEMSIES, MOSES, SCHUYTEN, STROHMBERG). 158
CHAPITRE III. — *Monographies.*
(ALLEN, AMENT, BAISH, BEHREND, BINET, CHAMBERLAIN, CHAMPNEYS, CHRISMAN, DARWIN, DYROFF, FERRI, GROOS, HALL, HENRI, HEYDNER, KING, KUSSMAUL, LEHMENSICK, LOBISH, LOMBROSO, MOORE, OLTUSZEWSKI, PATRIDGE, PEREZ, PREYER, PRIOR, ROMANES, SCHULTHEISS, SCUPIN, SHINN, SEMMIG, SIKORSKI, STRUMPELL, TRACY, VINAY, WARREN, WYMA). 160

Chapitre IV. — *Méthodes. — Didactique.*
(AMES, ARCHENHOLD, ARMETT, BARNES, BINET, BOGGS, BRIDON, BURNHAM, BUTTE, CATON, CLARK, CLAUS, CONRADI, COPPERSMITH, CREPIEUX-JAMIN, CURWEN, DAWSON, DECROLY, DEGAND, DE GAND, DE PRADEL, CAMPBELL, DIEHL, DIERKS, DOUGLAS, ELLINGER, FACK, FISCHER, FODOR, FOVEAU DE COURMELLES, FRISCHEISEN-KOHLER, GANZMANN, GERHARD, GIBBS, GUILLET, GUTZMANN, HALL, HANCOCK, HARTMANN, HEUCK, HUTHER, IRVING, JACKSON, JANKE, JESSEN, JUDD, KERRY, KLIMOFF, KNILLING, KORTE, KROISS, KUBORN, KUHNER, KUNDSEN, LAY, LAYET, LE MAITRE, LYTTELTON, MAAS, MAC ALLISTER, MAURER, MAYER, MEYER, MEYERHARDT, MEUMANN, MIGNON, NOIKOW, OBICI, OSTERMANN, PRESL, PREYER, PUTMAN, RITCHIE, SOMMERVILLE, ROBERTS, RUZICKA, SCHADEL, SCHILDER, SCHUYTEN, SCHMIDT, SCHNEIDER, SCHOLZ, SOLANGE PELLAT, STEFFENS, STERN, SWIFT, TROELLTSCH, TROZOSKA, TSCHELPANOFF, UHLEMAYR, VIEL, WALSEMANN, WHITE WALLIS, WOODS, YOUNG, ZEISSIG) 162

Chapitre V. — *L'Education de la Femme.*
(BURSTALL, DE REMUSAT, DOLBEAR, FEHLING, FRANCK, FRENCH, MARION, MARTIN, MOLBERG, OTTOLENGHI, SCHUYTEN, SERGI, SIMMEL, SIREDEY, SMITH, WENDT) 169

Chapitre VI. — *La Coëducation.*
(COX, GROSSER, GRUNDSCHEID, HAWTREY, HIERONYMUS, LOSCHHORN, PALMBERG, SEIDEL, TREUB, VAN TUSSCHENBROEK, WEGSCHEIDER-ZIEGLER, WOLFF) 171

Chapitre VII. — *Le Jeux.*
(BOUBIER, CHASE, COLOZZA, CROSWELL, CRUDZINSKA, D'HOOGE, GERARD-VARET, GROOS, JOHNSTON, KIMMINS, MAC GHEE, MATHESIUS, MONROE, QUEYRAT, SISSON, VAN DEN BROECK, VOSTROVSKY) 172

Chapitre VIII. — *Ordre et Discipline.*
(BARNES, BAYR, FREAR, MOSES, SEARS, SNEDDEN, SPAERMAN, TRIPLETT, VARGAS) 174

Chapitre IX. — *Les Travaux manuels.*
(DULLO, HENTE, HERSTATT, JULLY, KALLE, KAMP,

LARSSON, NIGG, PABST, PLASS, SCHAEFER, SCHERER, YOUNG) 176

CHAPITRE X. — *L'Education Physique.*
(BAUMANN, BAYR, BROWN, CUPERUS, DEMENY, DUFESTEL, DORNBLUTH, GOLDACKER, KLEIN-PETER, LEFEBURE, LEY, MOSSO, SCHROER, SCHUR-LIEB, SCRIPTURE, SLAUGHTER, SMITH, TISSIE). 178

CHAPITRE XI. — *L'Education sexuelle.*
(BELL, BURGERSTEIN, CHOTZEN, CRICHTON-BROWNE, EPSTEIN, FLACHS, HEGAR, KEMSIES, MOBIUS, NEVERS, OKER-BLOM, ROSENTHAL, SCHU-SCHNY, SMITH, STANGER, THOMPSON, WEININ-GER, WITTE) 180

CHAPITRE XII. — *Généralités. — Rapports administratifs. — Organisation scolaire.*
(AIKINS, AKBROIT, AMENT, ARNETT, BAGINSKY, BARTH, BARNES, BAUMANN, BAZIN DE BEZONS, BENDA, BIEDERT, BIERENS DE HAEN, BION, BLASIUS, BOOK, BORCHMANN, BOROBIO Y DIAZ, BOUGIER, BRYAN, BUCHNEDER, BUYSE, CARMAN, CHABOT, CHAILLE, CHAMBERLAIN, CLOUSTON, COHN, COMAYRE, CORDES, CORE, CREPIENX-JAMIN, CUTLER, DE FLEURY, DESGUIN, DOERU-BERGER, DOLERIS, DRAPER, DRBOHLAW, DRUM-MOND, EBY, ELLIS, ENGERAND, FEILCKE, FELISCH, FELTGEN, FLEURY, FORBES, FORREST, FRANK-PUAUX, FRIEDEL, FURST, GALE, GEISSTER, GOLTZ, GRAEVELL, GUILLET, HALL, HEYFELDER, HILL, HINTZMANN, HIRSCHLAFF, HODGE, HORMAN, HORNEMANN, HORNBROOK, HOSKYNS, HUTHER, JAGER, JANKE, JUDD, KELLER, KEMSIES, KRAFT, KRUSI, KUMA, LAISANT, LAY, LE BLANC, LE BON, LOBSIEN, MAKSINOWIER, MARCHEIX, MATHIEU, MATTON, MAYER, MESSER, MEUMANN, MEYER, MONROE, MOSNY, MULLER, NICHMANN, NEWS-HOLME, O'HARA, ORTENSI, PALANTE, PHILIPPE, PHILLIPS, PIZZOLI, PLOSS, POLVLIET, PREYER, PROWSE, PUFFER, REID, ROSE, ROLLER, SCHANZA, SCHEPP, SCHILLER, SCHINZ, SCHMID-KUNZ, SCHIDT, SCHMUZIGER, SCHREIBER, SCHUYTEN, SEIFERT, SEMERAD, SHINN, SICK-INGER, SIMPSON, STETSON, THIEL, THOMAS, THOMASSEN, THORNDIKE, THURBER, TSCHUDI, UFER, WERDER, WYCHGRAM) 182

LIVRE HUITIÈME. — PÉDAGOGIE ANORMALE.

CHAPITRE I. — *Aveugles. — Sourds-Muets. — Estropiés.*
(BINET, GOLDSMITH, HARMAN, HITSCHMANN, HODDES, JERUSALEM, KERR, MACLEOD YEARSLEY, RIEMANN, ROSENFELD, WYLIE) 191

CHAPITRE II. — *Défauts de la Parole.*
(BASTIAN, BERNHEIM, GODTFRING, GRAVES, LEY, LIEBMANN, PIPER, ROUMA, SCHLEISSNER, THOMAS, VAN PRAAGH) 192

CHAPITRE III. — *Hystérie. — Epilepsie.*
(BERDACH, BERKHAN, BONCOUR, DIX, GROSS, HELLPACH, LINDE, LOOS, MAC DONGAL, PHILIPPE, SCHUTTLEWORTH, WEYGANDT) 194

CHAPITRE IV. — *La Classification des élèves.*
(BINET, COURGEY, DECROLY, SANTE DE SANCTIS, SIMON, WANNER, ZIEHEN) 196

CHAPITRE V. — *La Pédagogie anormale expérimentale.*
(ABT, CASSEL, DECROLY, FUCHS, GROSS, HELLER, JOHNSTON, KOSTER, LAPRADE, LIEBMANN, LEY, MAHNER, MOLLER, PIPER, SCHAEFER, SCHLESINGER, SIMON, SKLAREK, SOLTMANN, SOMMER, TREITEL) 197

CHAPITRE VI. — *Généralités.*
(BEACH, BINET, BION, BURKHARD, CONRADS, CRON, DANIEL, DECROLY, DELBRUCK, DE MOOR, DINET, ELLIS, ERLEMEYER, FERRARI, FLATAU, FRENZEL, GEHLHOFF, GUNDEL, HALL, HAMMARBERG, HELLER, HERTZ, IRELAND, JASPAR, JONCKHEERE, JOTEYKO, KEMSIES, KIELHORN, KOCH, KOLLE, LANDMANN, LAKUER, LASER, LE GENDRE, LEY, LIEPE, MEUSY, MIELECKE, MONKEMOLLER, MONROE, MOSES, NAWRATZKI, OPPENHEIM, PELMAN, PHILIPPE-BONCOUR, PICK, PIGEAUD, RANSCHBURG, REIMHOLD, RENTOUL, ROUMA, SANTE DE SANCTIS, SCHLESINGER, SCHMID-MONNARD, SCHMUKLER, SCHREUDER, SCHUYTEN, SEGUIN, SICKINGER, SIEGERT, SIGALAS, SIMON, SOLLIER, STADELMANN, STANLEY-HALL, STERN, STRUMPELL, TERMAN, TRUPER, UFER, VAN RENTERGHEM, VASCHIDE, VON HOFMANN, VURPAS, WEBER, WEHRHANN, WEIGL, WINKLER, WINTERMANN, ZAPPERT, ZIEHEN, ZOLLINGER) 198

LIVRE NEUVIÈME. — SYNTHÈSES SOCIALES.

CHAPITRE I. — *Enfants criminels. — Charité publique.*
(BAER, DAMASCHKE, DE VISSER, DE VRIES, FERRIANI, GARNIER, GAUPP, LA CASSAGNE, MAC DONALD, MARTIN, SWIFT, VON ROHDEN.) 203

CHAPITRE II. — *Le Rôle de la femme.*
(ARENDT, CLEVELAND, KERNIG, LAPIE, LEVSCHIN, LOURBET, MOBIUS, MUNSTERBERG, PLOSS-BARTELS, RUNGE, SCHMIDT, TREUB, VON ROSEN, WINKLER) 203

CHAPITRE III. — *Suicides d'enfants.*
(BAER, EULENBURG, LE MAITRE, REHFISCH, SIEGERT, STARK) 205

CHAPITRE IV. — *Le Travail dans la Société.*
FROMONT, IMBERT 206

CHAPITRE V. — *Alcoolisme et maladies sociales.*
(BLITSTEIN, DEFINO, DU HAMEL, GUTZMANN, HADELICH, HARTEL, KASSOWITZ, MATTHAEI . . . 207

CHAPITRE VI. — *Les Problèmes de la vie et les Synthèses sociales.*
(AMENT, AMMON, ASCHER, BALLARD, BARNES, BINET, BOOK, BREITUNG, BURGERSTEIN, CHAMEBRLAIN, DEWEY-GURLITT, FARR, FORBUSH, GALTON, GERARD-VARET, HALL, KAPFF, LORENTZ, MOLL, MONROE, MURISIER, QUÉTELET, RAHTS, SADLER, SIMON, SMITH, SWIFT, VAN HAMEL, WINIARSKI, YODER, YOUNG) 207

LIVRE DIXIÈME.
ANTHROPOLOGIE ET HISTOIRE DE L'ENFANT.

CHAPITRE I. — *Indications introductives.*
(ANDERSON, BARNES, CHAMBERLAIN, DEGALLIER, ELKIN, ELLIS, FOUCAULT, GRAEVELL, GAULT, GROSWELL, HALL, ITELSON, KUBORN, PIERON, PLOSS, SIKORSKI, SONNENBERGER, STEVENS, TRUMBULL, VON LUSCHAN). 210

9 782012 936805